"척추측만증을 이기는 삶"

척추는 휘어져도 마음만은

박 원 욱 저
박원욱병원 척추연구소

최신의학사

차 례

특별하게 감사를 드리고 싶은 분들

▶ 저에게 척추 의사가 되라고 하신 분

류 종 일 교수님

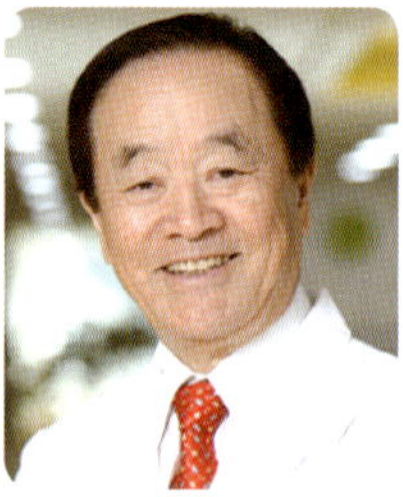

·정형외과 전문의, 재활의학과 전문의

·현 부산 새라새 요양병원 이사장

·전 부산의대교수, 부산대학교병원장, 부산광역시 의료원장, 대한정형외과학회장, 소아정형외과학회회장

▶ 저에게 척추측만증을 가르쳐 주신 분

석 세 일 교수님

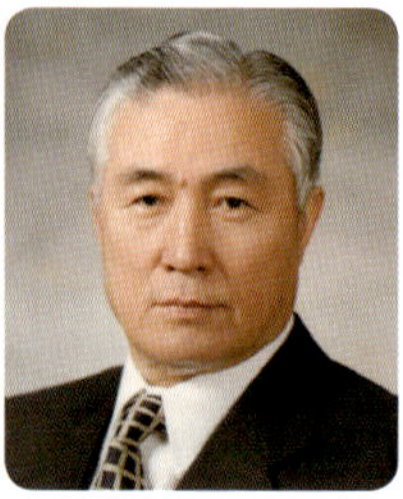

·전 서울의대, 인제의대 교수, 정형외과 전문의

·전 대한정형외과학회장, 대한척추외과학회장

·2018 아시아인 최초 평생공로상 수상 (세계척추측만증학회, SRS)

▶ 손 상 규 원장

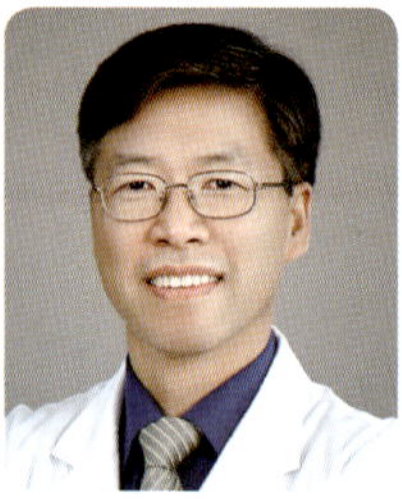

손상규 원장은 2018년 3월부터 본원에 부임하여 척추 내시경 수술을 주도하고 있습니다. 경북대학교 의과대학 졸업 후 경북대학교병원에서 인턴, 레지던트 수련을 마쳤습니다. 신경외과 전문의가 되고 나서 양방향 척추내시경수술(Unilateral Biportal Endoscopy, UBE)을 발전시켜 환자들에게 많은 도움을 주고 있습니다. 저희 병원에서 손상규 원장의 내시경 수술과 저의 척추변형 수술이 합쳐져 척추의 거의 모든 질병을 치료할 수 있게 되었습니다.

▶ 부산대학교 의과대학 정형외과학 교실 교수님들

제가 척추를 전공하고 나서 물심양면으로 밀어주셨던 서정탁, 서근택, 김휘택 교수님께 이 자리를 빌어서 감사 드리고 싶습니다.

▶ 제 자신보다 더 중요한 제 가족: 이경주, 박선영, 박진우

프롤로그

이 책은 척추측만증에 대한 내용이지만 뒤 편에는 제 이야기도 넣었습니다. 의학 관련 책은 이 책이 처음이자 마지막일 것 같아서 척추 관련 내용과 병원장으로서의 생각을 자서전적으로 추가했습니다.

이 책의 제목 '척추는 휘어져도 마음만은'은 2005년도에 제가 신문에 기고한 글에 썼었는데, 척추측만증 수술을 받은 어떤 성인 환자가 하신 말씀을 요약한 것입니다. 척추측만증을 가진 분들이 척추는 휘어졌지만 마음까지 휘어지지는 않을 것이다라는 마음을 가지셨으면 합니다. 이 세상에는 척추는 똑바르더라도 마음이 휘어진 사람들이 너무 많은 것 같습니다. 이 책은 의학적인 내용이 대부분이지만 책의 목적은 바로 제목입니다.

이 책은 비의료인을 대상으로 한 것이므로 너무 어려운 내용은 제외하였으나 관심이 있는 분이나 척추 전공 외의 의료인들을 위해 좀 더 전문적인 내용도 추가하였습니다. 책의 앞 부분은 대부분 특발성 척추측만증에 대한 내용을 기술하였으며 선천성 척추측만증과 신경근육성 및 신경섬유종성 척추측만증 및 기능성 척추측만증을 따로 기술하였습니다. 각 척추측만증의 수술은 〈척추측만증 수술〉에 포함시켜 같이 기술하였습니다. 많은 사진들은 실제 저에게 치료받으신 분들의 사진입니다. 물론 누구도 전혀 알 수 없게 정리했지만 혹시 본인이나 가족의 사진을 발견하시더라도 다른 척추측만증 환자를 위한 것이라 생각하시고 너그러이 받아들여 주시면 고맙겠습니다. 제가 이 책을 쓴 이유는 금전적인 목적이 아닙니다. 척추측만증 수술은 대부분 대학병원이나 대형병원에서 행해지는데 제가 경험한 많은, 수술할 정도가 아닌 환자들은 척추측만증에 대한 내용을 거의 설명 듣지 못하고 그저 '시키는데로 하면 됩니다'라는 말만 듣는 경우가 많았다고 합니다. 이 책은 수술이 필요한 환자뿐 아니라 수술까지 할 정도는 아니라도 많은 걱정을 하고 계신 부모님들이나 환자 본인을 위한 설명서입니다. 이 책은 완벽하지 않습니다. 제 경험이 부족하여 조금 틀린 내용도 있을 수 있고 글을 쓴 이후에 반대 되는 논문이 나와서 책 내용이 틀려버릴 가능성도 있습니다만 25년 이상 척추측만증 환자를 봐 온 경험을 바탕으로 환자들의 의문을 어느 정도라도 해소해 드리기 위하여 집필하였습니다. 참고 문헌은 따로 적지 않고 필요한 부분은 본문 내용에 기재하였습니다. 논문이나 참고 문헌의 내용이 서로 다르거나 요약이 필요한 경우에는 제가 초판 집필진이었으로 참여했던, 최신의학사의 〈척추외과학〉을 참고하였고 발췌하기도 하였습니다..

감수를 해 주신 인제의대 해운대 백병원 김성수 교수님은 저보다 연배는 어리지만 제 스승이신 석세일 교수님 제자 그룹 중 한 분이며 부산에서 저와 함께 척추측만증 등 척추 변형에 남다른 관심을 갖고 공부하고 연구하며 많은 수술 경험을 가지고 계신 분입니다. 감수, 교정을 하시면서 척추측만증의 최신 지식과 trend 정보를 공유해 주셨습니다. 이 지면을 빌어 감사의 말씀을 드립니다.

부제목 '척추측만증을 이기는 삶'은 인터넷 '다음'에 있는 척추측만증 관련 카페 이름입니다. 제가 부산의대 교수 시절 카페지기와 연락이 되어 척추측만증에 대해 회원들과 실시간 글자 대화를 하였습니다. 그 당시는 지금처럼 화상 회의가 일반화되지 않아 카페 내에서 글로 질문을 하면 제가 글로 답을 하는 형식이었습니다. 그 카페지기 임종훈님 본인도 척추측만증 환자로서 환자의 고통을 나누고

정보를 공유하기 위해 카페를 만들었다고 했습니다. 그런 인연으로 이 책의 추천사도 써 주셨습니다. 책의 추천사라고 하면 그 분야의 대가들이 쓰는 것이 일반적이지만 이 책은 환자를 위한 책이므로 임종훈님에게 추천사를 부탁드렸습니다. '척추측만증을 이기는 삶'이라는 카페는 상당 기간 활성화되었는데 네이버에 서울의 모 병원에서 만든, 비슷한 이름의 카페가 생기면서 주춤해 진 것 같습니다. 한 때 카페 멤버로서 활동했던 제가 이 책의 부제목을 카페명으로 지은 이유는 카페가 다시 활성화되기를 바라는 마음 때문이었습니다. 임종훈님은 까페지기로서 척추측만증 수술이 필요한 분들에게 후원을 받아 수술을 받게 해줬는데 혜택만 받고 잠적해버린 여러 환자 보호자들에게 실망을 많이 느꼈다고 합니다. 병을 알리고 싶지 않은 마음은 이해가 되지만 앞으로는 자기 가족뿐 아니라 다른 사람도 똑같이 중요하다는 생각을 하셨으면 좋겠습니다.

척추측만증 관련 책을 써야겠다고 생각한 것은 15년 전부터였습니다. 15년간 자료를 계속 모아왔고 치료 경험도 많이 쌓았습니다만 대학 교수가 아닌, 병원을 경영하는 의사가 쓴 책이라 모자란 부분도 많을 것입니다. 그러나 의사가 쓴 책 중에는 현재까지는 가장 자세한 내용을 담았다고 자부합니다. 책을 쓴다는 핑계로 제 가족과 시간을 보내지 못한 것이 제 마음을 아프게 합니다. 그러나 이 세상에 가족뿐 아니라 다른 뭔가를 남겨야 하겠다는 생각이 책을 완성하게 만들었습니다.

이 책을 만드는데 통계 수집 등 많은 도움을 준 제 병원의 최말연 이사님, 이재란 과장님께 감사 드리고 글과 사진 정리를 해 준 황유정님께 감사 드립니다. 또한 요리사 자격증, 전기 취급 자격증을 가지고 있으면서도 삽화 그림에 특출한 실력을 보여준 저희 병원의 강수형 대리에게도 감사드립니다. 병원에 오는 환자들을 열심히 봐 주시고 치료해 주셔서 제가 맘 편하게 집필할 수 있도록 해 주신

주재형, 손상규, 최승현, 박만규, 정대영, 김동한, 백미경, 김선문 원장님께도 감사의 말씀을 전합니다.

책을 쓸 수 있도록 밀어주고 병원장이 될 수 있도록 최선을 다 해 준, 제 모든 것의 과거, 현재, 미래인, 즉 저의 전부인 와이프 이경주, 딸 박선영, 아들 박진우에게 뼈에 사무치는 미안함을 느끼고 또한 무한한 사랑을 보냅니다.

2020 12.

박 원 욱

추 천 사

저는 "척추측만증을 이기는 이기는 삶"(café.daum.net/scoliosis1)의 운영자 입니다 입니다 .

우리 카페와 박원욱 박사님과의 첫 인연은 인연은 2001년으로 기억합니다. 그 당시 TV에서 척추측만증 수술을 하시던 모습을 보았었는데 얼마뒤에 우리카페에 가입을 해주셨었고, 박사님과 채팅을 통해서 이야기도 나누고 통화도 하게 되었었습니다. 그 뒤에 회원들과의 상담채팅 이벤트를 하게 되었었습니다.

토요일 저녁시간에 수십명의 회원들과 박사님이 함께 다음카페 채팅방에서 즐겁게 채팅 했던 것으로 기억합니다. 기록은 아직도 저희 카페에 보존되어 있습니다. 국내 질병관련 커뮤니티에서는 흔치 않았던 이벤트이며 그 초기에 있었던 이벤트로서 의미가 깊다고 생각합니다.

박원욱박사님은 그 당시에 인터넷 커뮤니티에도 관심을 가져주셨던 젊은 마인드의 의사선생님으로 기억합니다. 그 뒤로 연락이 오랜 세월 동안 되지 않아서 소식이 궁금했었는데 19년도에 해외에서 근무할 때 연락을 주셔서 오랜만에 연락이 닿게 되었었는데, 변함없이 카페에 관심을 갖어 주셔서 감사했습니다.

박사님의 오랜 기간의 경험과 의학자로서의 지식이 담긴 책이 세상에 나온다고 하여 기쁜 마음을 전합니다. 전문의와 환자분 모두에게 많은 도움이 되길 바랍니다.

감사합니다 .

다음 카페 척추측만증을 이기는 삶(http://cafe.daum.net/scoliosis1) 및
척추측만증을 이기는 삶의 Youtube 채널
https://www.youtube.com/channel/UCU55UIjfeGXRWDZvaevzA9Q/videoshttps

운영자 임종훈 올림

「영상기록 병원24시」 제작하며 만났던 의사 박원욱...

오승배 PD

2001년 2월 말 즈음, 나는 KBS에 방송되는 '영상기록 병원 24시'라는 메디컬 다큐멘터리를 제작하고 있었다. 다음 방송 프로그램의 취재를 위해 이 병원 저 병원을 기웃거리다 심하게 허리가 굽은 척추측만증 환자의 이야기를 듣고 한달음에 부산으로 가는 기차에 몸을 실었다.

병원에 도착하자마자 환자의 상태를 알기 위해 수술을 담당할 의사를 만났다. 큰 키에 단정한 외모, 부드러운 목소리, 어딘지 모르게 청년의사 같은 이미지... 내가 처음 본 의사 박원욱의 모습은 그랬다. 당시 대학병원 정형외과에 재직 중이던 박원욱 교수와의 인연은 이렇게 시작됐다.

박원욱 교수와 환자의 도움으로 촬영은 순조롭게 진행되었다. 하지만 수술 날이 다가올수록 고민이 깊어져 갔다. 환자의 척추는 너무 심하게 휘어있었다. 굳이 말하지 않아도 그의 굽은 척추를 통해 지금까지 그가 겪었을 아픔과 상처가 고스란히 느껴졌다. 이 수술은 환자나 의사 양쪽 모두에게 큰 모험이었다. 특히 수술을 맡은 박원욱 교수가 마주해야 하는 위험부담은 매우 컸다. 왜냐하면 굽은 허리를 펴다가 자칫 하지마비가 생기면 환자가 남은 생을 휠체어에 앉아서 보내야하기 때문이었다.

수술 전날 밤, 환자와의 촬영을 마친 나는 숙소로 가기 위해 어두운 복도를 지나가고 있었다. 문이 반쯤 열린 불 켜진 방에서 누군가 엑스레이 사진을 들여다

보며 각도기를 댔다 뗐다하면서 심각한 표정으로 고민하고 있었다. 박원욱 교수였다. 그 분위기를 온전히 담고 싶어서, 촬영이 끝나 꺼두었던 카메라를 다시 켜고 멀리서 박 교수를 촬영했다. 그리고 다가가서 수술이 결정된 상황에서 무엇을 고민하고 있는지 물었다. 그는 수술을 집도하는 의사로서 심정을 이야기해주었다. 수술하다 합병증이 생기면 환자한테 평생 죄를 짓는 것이라 의사로서 최선을 다해 합병증이 생기지 않게 해야 하는데, 수술 이후 삶의 질과 환자의 바람을 생각하면 굽은 척추를 조금이라도 더 펴줘야 한다는 것이었다. 더 나은 환자의 삶과 수술의 위험, 그 사이에서의 갈등... 밤늦게까지 환자의 엑스레이 사진 앞에서 홀로 고민하는 박 교수의 모습 속에서 나는 환자를 위한 최선을 찾기 위해 수술실에 들어가는 마지막 순간까지 갈등해야하는 존재가 '의사'라는 직업을 가진 사람이라는 것을 새삼 깨달았다.

박원욱 교수가 병실을 찾았다. 수술 전 환자의 상태를 확인하고 수술에 대한 설명을 하기 위해서였다. 박 교수는 불안해하는 환자의 손을 잡고 "나를 믿죠? 걱정하지 마세요, 최선을 다해 수술할 거예요." "수술 받느라 힘들겠지만 마음으로 수술하는 저를 좀 도와준다고 생각해주세요" 라고 말했다. 이 말이 환자의 불안감을 해소시켜 주었고, 수술에 대해 긍정적인 마음을 갖게 해주었다. 아마도 의사에 대한 신뢰가 커졌기 때문일 것이다. 사실 알고 보면 수술하는 의사와 환자는 한 팀인 셈이다. 비록 환자가 수술하는 의사를 물리적으로 도울 순 없지만 의사에 대한 믿음과 신뢰는 성공적인 수술에 아주 중요한 요소다. 이것은 박원욱 교수와 환자를 촬영하면서 내가 갖게 된 확신이다. 시간이 꽤 흘렀지만 수술실에서 휘어진 척추를 교정하면서 환자에게 마비가 올까봐 계속 신경 감시 장치를 확인하며 초조하게 기다리던 박 교수의 얼굴이 어렴풋이 떠오른다. 그 일이십 분의 기다림 속에서 그는 얼마나 많은 고민을 했을까...

"지금까지는 (환자가) 괜찮습니다"라는 수술 스태프의 말을 몇 차례 더 듣고 나서야 별다른 이상 없이 수술은 성공적으로 끝났다. 수술 후 찍은 엑스레이 사진을 보니 처음 139°이었던 굽은 척추 각도가 교정으로 88°까지 드라마틱하게 펴졌다. 며칠 후 병실에서 첫 걸음을 뗀 환자가 두 발로 땅을 디디며 자신의 허리가 펴진 것에 대해 놀라며 기뻐했을 때, 비로소 박원욱 교수도 안도의 한숨을 쉬며 살짝 미소를 지어 보였다.

4년 동안 '영상기록 병원24시'라는 프로그램을 제작하면서 전국 각지의 병원에서 다양한 환자들을 만나고 그들의 이야기를 들었다. 오랜 시간 동안 몸이 아팠던 환자는 마음도 아프다. 몸과 마음이 분리된 것이 아니기 때문이다. 아픈 환자를 치료하고 낫게 하는 것은 의사가 부여받은 사명일 것이다. 거기에 따뜻한 말과 위로의 미소가 더해진다면 환자의 몸과 마음을 모두 낫게 하는 의사가 될 수 있지 않을까? 촬영 당시 박원욱 교수가 나에게 깊은 감명을 주었던 것은 그가 의사로서 환자를 대하는 태도였다. 환자들은 의사의 관심과 따뜻한 말에 힘을 얻는다. 진심으로 환자를 걱정하는 의사의 말과 행동, 여기에서 의사에 대한 환자의 믿음과 신뢰가 생겨난다. 박원욱 교수는 수술 이후 환자의 삶을 걱정해주는 의사, 변함없이 환자에게 신뢰받는 의사로서의 모습을 보여 주었다.

대한민국에는 각 분야에서 치료와 수술을 잘하는 명의(名醫)가 많다. 하지만 아쉽게도 환자의 마음까지 살피는 인의(仁醫)는 드물다. 환자들은 치료를 위해 명의를 찾지만 늘 인의에 목말라 있다. 세월은 많은 것들을 바꾸어 놓지만, 제법 쌀쌀한 바람이 불던 2001년 봄, 내가 처음 만났던 의사 박원욱의 모습, 그 마음과 그 미소가 계속 환자들의 몸과 마음을 치유해주기를 진심으로 바란다.

부모님들께

각도가 많이 진행된 학생들의 부모님들은 상당한 죄책감을 가질 수 있습니다. 자신이 아이에게 신경을 쓰지 못해 어쩌다가 이렇게까지 나빠졌나 하고 자책을 하십니다. 저도 부모로서 그 심정이 충분히 이해됩니다. 그러나 이 책을 통해 의학적으로 설명을 드리고 싶습니다.

척추측만증 중에 많은 부분을 차지하는 특발성 척추측만증뿐 아니라 선천성, 신경섬유종성 등 많은 척추측만증은 성장기에는 통증이 없습니다. 아이들은 통증이 없으면 문제를 느끼지 못합니다. 그래서 발견이 늦습니다. 또한 늑골고 같은 변형은 아주 심해지기 전에는 서 있는 자세에서는 잘 발견되지 않습니다. 아이가 커가면서 목욕탕에 부모님과 같이 갈 일이 줄어들기 때문에 발견이 잘 되지 않습니다. 유전성 척추측만증을 가진 아이의 부모님의 심적 타격은 매우 큽니다. 본인의 잘못이 아닌데도 부모님 자신으로 인해 아이가 고통 받고 있다는 것에 대해 마음이 매우 아파하십니다. 이 책에서 모두 위로를 드릴 수는 없겠지만 부모로서 어쩔 수 없는 상황입니다. 발견이 늦게 되어서 수술까지 하는 경우도 있는데 수술을 해야 하는 상황이라고 말씀 드리면 많은 어머니들이 눈물을 흘리십니다. 충분히 이해됩니다. 그러나 척추측만증은 암(cancer)이 아닙니다. 변형이 남을 수도 있고 수술까지 할 수도 있지만 살아가는데 정말 거의 지장이 없습니다. 인간에게 척추측만증보다 더 좋지 않은 질병은 너무나 많습니다.

지금까지 수많은 척추측만증 아이들을 봐 오면서 느낀 점은 척추측만증은 육체적인 병이지만 상당 부분 심리적인 문제도 안고 있습니다. 허리 디스크는 최악의 경우 수술을 하면 별 흉터도 없이 치유되고 남들이 알아챌 수도 없는 병이지만 척추측만증은 치료를 마쳐도 변형이 남기 때문에 심리적인 위축감이 생길 수 있습니다. 수술을 받은 경우는 척추에 많은 나사가 고정되어 있고 흉터도 작지 않기 때문에 더 위축될 수도 있습니다. 그러나 1-2장에서 말씀드리겠지만 수술을 받고도 운동 선수로 활동하는 사람이 많습니다. 수술할 정도가 아닌 척추측만증은 대부분 기능적으로는 별 문제가 되지 않습니다. 다만 각도가 크면 클수록 나이가 들어서 통증이 생길 확률이 크기 때문에 각도가 나빠지지 않는 노력(보조기 포함)을 할 필요는 있다고 생각합니다. 수술을 한 경우에도 흉터 외에는 별 문제가 없습니다. 가끔 몸 속에 금속이 있다는 자체로 많은 정신적 스트레스를 받는 경우가 있는데 수술 후 2년 정도 지나서 금속을 제거해 주길 권합니다. 수술 흉터는 마음 가짐의 문제라고 생각됩니다. 영국의 유지니 빅토리아 헬레나 공주가 결혼식을 할 때 입었던 웨딩 드레스는 영국의 유명 디자이너 피터 필로토와 크리스토퍼 데 보스가 디자인했는데 일부러 등이 깊게 파인 옷이었습니다. 공주는 "심한 척추측만증을 고치는 것을 도와준 사람들에게 경의를 표하고 싶고 척추측만증 증상을 가진 모든 분들께 힘을 불어 넣어 주기 위해 상처를 공개하고 싶었다"고 말했습니다. 유지니 공주의 의료진이었던 척추 전문의 잰 레호브스키는 "척추측만증 환자의 대부분은 어린 소녀들인데, 유지니 공주가 이 환자들에게 롤모델이 돼주었다"고 말했습니다. 즉 흉터도 생각하기 나름인 것입니다. 사실 부모님보다는 수술 받은 아이들이 흉터에 더 스트레스를 받을 것입니다. 부모님들께서는 아이들에게 흉터가 장점이라고 할 수는 없겠지만 인생에서 큰 부분이 아니라고 말씀해 주세요. 또한 그것이 사실이랍니다.

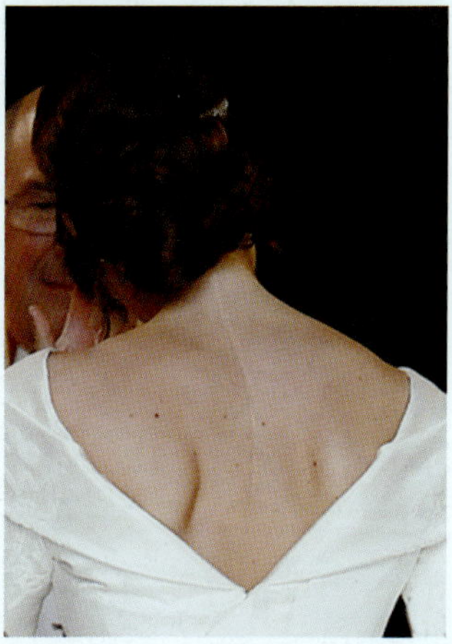

[출처: 2018년 10월 13일 중앙일보 캡처] 일부러 흉터 드러낸 영국 공주의 특별한 웨딩드레스]

아래는 2005년 1월 8일 부산센텀병원 근무 당시 국제신문에 기고한 글입니다.

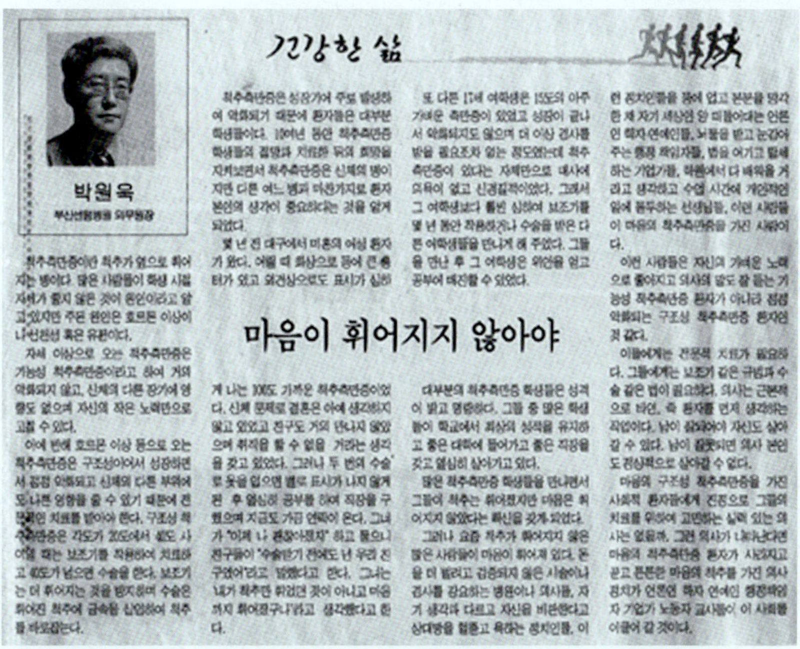

건강한 삶

박원욱
부산센텀병원 외무원장

마음이 휘어지지 않아야

척추측만증이란 척추가 옆으로 휘어지는 병이다. 많은 사람들이 학생 시절 자세가 좋지 않은 것이 원인이라고 알고 있지만 주된 원인은 호르몬 이상이나 선천성 혹은 유전이다.

자세 이상으로 오는 척추측만증은 기능성 척추측만증이라고 하여 거의 악화되지 않고, 신체의 다른 장기에 영향도 없으며 자신의 작은 노력만으로 고칠 수 있다.

이에 반해 호르몬 이상 등으로 오는 척추측만증은 구조성이어서 성장하면서 점점 악화되고 신체의 다른 부위에도 나쁜 영향을 줄 수 있기 때문에 전문적인 치료를 받아야 한다. 구조성 척추측만증은 각도가 20도에서 40도 사이일 때는 보조기를 착용하여 치료하고 40도가 넘으면 수술을 한다. 보조기는 더 휘어지는 것을 방지하며 수술은 휘어진 척추에 금속을 삽입하여 척추를 바로잡는다.

척추측만증은 성장기에 주로 발생하여 악화되기 때문에 환자들은 대부분 학생들이다. 10여년 동안 척추측만증 학생들의 절망과 치료한 뒤의 희망을 지켜보면서 척추측만증은 신체의 병이지만 다른 어느 병과 마찬가지로 환자 본인의 생각이 중요하다는 것을 알게 되었다.

몇 년 전 대구에서 미혼의 여성 환자가 왔다. 어릴 때 화상으로 등에 큰 흉터가 있고 외견상으로도 표시가 심하게 나는 100도 가까운 척추측만증이었다. 신체 문제로 결혼은 아예 생각하지 않고 있었고 친구도 거의 만나지 않았으며 취직을 할 수 없을 거라는 생각을 갖고 있었다. 그러나 두 번의 수술로 옷을 입으면 별로 표시가 나지 않게 된 후 열심히 공부를 하여 직장을 구했으며 지금도 가끔 연락이 온다. 그녀가 "이제 나 괜찮아졌지" 하고 물으니 친구들이 "수술받기 전에도 넌 우리 친구였어"라고 말했다고 한다. 그녀는 '내가 척추만 휘었던 것이 아니고 마음까지 휘어졌구나'라고 생각했다고 한다.

또 다른 17세 여학생은 15도의 아주 가벼운 측만증이 있었고 성장이 끝나서 악화되지도 않으며 더 이상 검사를 받을 필요조차 없는 정도였는데 척추측만증이 있다는 자체만으로 매사에 의욕이 없고 신경질적이었다. 그래서 그 여학생보다 훨씬 심하여 보조기를 몇 년 동안 착용하거나 수술을 받은 다른 여학생들을 만나게 해 주었다. 그들을 만난 후 그 여학생은 용기를 얻고 공부에 매진할 수 있었다.

대부분의 척추측만증 학생들은 성격이 밝고 명랑하다. 그들 중 많은 학생들이 학교에서 최상의 성적을 유지하고 좋은 대학에 들어가고 좋은 직장을 잡고 열심히 살아가고 있다.

많은 척추측만증 학생들을 만나면서 그들이 척추는 휘어졌지만 마음은 휘어지지 않았다는 확신을 갖게 되었다.

그러나 요즘 척추가 휘어지지 않은 많은 사람들이 마음이 휘어져 있다. 돈을 더 벌려고 검증되지 않은 시술이나 검사를 강요하는 병원이나 의사들, 자기 생각과 다르고 자신을 비판한다고 상대방을 헐뜯고 욕하는 정치인들, 이런 정치인들을 별 이유도 없이 평이 없고 본분을 망각한 채 자기 세상인 양 떠들어대는 언론인 학자 연예인들, 뇌물을 받고 눈감아 주는 행정 책임자들, 법을 어기고 탈세하는 기업가들, 학원에서 다 배웠을 거라고 생각하고 수업 시간에 개인적인 일에 몰두하는 선생님들. 이런 사람들이 마음의 척추측만증을 가진 사람이다.

이런 사람들은 자신의 가벼운 노력으로 좋아지고 의사의 말도 잘 듣는 기능성 척추측만증 환자가 아니라 점점 악화되는 구조성 척추측만증 환자일 것 같다.

이들에게는 전문적 치료가 필요하다. 그들에게는 보조기 같은 규범과 수술 같은 법이 필요하다. 의사는 근본적으로 [illegible]. 즉 환자를 먼저 생각하는 직업이다. 남이 살아야 자신도 살아갈 수 있다. 남이 잘못되면 의사 본인도 정상적으로 살아갈 수 없다.

마음의 구조성 척추측만증을 가진 사회적 환자들에게 진정으로 그들의 치료를 위하여 고민하는 실력 있는 의사는 없을까. 그런 의사가 나타난다면 마음의 척추측만증 환자가 사라지고 곧고 튼튼한 마음의 척추를 가진 의사 정치가 언론인 학자 연예인 행정책임자 기업가 노동자 교사들이 이 사회를 이끌어 갈 것이다.

척추측만증이란 척추가 옆으로 휘어지는 병이다. 많은 사람들이 학생 시절 자세가 좋지 않은 것이 원인이라고 알고 있지만 주된 원인은 호르몬 이상이나 선천성 혹은 유전이다.

자세 이상으로 오는 척추측만증은 기능성 척추측만증이라고 하여 거의 악화되지 않고, 신체의 다른 장기에 영향도 없으며 자신의 작은 노력만으로 고칠 수 있다.

이에 반해 호르몬 이상 등으로 오는 척추측만증은 구조성이어서 성장하면서 점점 악화되고 신체의 다른 부위에도 나쁜 영향을 줄 수 있기 때문에 전문적인 치료를 받아야 한다. 구조성 척추측만증은 각도가 20도에서 40도 사이일 때는 보조기를 착용하여 치료하고 40도가 넘으면 수술을 한다. 보조기는 더 휘어지는 것을 방지하며 수술은 휘어진 척추에 금속을 삽입하여 척추를 바로잡는다.

척추측만증은 성장기에 주로 발생하여 악화되기 때문에 환자들은 대부분 학생들이다. 10여년 동안 척추측만증 학생들의 절망과 치료한 뒤의 희망을 지켜보면서 척추측만증은 신체의 병이지만 다른 여느 병과 마찬가지로 환자 본인의 생각이 중요하다는 것을 알게 되었다.

몇 년 전 대구에서 미혼의 여성 환자가 왔다. 어릴 때 화상으로 등에 큰 흉터가 있고 외견상으로도 표시가 심하게 나는 100도 가까운 척추측만증이었다. 신체 문제로 결혼은 아예 생각하지 않고 있었고 친구도 거의 만나지 않았으며 취직을 할 수 없을 거라는 생각을 갖고 있었다. 그러나 전후방 두 번의 수술로 옷을 입으면 별로 표시가 나지 않게 된 후 열심히 공부를 하여 직장을 구했으며 지금도 가끔 연락이 온다. 그녀가 "이제 나 괜찮아졌지"하고 물으니 친구들이 "수술 받기 전에도 넌 우리 친구였어"라고 말했다고 한다. 그녀는 '내가 척추만 휘었던 것이 아니고 마음까지 휘어졌구나'라고 생각했다고 한다.

또 다른 17세 여학생은 15도의 아주 가벼운 측만증이 있었고 성장이 끝나서 악화되지도 않으며 더 이상 검사를 받을 필요조차 없는 정도였는데 척추측만증이 있다는 자체만으로 매사에 의욕이 없고 신경질적이었다. 그래서 그 여학생보다 훨씬 심하여 보조기를 몇 년 동안 착용하거나 수술을 받은 다른 여학생들을 만나게 해 주었다. 그들을 만난 후 그 여학생은 위안을 얻고 공부에 매진할 수 있었다.

대부분의 척추측만증 학생들은 성격이 밝고 명랑하다. 그들 중 많은 학생들이 학교에서 최상의 성적을 유지하고 좋은 대학에 들어가고 좋은 직장을 갖고 열심히 살아가고 있다.

많은 척추측만증 학생들을 만나면서 그들이 척추는 휘어졌지만 마음은 휘어지지 않았다는 확신을 갖게 되었다.

그러나 요즘 척추가 휘어지지 않은 많은 사람들이 마음이 휘어져 있다. 돈을 더 벌려고 검증되지 않은 시술이나 검사를 강요하는 병원이나 의사들, 자기 생각과 다르고 자신을 비판한다고 상대방을 헐뜯고 욕하는 정치인들, 이런 정치인들을 등에 업고 본분을 망각한 채 자기 세상인 양 떠들어대는 언론인 학자 연예인들, 뇌물을 받고 눈감아주는 행정 책임자들, 법을 어기고 탈세하는 기업가들, 학원에서 다 배워올 거라고 생각하고 수업 시간에 개인적인 일에 몰두하는 선생님들, 이런 사람들이 마음의 척추측만증을 가진 사람이다.

이런 사람들은 자신의 가벼운 노력으로 좋아지고 의사의 말도 잘 듣는 기능성 척추측만증 환자가 아니라 점점 악화되는 구조성 척추측만증 환자인 것 같다.

이들에게는 전문적 치료가 필요하다. 그들에게는 보조기 같은 규범과 수술 같은 법이 필요하다. 의사는 근본적으로 타인, 즉 환자를 먼저 생각하는 직업이다. 남이 잘되어야 자신도 살아갈 수 있다. 남이 잘못되면 의사 본인도 정상적으로 살아갈 수 없다.

마음의 구조성 척추측만증을 가진 사회적 환자들에게 진정으로 그들의 치료를 위하여 고민하는 실력 있는 의사는 없을까. 그런 의사가 나타난다면 마음의 척추측만증 환자가 사라지고 곧고 튼튼한 마음의 척추를 가진 의사 정치가 언론인 학자 연예인 행정책임자 기업가 노동자 교사들이 이 사회를 이끌어 갈 것이다.

부산센텀병원 의무원장

1-1장. 척추측만증

혜련이는 올해 초등학교 5학년입니다. 지금까지 감기 몇 번 이외에는 어릴 때부터 별로 병을 앓아 본 적이 없다고 합니다. 혜련이는 여느 때와 마찬가지로 학교에 갔습니다. 그 날 학교에서는 등심대 검사를 한다고 했습니다. 운동장에 세워진 작은 트럭 뒤편에 올라가서 윗옷을 모두 벗고 뒤돌아서서 모아레라는 검사를 받았습니다. 좀 부끄럽긴 했지만 아프지도 않고 검사도 금방 끝났습니다. 집에 와서 어머니께 등심대 검사라는 것을 했다고 말씀 드리니 '별 이상한 검사도 다 있구나, 소도 아니고!' 하셨습니다. 혜련이도 검사에 대해 곧 잊었습니다. 한 달 후 학교에서 통보가 왔습니다. 척추측만증의 가능성이 있으니 엑스선 검사를 해보라는 것이었습니다. 어머니는 신문에서 얼핏 읽은 것이 떠올라 혜련이에게 "그래~ 엄마가 책상에 앉을 때 자세 바로 하라고 하지 않았니? 지금부터 똑바로 앉아!"라고 말했습니다. 혜련이는 속으로 자세가 별로 나쁘지도 않은데 하면서 '알았어요'하고 퉁명스럽게 대답했습니다. 저녁에 어머니는 아버지에게 혜련이가 검사를 받아야 된다고 학교에서 연락이 왔다고 말했습니

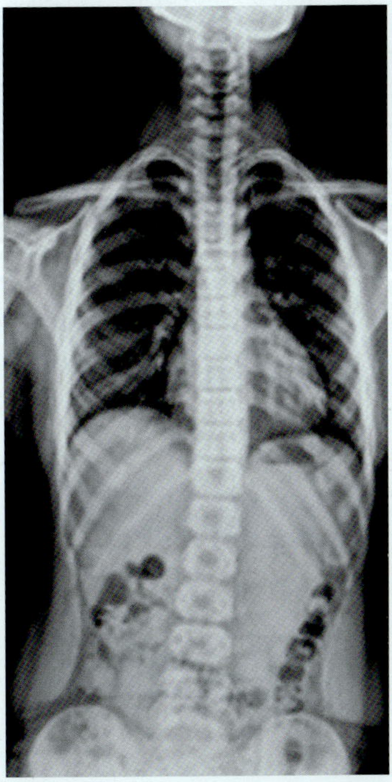

〈사진 1〉

다. 아버지는 '혜련이가 자세가 좋지 않은가? 여보! 혜련이에게 평소에 자세를 바로 하라고 말해요. 그래도 검사를 받아 보라고 하니 한 번 받아보게 합시다'라고 하셨습니다. 그래서 혜련이는 병원에 오게 되었습니다. 접수를 하고 간호사와 면담을 한 후 엑스선 사진을 찍었습니다. 사진은 위의 사진 1과 같았습니다. 사진을 분석한 결과 우측 흉요추 만곡 11도였습니다. 부모님 첫 질문이 "수술은 안 해도 되죠?" 였습니다. "수술할 병은 아닙니다만 척추측만증이 있습니다."라고 말씀드렸습니다. 어머님은 혜련이에게 "그러게 자세를 바로 하라고 했잖아?"라고 말했습니다.

맞는 말씀입니다. 한 쪽으로만 휘어지고 길게 C 자형 척추측만증은 불량한 자세로 생긴 기능성 척추측만증일 가능성이 큽니다. 기능성 척추측만증은 불량한 자세로 발생하는 경우가 가장 흔하다고 알려져 있습니다. 기능성 척추측만증은 가벼운 질환입니다. 대체로 별 치료가 필요하지 않고 악화되는 경우도 거의 없습니다. 그러나 혜련이의 경우가 아닌 구조성 척추측만증을 자세 불량이 원인이라고 생각하여 자세만 바로 하라고 다그치면 문제가 될 수 있습니다. 만약 혜련이가 왼쪽 사진 2 같았다면 어떻게 해야 할까요?

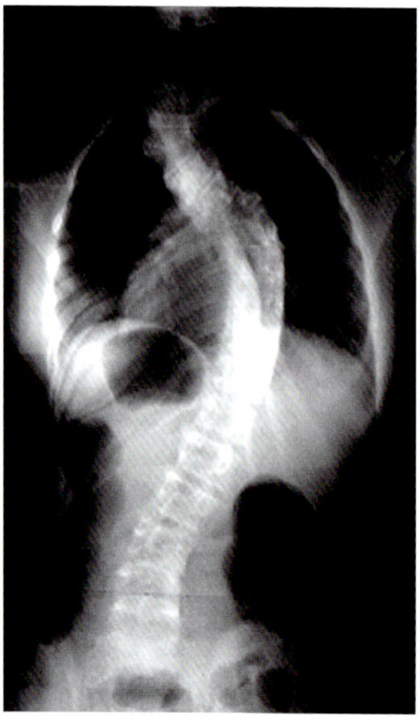

〈사진 2〉

척추측만증은 척추가 옆으로 휘어지는 병입니다. 모든 병과 마찬가지로 원인을 모르면 정확한 치료가 되지 않습니다. 이제부터 척추측만증에 대해 자세히 알아보기로 합시다.

1-2장. 척추측만증에 대한 사회적 편견

100미터 세계신기록을 보유하고 있는 우사인 볼트(Usain Bolt)가 척추측만증 환자라는 것을 알고 계십니까? 각도가 40도 정도라고 합니다.

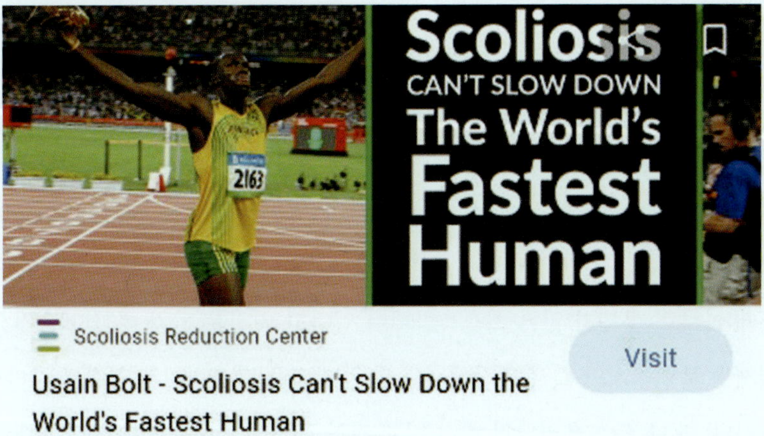

(Scoliosis Reduction Center 내용. google에서 캡처)

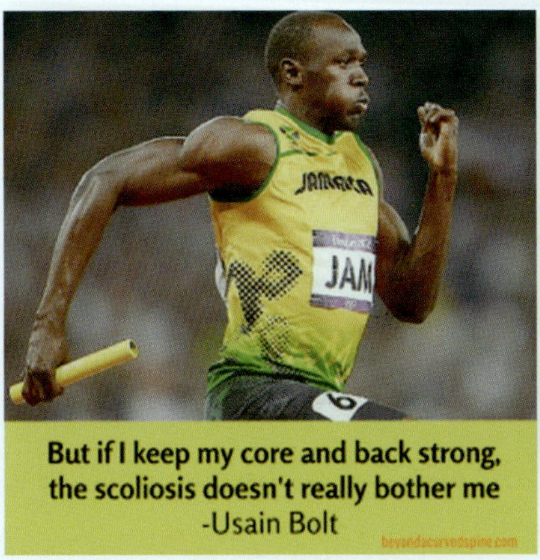

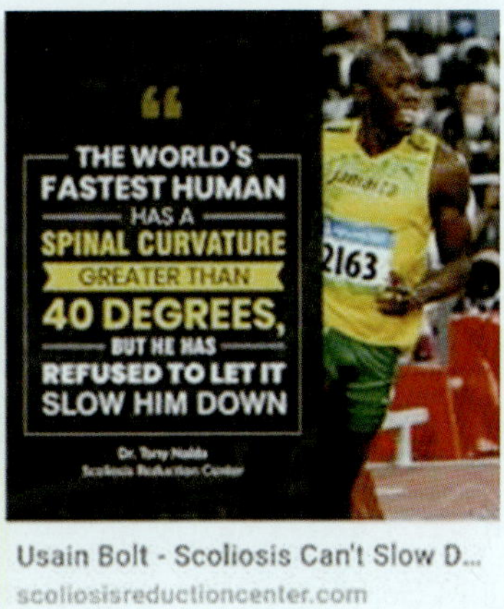

(출처: beyondacurvedspine.com)

척추측만증은 드문 병이 아닙니다. 아니, 어떻게 보면 병이 아닌 경우가 더 많습니다. 물론 심해서 수술이 필요한 경우도 있지만 대부분은 생활하는데도 아무 이상이 없고 운동을 하거나 직장에서 일을 할 때 제약을 받지 않습니다. 각도가 40도 이상일 경우 장애에 해당되는데 사실 40여도의 척추측만증이 있는 사람도 생활, 운동, 직장에서 별 지장이 없는 경우가 많습니다. 그러나 그보다 작은 20도 혹은 30도 각도가 있어도 직장 신체 검사에서 탈락이라는 규정이 있는 회사가 있습니다. 20도 이상이면 경찰로 채용되지 않습니다. 비행기 승무원도 척추측만증 탈락 규정이 있습니다. 공군 신체검사 기준에도 '척추측만 각도(코브스씨 측정법)가 흉추 25도 또는 요추 20도인 경우'는 주요 불합격 사유에 해당된다고 되어 있으며 군대도 20~40도 사이의 척추측만증은 4급으로 판정됩니다. 어떤 근거로 이런 규정이 생겼는 지는 모르겠으나 저는 개인적으로 이런 규정이 고쳐져야 한다고 생각합니다. 최소한 직장 신체검사 규정은 바뀌어야 한다고 생각합니다. 일하는데 아무런 문제가 없는 척추측만증이 있다고 취직을 하지 못한다는 것은 개인에게도 불행이지만 회사 입장에서도 좋은 직원을 탈락시키는 결과로 나타나는 것입니다. 제 주장이 우리나라 회사 신체 검사 규정에 적용되기를 바랍니다.

제가 이 글을 따로 적은 이유는 본 책을 저술한 목적 중에 하나이기 때문입니다. 척추측만증에 대한 정확한 지식을 알리고 경험을 공유하는 것도 중요하지만 많은 척추측만증을 가진 분들이 자신감을 갖고 생활하고 원하는 직장에서 행복하게 일할 수 있다는 사실을 알리고 싶었습니다. 2016년 4월, 척추측만증을 앓고 있고 보조기도 착용하던 14세 카라 산포드는 첫 LPGA(미국 여자 프로 골프투어) 대회에서 컷 통과하였고 LPGA에서 수많은 우승을 한 스테이시 루이스는 척추측만증 수술을 받아 척추에 금속이 고정되어 있는 '철녀라는 별명을 가지고도 세계 랭킹 1위까지 올라 2018년에 벤 호건상(미국골프기자협회에서 신체적 장애를 이겨낸 선수에게 수여하는 상)을 수상하기도 하였으며, 2020년 레이디스 스코틀랜드 오픈 대회에서도 우승을 하였습니다. 재미 교포 포켓 볼 세계 1위였던 자넷 리는 2013년 3월 23일 MBC 방송에 출연하여 "12세 때 위, 아래로 58도, 56도로 휘어진 선천성 척추측만증 수술을 받았고 현재 26도, 28도 남아있는데 그 동안 금속막대의 무게를 못이겨 여러 번 재수술을 받았다" 라고 하였습니다.

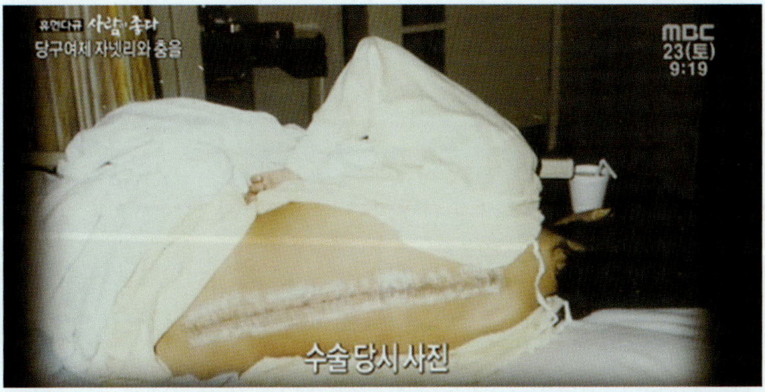

(자넷 리의 수술 당시 사진. 스타투데이 기사에서 캡처. 2013년 3월 23일 MBC 방송)

그 뿐 아닙니다. 미국프로농구(NBA)선수인 트레이시 맥그래디(Tracy McGrady)는 의사가 척추측만증 때문에 선수 생활을 4, 5년 밖에 못할 것이라고 했지만 15년간 활동을 하였으며 미국에 올림픽 메달 6개를 안겨준 수영선수 나탈리 코플린(Natalie Coughlin), 수영 부문에서 2개의 올림픽 금메달을 획득한 후 수술까지 받은 제시카 애쉬우드(Jessica Ashwood)도 척추측만증 환자입니다. 그 뿐 아니라 호주의 댄서(Chanelle Johnson), 테니스 선수(James Blake), 배구선수(Katie Spell), 미국 테네시 주의 축구선수(Robert Loudermilk). 울트라마라톤 선수(Scott Jurek)등 많은 종목의 선수들이 척추측만증을 가지고도 훌륭한 선수가 되었습니다. 운동 선수들 외에도 세계 최고의 미녀라던 엘리자베스 테일러, 기타리스트 커트 코바인, 첼리스트 요요마, 여배우 로라 던, 바네사 윌리암스도 척추측만증이 있었고 맥아더 장군도 척추측만증이 있었습니다.

2장. 척추측만증의 정의와 역사

1. 척추측만증의 정의

척추측만증은 척추가 옆으로 휘어지는 병입니다. 영어로는 scoliosis라고 하며 고대 그리스어 skolios가 어원입니다. 정상적으로 척추를 정면이나 후방에서 보면 일직선이어야 하는데 옆으로 휘어지는 병이 척추측만증 입니다. 한편 정상적인 척추는 옆에서 봤을 때는 아래 그림처럼 구불구불한 영어의 S자 모양인데 이것은 걷거나 뛸 때 골격에 충격이 덜 가도록 하는 스프링 역할을 하기 위함입니다. 척추옆굽음증은 한글사용운동으로 인해 새로 지어진 단어인데 한글 의학 교과서에는 사용되고 있으나 학회나 논문 등에서는 아직 많이 사용되고 있지 않습니다.

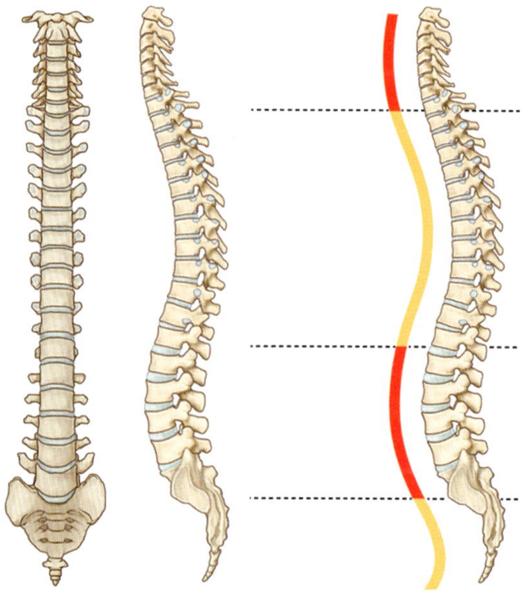

〈척추의 전방 모습은 일직선이고 측면 모습은 4번이 휘어진 스프링 모습입니다.〉

2. '정형외과'라는 용어 사용

Rigo(1997)에 의하면 정형외과(orthopaedics)란 용어는 1741년 프랑스의 Nicolas Andry가 "Orthop die, ou l'art de prévenir et de corriger dans les enfants les difformités du corps", (Orthopaedics, the art to prevent and to correct body deformities in children) 이란 책에서 처음 사용하였습니다. Ortho(바로 세운다) + Paedia(소아), 즉 소아를 바로 잡는다는 뜻으로 발표 처음에는 받아들여지지는 않았지만 나중에는 전 세계적으로 받아들여져 현재까지 사용되고 있습니다. 즉 정형외과, orthopaedics란 용어는 척추측만증 치료에서 시작된 것입니다.

3. 척추측만증의 역사

(출처: Moe's textbook of scoliosis and other spinal deformities.)

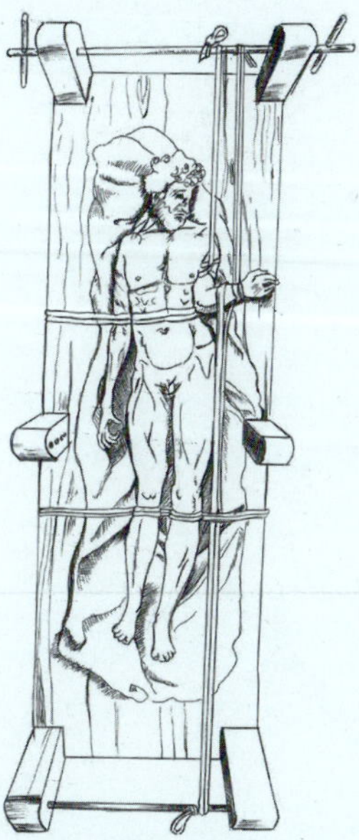

〈고대 그리이스 히포크라테스 보드-Hippocratic board 척추측만증 치료법〉

척추측만증에 대한 최초 기록은 의학의 아버지라고 일컬어지는 기원전 460년 히포크라테스에 의해서였습니다. 해부학이 없었던 그 당시 그는 정확한 관찰을 통한 논리적인 추론으로 최초로 척추의 구조와 질병에 대한 결론을 이끌어 냈습니다. 히포크라테스는 척추 변형의 정도를 처음 나타날 때의 환자 나이와 연관되어 있다고 하였으나 원인에 대한 분류는 할 수 없었습니다(Adams, 1849). 히포크라테스는 척추 변형을 교정하기 위한 견인과 복부를 통한 교정을 시도하였다고 알려져 있습니다. 1967년 Huebert에 의하면 히포크라테스로부터 약 500년 동안 척추 변형에 대한 기록은 찾아볼 수 없다가 기원 후 2세기경에 그리스 의사 갈렌(Galen)이 척추측만증(scoliosis), 후만증(kyphosis), 전만증(lordosis)과 같은 용어를 사용하였다고 합니다. 갈렌의 치료법 역시 히포크라테스와 같은 견인 요법으로 척추 변형을 치료하였습니다. 이 두 사람의 기술과 치료 원칙은 1,500년 동안 이어졌습니다

한편 3500-1800 BC 동안 이어져 왔던 오래된 힌두 경전에서 휘어진 척추를 발과 턱을 당겨 치료했다는 기록이 남아 있습니다. 또한 성경에 예수가 척추가 휘어져 바로 설 수 없는 여자를 낫게 했다는 기록도 있습니다.

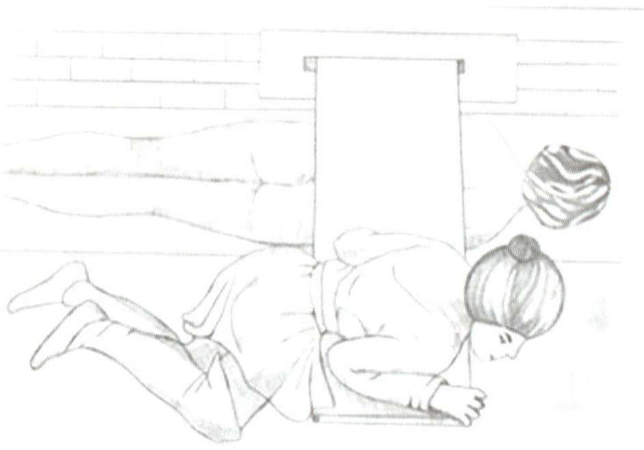

〈Hippocratic scamnum〉

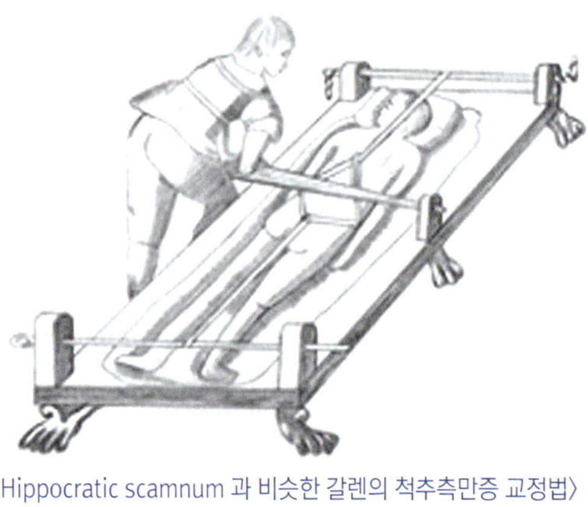

〈Hippocratic scamnum 과 비슷한 갈렌의 척추측만증 교정법〉

가벼운 척추측만증은 병이 아닙니다. 척추가 휘어졌더라도 마음이 곧으면 환자가 아닌 것입니다.

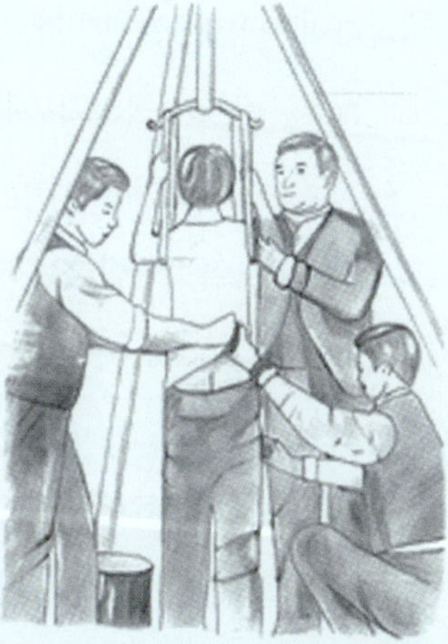

〈근대 보조기 제작법. 견인하여 보조기 제작하는 모습〉

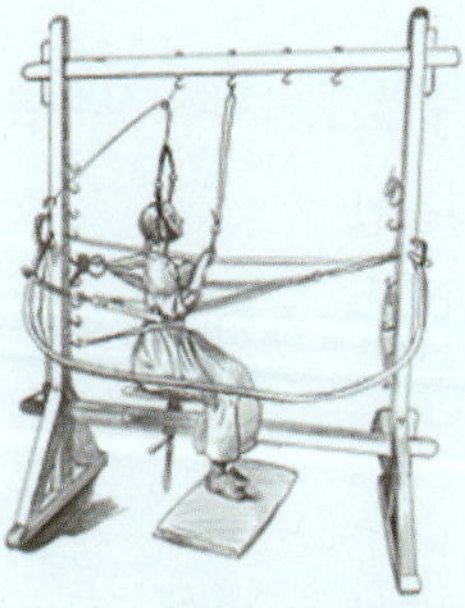

〈근대 척추측만증 견인 치료법〉

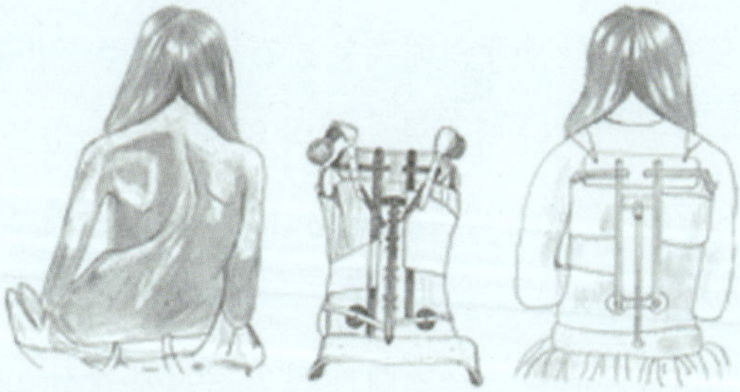

〈1960년대 Chas. F. Stillman's brace, 스틸만의 보조기〉

〈특발성 척추측만증 용어의 사용〉

척추측만증의 원인 중에서 가장 흔한 특발성 척추측만증이란 용어는 1922년, Kleinberg 가 처음으로 사용하였다고 합니다(출저 : Rigo and Wood, 2001).

〈척추측만증 치료 역사〉

1575년 프랑스 의사 Ambrose Paré (1510-1590)(현대 의학의 아버지 중 한 명) 최초로 금속 보조기 제작하여 사용(1634년이라고 되어 있는 기록도 있음).

1741년 Nicholas Andry. 'Orthopaedia'에 척추측만증 치료에 휴식, 견인, 자세 교정 등을 발표.

1839년 Jules R. Guerin(1801-1886). 척추측만증 수술로 피하 건 및 근육 절제술(subcutaneous tenotomy and myotomy) 사용하였으나 결과는 만족스럽지 않았음.

1800년대 중반 Lewis Sayre. 척추측만증 치료에 석고 자켓을 일반화 시킴.

1842년 미국의 의사 롱. 처음으로 에테르를 이용해 환자를 마취한 상태에서 수술 성공.

1846년 모튼. 에테르를 이용한 전신마취로 종양제거 수술 시연 성공.

1876년 뢴트겐에 의해 X선 발견되어 척추측만증에 대한 의학적 이해가 시작됨. 그러나 엑스선 자체의 위해가 더 컸었을 것으로 생각됨.

1887년 Wilkins WP. 12흉추-1요추간 탈구에 탄소화 은 강선(carbonized silver wire) 사용.

1889년 Hadra. 척추결핵과 척추 골절에 강선(wire) 사용.

1902년 Lange. 척추결핵 환자에게 후만 변형을 막기 위해 분절 고정 개념 개발.

1909년에는 금속 막대를 극돌기 외방에 고정.

1910년 콜셋 형태의 척추측만증 보조기 사용됨.

1911년 Fred Albee. 최초로 자가 경골을 이용하여 척추를 유합하는 수술을 소개 Hibbs도 같은 해 척추 결핵 유합술을 보고(Calot이 척추 결핵에 처음으로 유합술을 시행하였으나 실패).

1914년 Hibbs. 척추측만증 치료에서 척추유합술을 처음으로 시도함. 1929년에 척추측만증 59예를 대상으로 2%의 사망률과 25%의 재수술율을 보고.

1920년 Wreden. 처음으로 척추에 금속을 삽입하는 수술을 시도.

1931년 Russell Hibbs. 360예의 척추측만증 수술 결과를 발표/turnbuckle 석고법 소개.

1943년 Toumey. 요추에서 골이식과 함께 후관절 나사를 이용한 고정술 보고.

1951년 Lange. 교정된 척추의 안정화를 위해 Kuntscher 금속정을 사용.

1950년대 후방 Knodt rod 개발되어 척추 고정에 사용.

1953년 Wenger. 척추 전방 신연기기 사용(최초 척추 전방 금속 고정).

1958년 Paul R. Harrington이 Harrington 기기를 도입하여 척추 골절에 사용되다가 1962년 척추 변형 교정에 갈고리(hook) 사용한 후 여러 형태의 갈고리가 개발되어 변형 교정이 획기적으로 발전됨. 그러나 옆에서 보았을 때 척추가 영어 S자가 아닌 너무 일자로 펴져 편평배 증후군(flatback syndrome)이 문제가 되어 현재는 사용되고 있지 않지만 1990년대까지도 사용되었었음.

1959년 Humphries와 Hawks. slotted contoured plate를 척추 전방 고정에 사용.

1959년 Boucher. 현대적인 최초의 척추경 나사 형태 발표.

1964년 Dwyer. 척추측만증에 최초로 cable 형태의 척추 전방 금속 고정 기기 사용(이후 Zielke, Dunn, Yuan, Kostuik, Kaneda, Z-plate 등 척추전방 금속 기기가 개발되어 사용되어졌습니다).

1964년 Knodt와 Larrick. 갈고리 형태의 척추 고정기기(hook) 소개.

1976년 Roy-Camille(프랑스). 현대에도 사용되는 척추경 나사 개발.

1979년 Luque 및 Resina & Alves. 분절간 후궁하 강선(segmental sublaminar wiring) 소개.

1982-1984 프랑스 의사인 Cotrell과 Dubousset 이 분절간 고정(척추 마디마다

고정하는 것)을 개발하여 척추 변형을 3차원적으로 교정할 수 있게 됨. 당시 고정 장치는 금속봉과 철사였음. 그 이후 요추 부분에 한해 척추경 나사를 고정하고 흉추에는 갈고리를 사용하는 척추측만증 수술이 발전되어 옴.

1987년 전후 석세일에 의해 최초로 흉추에도 척추경 나사 고정이 도입됨. 초기에는 미국 중심으로 비난이 심했으나 현재는 미국을 포함한 전 세계 거의 모든 국가에서 척추측만증 교정 수술에 척추경 나사만 고정하는 추세임.

1990년 대 중반 흉강경 척추측만증 수술이 발전됨.

2000년 대 후방 접근 최소 침습 척추측만증 수술 개발.

위 역사에서 보듯이 척추측만증이 발견된 것은 기원전 3천년까지 거슬러 올라갑니다. 히포크라테스에 의해 처음으로 정확히 기술되었고 치료도 시도되었습니다. 그러나 500년간 역사적으로 아무런 기록이 없습니다. 다른 질병과 마찬가지로 원인도 몰랐고 치료 방법도 몰랐으며 당장 크게 아프거나 눈에 띄게 수명이 짧아지는 것도 아니었기에 관심 밖의 병이었을 것입니다. 1세기에 갈렌에 의해 척추측만증에 대한 기록이 다시 나타나지만 히포크라테스의 관찰과 치료에 비해 별로 발전된 것이 없었습니다. 히포크라테스로부터 2천년이 지난 후인 1,500년대에 비로소 Ambrose Par에 의해 치료가 시도되었습니다. 그러나 당시에도 초기 500년간의 공백과 마찬가지로 효율적인 치료는 행해질 수 없었을 것입니다. 체계적인 치료는 19세기 중반이 되어서야 시도되었습니다. 그러나 그 당시에도 히포크라테스의 기본 치료 개념, 즉 견인과 압박의 개념을 벗어나긴 힘들었지만 무작정 당기고 누르는 것이 아니라 여러 형태의 보조기가 시도되었고 교정 틀도 제작되었습니다. 척추 수술은 기원전 5000년 이집트 미라에서 척추 수술을 받은 흔적이 발견되었고 A.D. 650년경 Aegina의 Paul에 의해서라고 처음으로 후궁절제술이 행해졌다고 알려져 있으며 16세기에 와서 다시 시도되었다는 기록이 있지만 이후에는 19세기 초까지 시도되지는 않았습니다. 19세기 초 수술은 심각한 합병증을 피할 수 없었던 시기였지만 에테르를 이용한 전신 마취법*이 개발되고 리스터의 소독법**이 개발되면서 척추 수술도 발전하게 됩니다. 초기 척추측만증 수술은 골이식술 뿐이었으나 골이식술 후 몸통 기브스를 하게 되었습니다. 그러나 1950년대까지만 해도 척추측만증 수술은 치료 과정이 1년 이상 걸리는 매우 고통스러운 일이었습니다. 그러나 1950년대부터 개발된 척추 고정 기기가 확산되면서 수술의 효과도 좋아지고 환자의 괴로움도 점차 줄어들게 되었습니다.

참고) *1842년 미국의 의사 롱은 처음으로 에테르를 이용해 환자를 마취한 상태에서 수술을 성공시켰습니다. 그러나 이 사실을 발표하지 않고 있다가 1846년 모튼이 많은 사람들이 지켜보는 가운데 전신마취로 종양 제거 수술을 성공시킨 후에야 이 방법을 발표했습니다.

참고) ** 공기 중의 세균이 상처로 들어가서 감염된다는 루이 파스퇴르(1822-1895)의 연구 논문을 읽은 Joseph Lister(1827-1912, 현대 외과 수술의 아버지)가 수술 환자의 반이 수술 후 감염으로 사망하던 당시 석탄산을 공기 중에 분무하면서 수술하면 감염이 현저하게 줄어든다는 것을 발견하여 1867년 'The Lancet' 지에 발표

참고: www.scoliosissos.com

3장. 척추측만증의 분류

아래 분류법은 전 세계적으로 받아들여지고 있는 분류입니다. 각각의 측만증에 대해서는 앞으로 나올 각 장에서 자세히 기술되어 있으며 여기에서는 간단히 언급하겠습니다. 척추 측만증은 구조성 측만증(structural scoliosis)과 비구조성 척추 측만증(nonstructural scoliosis)으로 분류할 수 있습니다. 구조성 측만증은 자세에 따라 만곡이 변화되지 않고 회전 변형을 가지는 것으로, 일반적으로 측만증이라고 말하는 것이 여기에 해당됩니다. 이에 반해 비구조성 측만증 자세에 따라 만곡이 변화되며 회전 변형을 보이지 않습니다. 구조성 측만증과 비구조성 측만증을 구별하기 위해 가장 많이 사용되는 신체 검사가 전방 굴곡 검사(forward bending test)입니다. 이것은 무릎을 펴고 전방으로 90도 구부린 상태에서 검사자가 뒤에서 등이나 허리의 좌우 양쪽를 보았을 때, 우측이나 좌측의 한쪽에서 반대쪽과 비교하여 높이 올라와 있는 부분이 있는지를 알아보는 검사입니다. 등에서 한쪽 부분이 높이 올라와 있는 부분을 늑골고(rib hump)라고 하며, 허리에서는 돌출은 요추고(lumbar hump)라고 합니다. 늑골고나 요추고가 있다면 전방 굴곡 검사는 양성이 됩니다. 구조성 측만증은 전방 굴곡 검사에서 양상을 보이고, 비구조성 측만증은 전방 굴곡 검사에서 좌우 대칭인 음성을 보입니다. 구조성 측만증 중에서 가장 흔한 측만증은 특발성 척추 측만증으로 전체 구조성 측만증의 80~85%를 차지합니다. 특발성 척추 측만증은 다시 발견된 나이에 따라 유아기형, 연소기형, 청소년기형, 성인형으로 나눌 수 있습니다. 구조성 척추 측만증 중 5번 '기타'에는 수많은 유전성 척추 측만증이 포함되어 있습니다. 비구조성 측만증은 기능적 측만증(functional scoliosis)이라고도 하며, 비구조성 측만증에는 자세성 측만증(postural scoliosis)이 가장 흔합니다. 그 외에도 요추부 추간판 탈출증에 의한 신경근 자극이나 하지의 다리 길이 차이(하지 부동) 및 고관절 구축(강직)에 의해서도 발생할 수 있습니다.

1. 구조성 측만증(Structural scoliosis)

① 특발성(Idiopathic) : 발견 시기에 따라(80~85%)

- 유아기형(Infantile) : 0~3세
- 연소기형(Juvenile) : 4~9세
- 청소년기형(Adolescent) : 10세 이후
- 성인형(Adult) : 18세 이후(성장 완료 후)

② 선천성(Congenital) : (7%)

③ 신경근육성(Neuromuscular)

신경병성: 뇌성마비, 소아마비, 척수종양, 척수손상,

근육병성: 근이양증, 선천성 관절 구축증

④ 신경섬유종증(Neurofibromatosis)

⑤ 기타: 퇴행성 척추측만증, 류마티스관절염, 척추외상, 감염, 종양, 척추 외 구축, 수술 후, 요천추 관절 연관 등

2. 비구조성 측만증(Nonstructural, functional scoliosis)

① 자세성(Postural) - 가장 흔함

② 히스테리성(Hysterical)

③ 신경근자극

- 추간판 탈출증
- 신경근 종양(신경초종, neurilemmoma)

④ 염증(관절염)

⑤ 하지부동성(Leg Length Discrepancy, LLD)

⑥ 고관절 구축(hip joint contracture)

4-1장. 척추측만증의 영상 진단

1. 일반 엑스선 사진

척추측만증을 진단하는데 가장 중요하고 기초가 되는 검사법은 일반 엑스선 사진입니다. 엑스선 사진으로 척추측만증의 원인과 각도, 유연성, 형태 등을 알 수 있고 이를 기초로 치료 방향을 결정합니다. 엑스선 사진을 촬영하는데 가장 중요한 점은 일어선 자세로 촬영해야 한다는 것입니다. 누워서 촬영한 사진은 각도가 작게 보여서 정확한 진단이 되지 않을 수도 있습니다. 또한 누워서 촬영하면 흉추 부분 문제가 발견되지 않을 수도 있습니다. 옆의 사진은 서서 촬영한 사진입니다. 위장이 있는 부위에 보이는 수평선은 액체층(fluid-level)이라고 하여 음식물이 위장에 차 있는 모습을 보이는 것으로 이것은 서서 촬영된 사진이라는 증거입니다.

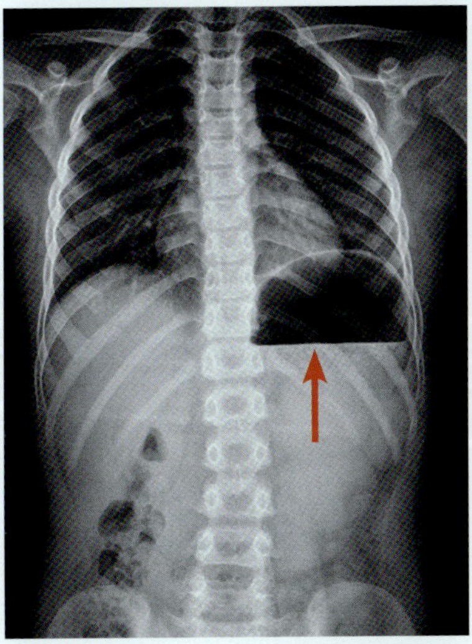

아래 사진을 보면 흉추 부분이 정상적인 후만이 아니고 전만이 되어 있습니다. 이런 경우는 폐기능에 문제가 있을 수 있기 때문에 서서 촬영해야 정확한 상황을 알 수 있습니다. 따라서 전후면 사진 뿐 아니라 측면 사진도 촬영이 되어야 합니다.

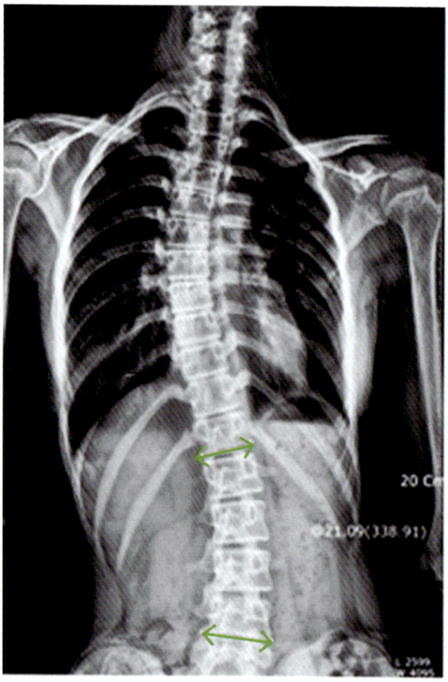

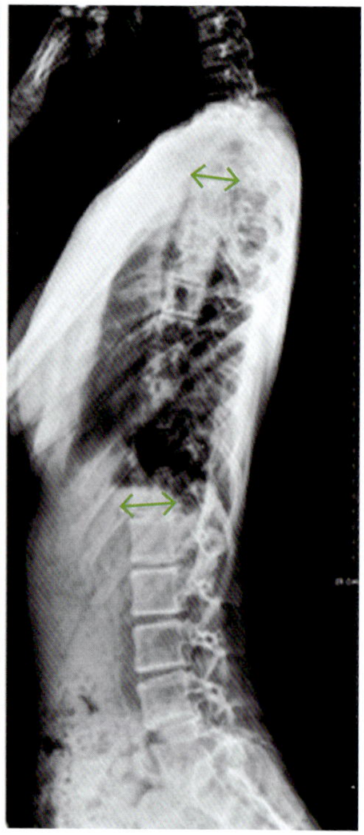

엑스선 촬영을 할 때는 대부분 상의를 탈의하게 되는데 금속 같은 것이 정확한 영상 촬영에 방해가 될 수 있기 때문입니다. 저의 경우 촬영 환자가 밀려 옷을 입은 채로 촬영하는 경우가 있는데 아래 사진처럼 보조기를 착용한 것 같은 옷도 있었습니다. 판독 시 주의가 필요하다고 생각됩니다. 또한 골반 장기를 보호하기 위해 납판으로 가리는 경우가 있는데 납판이 너무 크면 대퇴 골두를 가리게 되어 다리 길이 차이를 확인할 수 없게 됩니다. 또한 척추만 나오게 촬영하면 어깨 균형을 알 수 없어 신체 균형을 파악하기 힘들고 깔창 처방을 할 수 없게 됩니다.

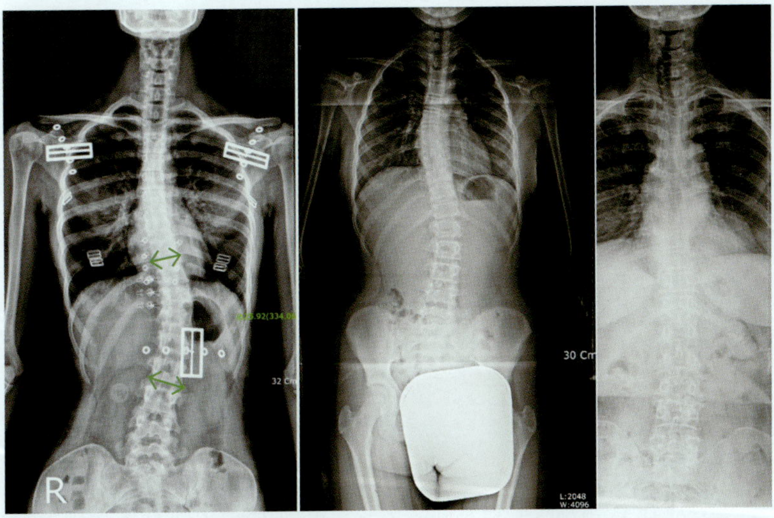

〈좌측 사진: 금속이 달린 옷을 입은 채 엑스선 촬영을 하면 보조기를 착용한 사진이라고 오인될 수도 있습니다. 중앙 사진: 납판이 너무 커서 대퇴 골두를 가려버린 사진. 우측 사진: 양쪽 어깨가 촬영되지 않아 신체 균형 파악이 어려움〉

필자가 2001년에 대한척추학회지에 발표한 내용에 따르면 누워서 촬영한 엑스선으로 인한 오류는 아래와 같았습니다.

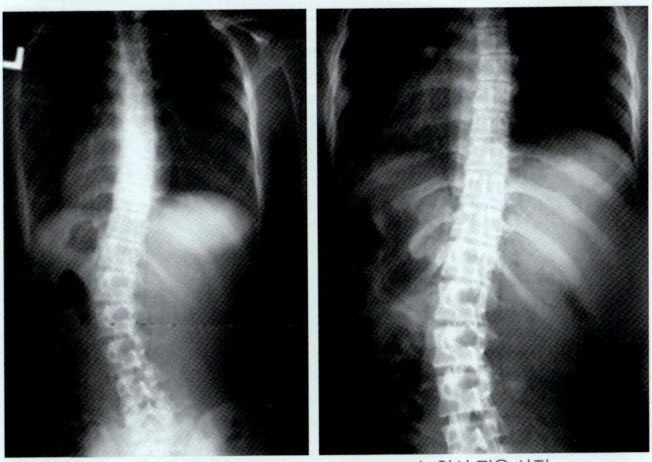

서서 찍은 사진 누워서 찍은 사진

누워서 촬영하면 척추가 펴져서 각도가 작게 보인다.

1) 누워서 촬영하여 각도가 실제보다 작게 측정되어 성장 중인 환자에서 보조기 치료가 늦어지는 경우
2) 수술이 필요한 정도의 각도이나 누워서 촬영하여 실제보다 각도가 작게 측정되어 각도가 진행하는 경우
3) 처음에는 서서 촬영하고 어떤 치료를 한 후 누워서 촬영하여 그 치료가 효과가 있다고 오인하는 경우
4) 처음에는 누워서 촬영했다가 두 번째는 서서 촬영하여 각도 증가로 오인하여 보조기나 수술을 하는 경우

위의 경우에서 1), 2)의 경우는 치료가 늦어지는 문제가 생길 수 있으며 3), 4)의 경우는 하지 않아야 할 치료를 하는 문제가 생길 수 있습니다.

필자의 경우 타 병원에서 촬영한 엑스선을 복사해 온 경우 누워서 촬영한 사진으로 각도를 측정한 경우가 있는데 이를 근거로 치료를 할 경우 위와 같은 문제가 생길 수 있습니다. 가끔 어떤 의원의 경우 서서 찍는 엑스선 장비가 없는 경우도 있었습니다. 아래 표는 저자가 발표한 논문에서 인용한 도표로 누워서 촬영할 경우, 얼마나 각도가 작게 나오는 지에 대한 내용입니다.

Results Degree of angle reduction (standing angle)			
	Standing	Supine	Reduction (%)
10~19°	13.4	8.0	5.4(40.5)
20~29°	23.0	15.9	7.1(31.0)
30~39°	33.4	24.8	8.6(25.8)
40°~	27.7	19.5	8.2(29.7)

p〈0.05

박원욱 등 대한척추외과학회지, 2001

〈좀 더 전문적인 내용〉

가. 측면 굴곡 사진(Bending view)

만곡이 얼마나 유연성이 있는 지를 알아보는 촬영으로 보조기를 착용하고 나서 얼마나 교정될 수 있는 지를 예상하는데 도움을 줍니다. 더 중요한 것은 수술을 하는 환자가 수술 중 얼마나 교정을 해야 하는 지 및 수술 후 얼마나 교정될 것인지를 예상할 수 있다는 것입니다. 이보다 더 정확하게 예측할 수 있게 촬영하는 방법은 받침 굴곡 사진(fulcrum bending view)라고 하여 첨단 척추를 아래로 가게 하고 그 부위에 받침(fulcrum)을 두고 사진을 촬영하는 것입니다

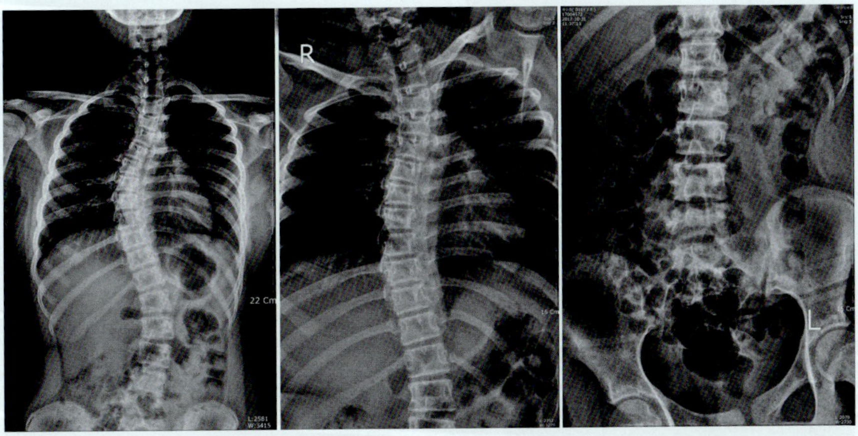

〈흉추 및 요추 bending view〉

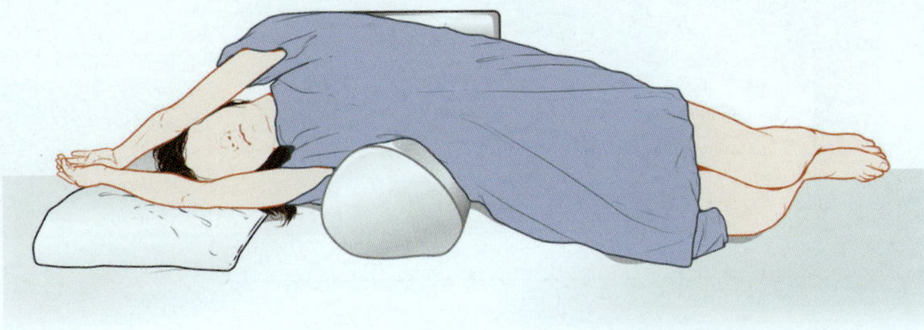

〈Fulcrum bending view. Cheung and Luk이 고안〉

나. 늑골고 촬영(Hump view)

늑골고의 높이를 측정하는 사진으로 그림과 같이 촬영하는 것입니다. 이 사진에서 늑골고 높이가 3 cm 이상이거나 늑골 각도(rib angle)가 10도 이상일 경우는 흉곽성형술(thoracoplasty, 늑골 일부를 절제하여 늑골고를 줄이는 수술)의 적응이 됩니다.

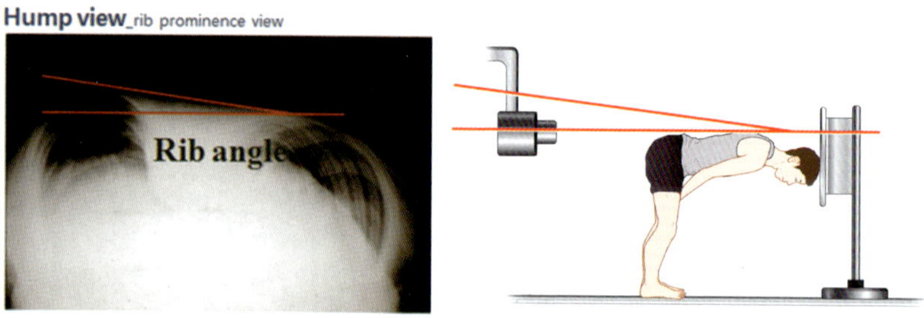

〈늑골고 사진 촬영 방법〉

다. 퍼거슨 촬영(Ferguson view)

요천추 부분의 반척추를 잘 볼 수 있게 하는 촬영법입니다. 골반 전후면 사진 촬영 시 방사선튜브를 상방으로 30도 기울어지게 촬영합니다.

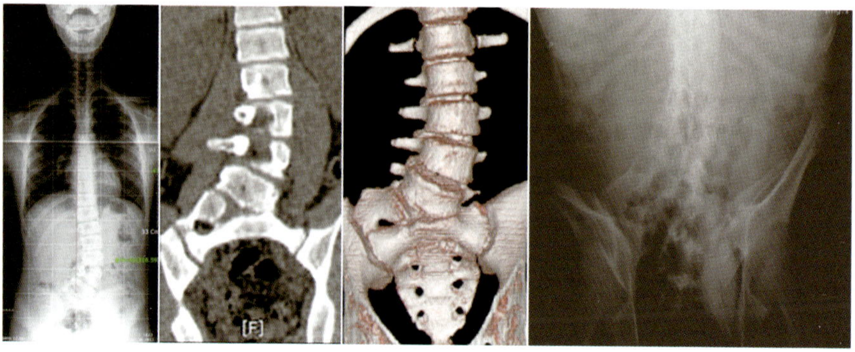

〈Ferguson view 촬영 방법. Pelvic outlet view 거의 동일〉

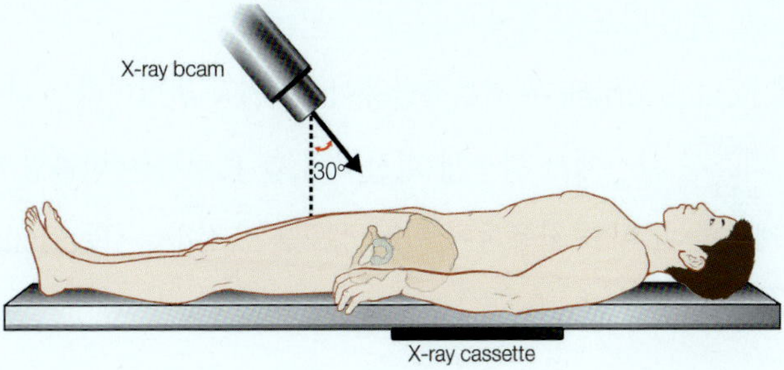

라. 척추체 회전 측정법

1) 척추경 방법(Nash and Moe)

척추경은 척추의 전방 구조물인 척추체와 후방 구조물인 후궁을 연결해 주는 것으로, 전후면(또는 후전면) 일반 엑스선 검사에서 척추체의 외측에 위치하게

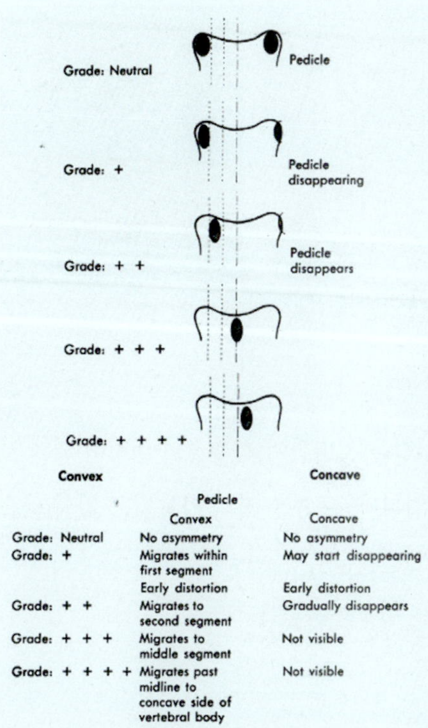

〈Nash & Moe: JBJS 51A:223,1969〉

됩니다. 하지만 측만증이 있는 경우에는 회전 변형이 동반되므로 척추경의 위치가 달라지게 되는데, 만곡의 오목한 부분에 있는 척추경은 작아지거나 없어지게 되고 만곡의 볼록한 부분에 있는 척추경은 내측으로 이동합니다. 측만증이 심할수록 척추경의 위치는 정상적인 위치보다 더 멀어지게 됩니다. Nash와 Moe는 이를 이용하여 일반 엑스선 사진에서 척추체의 회전 정도를 나타내는 방법을 제시하였습니다.

2) Pedriolle 회전 각도 측정법

프랑스의 Rene Pedriolle은 척추측만증이 3차원적 변형이라는 것을 확실히 알았고 일반 엑스선 사진에서 척추체 회전 각도를 측정하는 비틀림 미터(torsion meter)를 개발하여, 이를 사용하여 회전 정도를 측정하는 'Pedriolle 방법'을 소개하였습니다(Dubousset 1992).

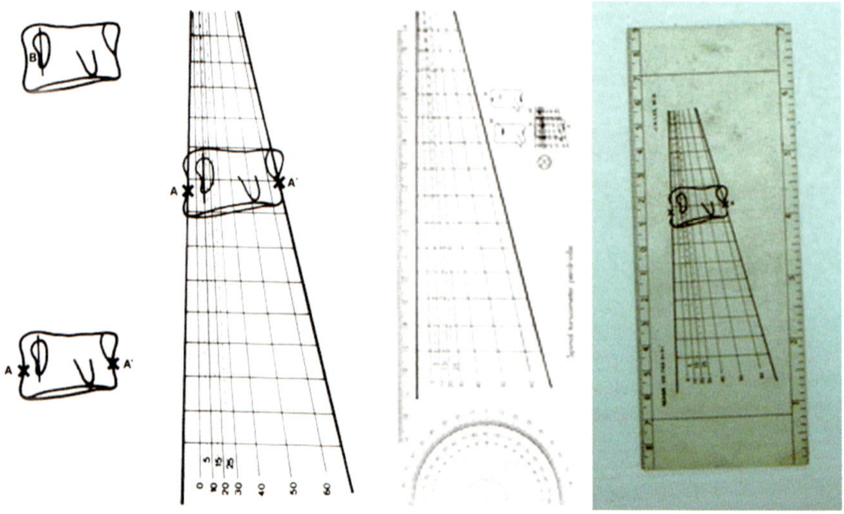

〈Moe's Textbook of Scoliosis and Other Spinal Deformities 3판에서 발췌〉

3) Stagnara derotation view

10도씩 몸을 돌려가면서 여러 장의 사진을 촬영하여 척추경이 대칭이 되게 보이는 몸의 회전 각도가 척추 회전 각도입니다. 요즘은 거의 사용되고 있지 않습니다.

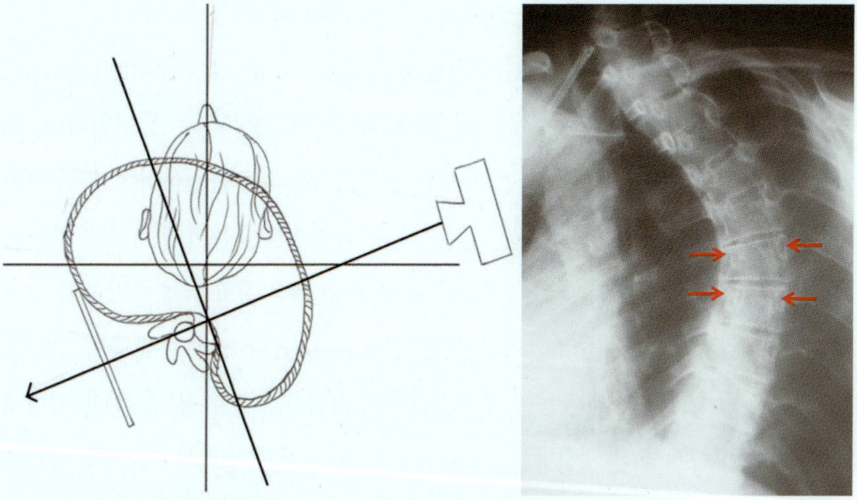

〈Moe's Textbook of Scoliosis and Other Spinal Deformities 2판에서 발췌〉

4) CT 를 이용한 척추 회전 측정법

여러 가지 방법이 있지만 크리스머 방법(Krismer method)을 가장 많이 사용합니다. 천추(sacrum)의 회전 각도에 대해 특정 척추가 얼마나 회전 되었는지를 측정합니다.

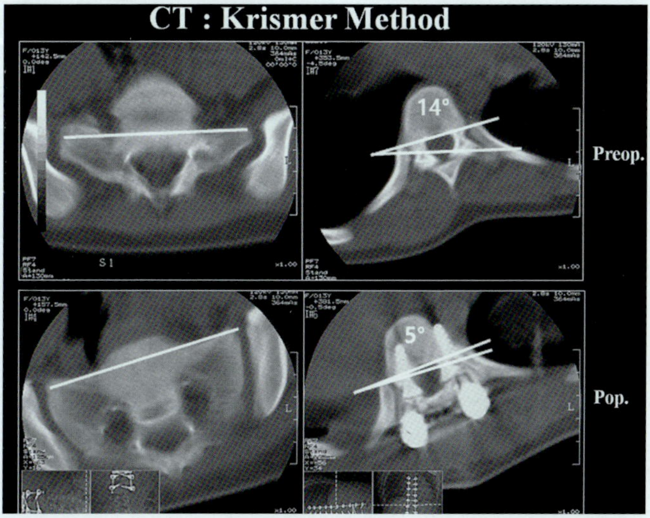

마. Fractional curve(분할 만곡-제가 붙인 해석입니다)

Fractional curve의 원래 정의는 'a compensatory curve that is incomplete', 즉 불완전한 대상 만곡이라는 뜻인데 척추전문의들도 혼돈되는 용어입니다. 원래 대상(compensation)이란 뜻은 완전함을 의미하는데 불완전하다고 하니 모순되는 뜻이 되므로 혼돈이 됩니다. 그러나 현재 척추측만증 분야에서 분할 만곡이란 성인 특발성 혹은 퇴행성 척추측만증에서 요추 혹은 흉요추에 주만곡이 있는 경우. 요천추부에 생기는 부만곡을 뜻합니다. 수술을 할 경우 주만곡만 수술을 하면 부만곡(주로 요추 4-5번-천추 1번간이며 가끔 제 5요추-천추 간)에 퇴행성 변화가 와서 증상을 일으킨다는 것입니다. 분할 만곡의 정의는 '주만곡 아래에 있는 요천추 부위의 부만곡'이라고 정의할 수 있겠습니다.

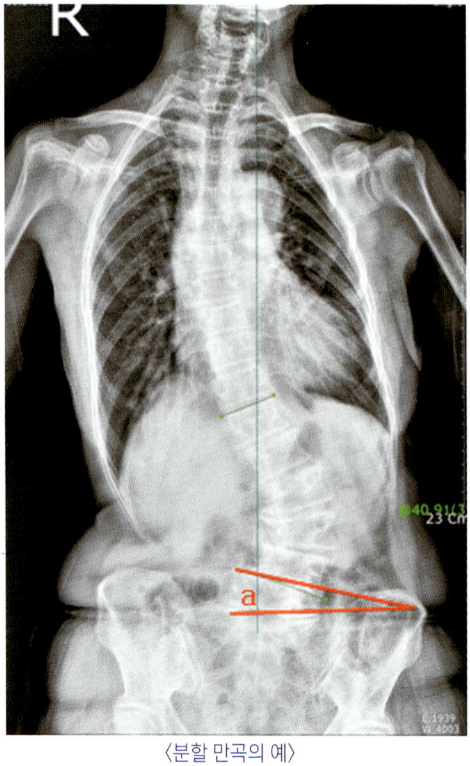

〈분할 만곡의 예〉

2. EOS

척추뿐 아니라 골반 및 다리까지 한꺼번에 촬영하는 장비입니다. 일반적인 기립 사진은 많은 병원에서 몇 장을 촬영하여 붙여서 한 장의 사진을 만드는데 이런 과정이 없이 전후면 및 측면 사진을 동시에 촬영할 수 있는 장비입니다. 이 장비의 장점은 아래와 같습니다.

〈EOS의 장점〉

1) 기존 장비보다 최대 1/50 밖에 되지 않는 방사선량
2) 전후면 및 측면이 동시에 촬영됨
3) 기존 엑스선은 90 cm 길이가 최대인데 반해 EOS는 220 cm 발끝까지 한 번에 촬영
4) 3차원 재구성 가능. CT는 누운 상태에서의 3차원 영상을 재구성하지만 체중 부하 상태의 척추 및 하지 골격을 3차원으로 재구성할 수 있음
5) 촬영 시간 18초로 전후면 및 측면을 따로 촬영하는 시간보다 많이 단축 가능.
6) 인공관절 수술 전후, 하지 회전을 3차원적으로 측정 가능.

〈EOS가 알려주는 정보들〉

1) 척추측만증과 척추후만증의 각도
2) 각각의 척추체 회전 각도 및 방향
3) 골반과 척추의 관계(Pelvic parameters)
4) 골반의 회전 각도(Axial rotation), 기울어진 각도(Obliquity)
5) 대퇴골과 경골 사이의 각도 및 회전 각도
6) 척추와 하지의 관계(Full body sagittal assessment)

7) 하지의 회전, 염전(torsion)

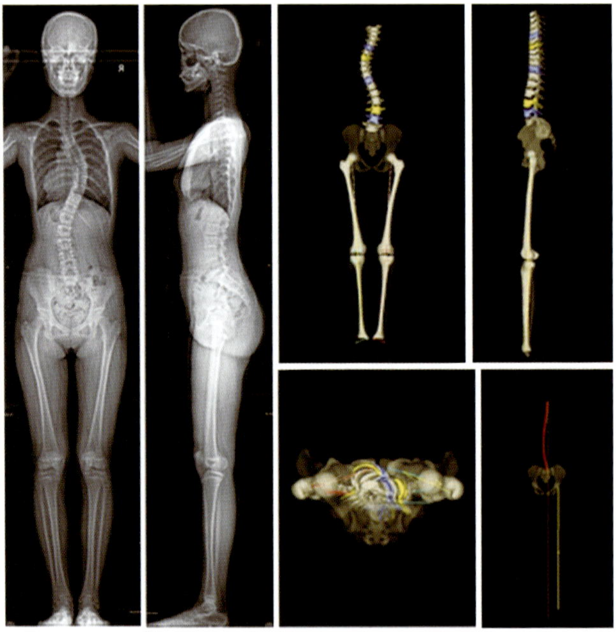

〈EOS-전신 촬영이 가능하고 기립 상태의 3차원 구성이 가능〉

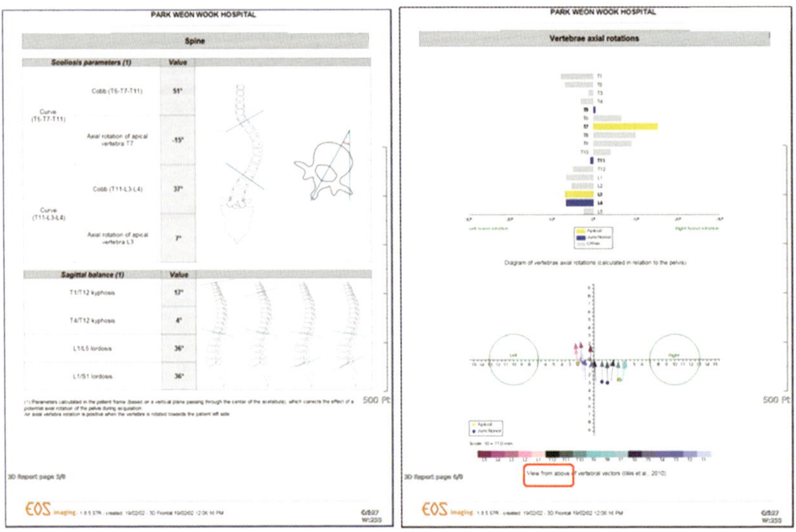

〈척추측만증 각도와 흉추 및 요추의 전만, 후만 각도 측정/각 척추체의 회전 각도와 방향〉

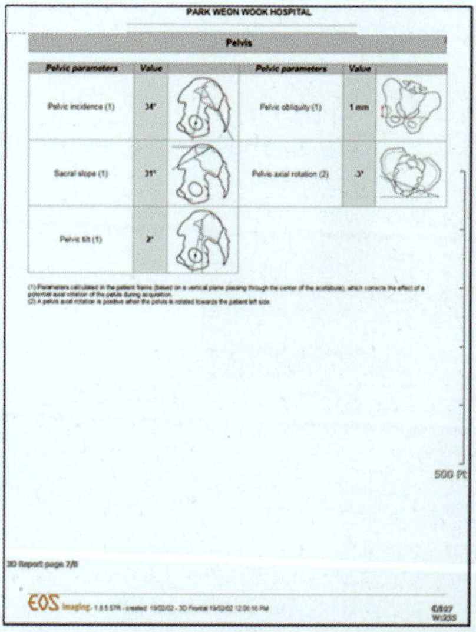

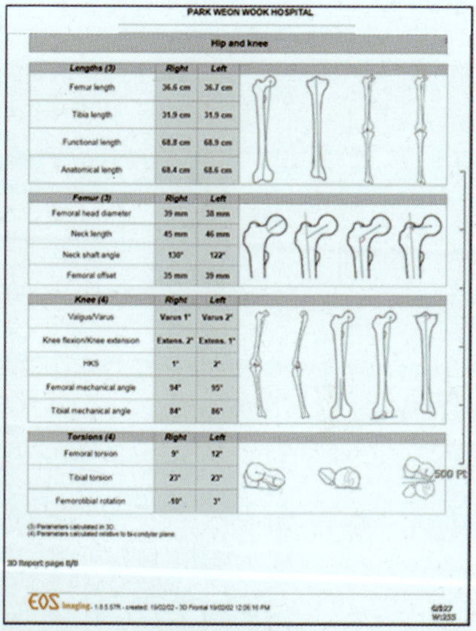

〈골반의 여러 각도와 회전 측정/하지의 축 각도 및 회전 각도〉

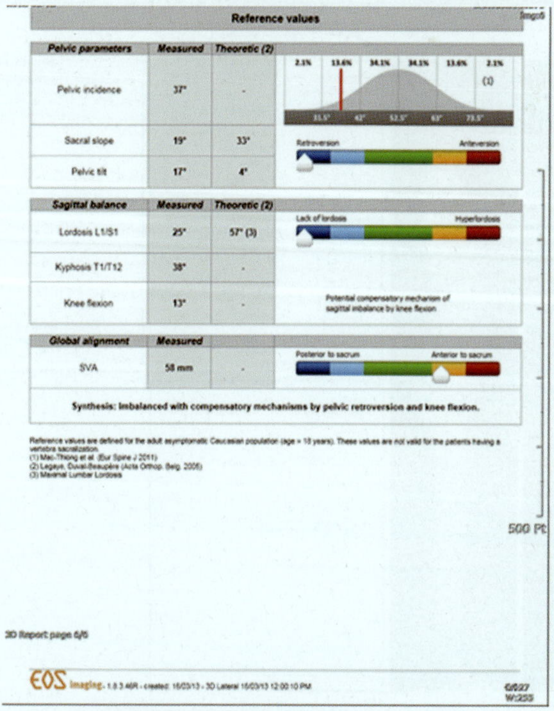

〈여러 측정 각도와 정상 각도의 비교, %ile 개념〉

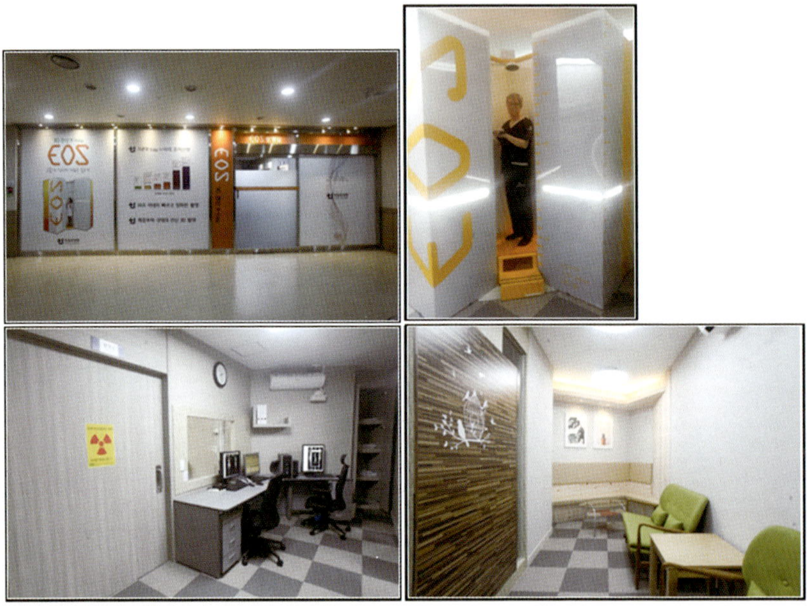

〈EOS실 외부 및 내부〉

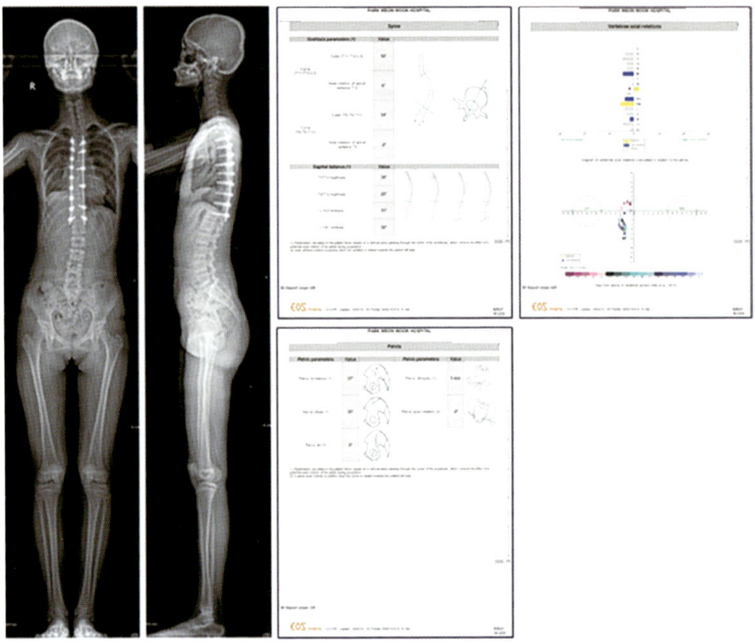

〈수술 후의 여러 가지 각도 측정〉

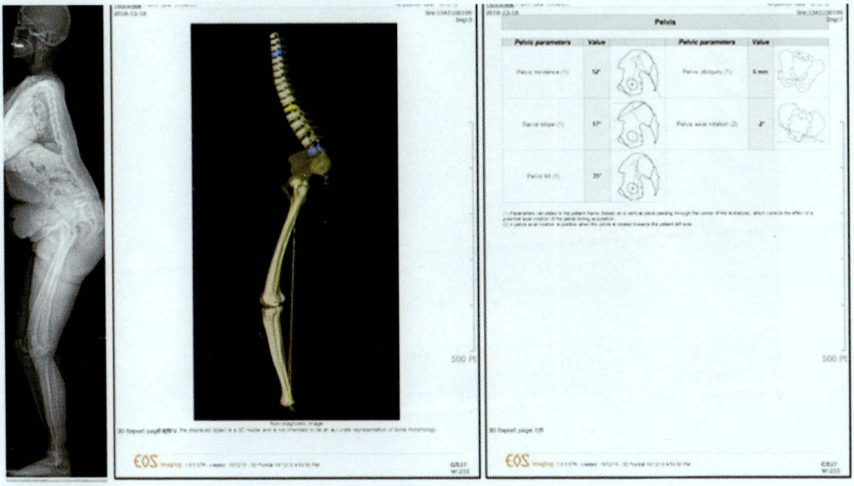

〈측면 사진에서의 골반 지표들, pelvic parameters〉

3. 3차원 CT

CT는 일반적으로 3차원 영상으로 촬영합니다. 휘어진 척추의 전체 모양을 3차원 적으로 볼 수 있어 만곡의 상황을 쉽게 판단할 수 있습니다. 선천성 척추측만증의 경우는 필수적으로 촬영해야 하는데 반척추의 모양이나 편측 외측봉의 모양이 잘 보이기 때문입니다. 이와 함께 늑골 유합, 횡돌기 유합 등 선천성 척추측만증과 동반된 다른 골격 기형이 잘 보입니다. 척추측만증 진단에서 CT의 단점은 누워서 촬영할 수 밖에 없다는 것인데 엑스선 사진을 서서 촬영하듯이 누워서 CT를 촬영하면 각도가 줄어든다는 것입니다. 이에 대한 대안이 EOS입니다. EOS는 서 있는 자세의 3차원 영상을 보여주기 때문입니다. CT는 엑스선 사진에서 정확하게 측정하기 어려운 척추 회전을 비교적 정확하게 측정할 수 있지만 이도 역시 누워서 촬영한 CT에서 측정한 것이기 때문에 한계가 있습니다. 그러나 척추의 세밀한 구조는 CT에서 확인됩니다.

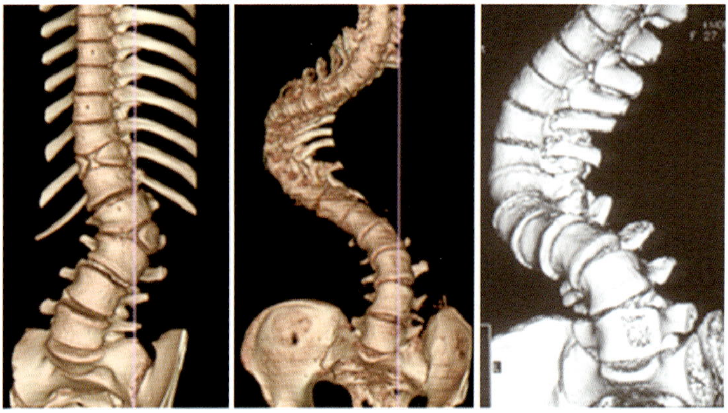

〈3D CT〉

4. MRI(자기공명영상 촬영)

척추측만증은 척추가 휘어지는 병이지만 척추 안에 위치한 척수 신경에도 이상이 발생할 수 있는 병이기 때문에 MRI 촬영이 중요합니다. 선천성 혹은 신경섬유종성 척추측만증 등에서는 신경 문제가 흔하게 동반되기 때문에 필수적으로 촬영해야 합니다. 특발성 척추측만증에서도 신경 이상이 보일 수 있는데 일본 논문(Inoue 등)에서는 18%, 미국 논문에서는 6.3%에서 발견된다고 알려져 있습니다. 우리나라에서는 이 등이 미국과 같은 6.3%에서 신경 기형이 동반된다고 보고하였습니다. 청소년기 특발성 척추측만증에서 흉추 만곡의 첨단에 분절 전만증이 없거나 만곡이 큰 경우, 통증이나 신경학적 증상이 있는 경우, 만곡이 급격히 진행하는 경우에는 신경 이상을 확인하기 위해 MRI 촬영이 필요합니다. MRI에서 발견되는 신경 기형 중 가장 흔한 것은 척수공동증(syringomyelia)으로 작은 경우는 아무런 증상이 없어서 정기적으로 검사만 해보면 되지만 처음부터 큰 척수공동증은 병변이 있는 아래 부위의 마비가 발생할 수 있기 때문에 수술이 필요할 수도 있습니다. 저자가 치료했던 학생 한 명이 실제로 MRI를 촬영하지 않고 보조기 치료를 해 왔었는데 심하지 않게 넘어진 후 마비가 발생하여 MRI를 촬영한 결과 큰 척수공동증이 발견되어 수술을 받은 경우가 있었습니다. 이 외에도 키아리(Chiari) 변형, 척수 사슬증, 경막 확장증 등이 발견될 수 있습니다.

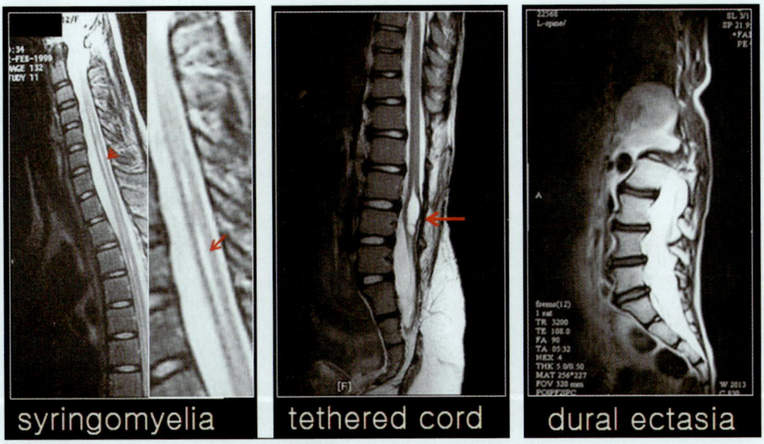

〈척수공동증, 척수사슬증, 경막확장증〉

5. 성장판 검사

성장판 검사는 손목 엑스선을 촬영하여 컴퓨터로 분석하여 성장 정도를 알려줍니다. 촬영 이후에 성장 조건이 달라질 수 있기 때문에 100% 정확하다고는 할 수 없지만 보조기를 착용하고 있는 경우 보조기 졸업 가능한 시기를 어느 정도 예측할 수 있게 해주고 처음 진단 된 경우, 보조기 착용 여부를 고민하게 될 때 어느 정도 결정할 수 있게 해줍니다. 즉 각도가 20~25도 정도로 나온 경우 성장이 많이 남았다면 보조기를 착용해야 하고 성장이 거의 끝나간다면 더 두고 볼 수 있게 됩니다. 특히 특발성 척추 측만증에서 최고 키 성장 속도(peak height velocity)의 시점을 알기 위해 일반 엑스선 사진으로 성장판 검사를 시행할 수 있습니다. 키 성장 속도가 최고인 시점에서 척추측만증도 빠르게 악화되는 것으로 알려져 있기 때문에 이 시점에서는 좀 더 적극적인 치료가 필요합니다. 키의 성장 속도는 외래 진료할 때마다 키를 측정하여 최고 키 성장 속도가 지난 시점에서 알게 된다는 문제점이 있습니다. 그리하여 손이나 팔꿈치의 엑스선 사진을 이용하여 성장판과 주위 뼈의 발달 정도로 최고 키 성장 속도의 시점을 알 수 있습니다. 최근에는 어깨 관절의 성장판으로 이를 예측하는 방법도 제시되었습니다.

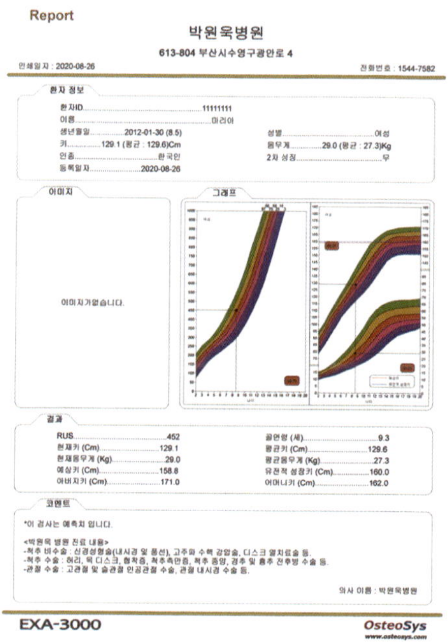

Report

박원욱병원

613-804 부산시수영구광안로 4

인쇄일자 : 2020-08-26　　전화번호 : 1544-7582

환자 정보

환자ID 11111111
이름 .... 마리아
생년월일 2012-01-30 (8.5)
키 .... 129.1 (평균 : 129.6)Cm
인종 .... 한국인
등록일자 2020-08-26
성별 .... 여성
몸무게 .... 29.0 (평균 : 27.3)Kg
2차 성징 .... 무

이미지

이미지가없습니다.

그래프

결과

RUS 452
현재키 (Cm) 129.1
현재몸무게 (Kg) 29.0
예상키 (Cm) 158.8
아버지키 (Cm) 171.0
골연령 (세) 9.3
평균키 (Cm) 129.6
평균몸무게 (Kg) 27.3
유전적 성장키 (Cm) 160.0
어머니키 (Cm) 162.0

코멘트

*이 검사는 예측치 입니다.

<박원욱 병원 진료 내용>
-척추 비수술 : 신경성형술(내시경 및 풍선), 고주파 수핵 감압술, 디스크 열치료술 등.
-척추 수술 : 허리, 목 디스크, 협착증, 척추측만증, 척추 종양, 경추 및 흉추 전후방 수술 등.
-관절 수술 : 고관절 및 슬관절 인공관절 수술, 관절 내시경 수술 등.

의사 이름 : 박원욱병원

EXA-3000　　OsteoSys www.osteosys.com

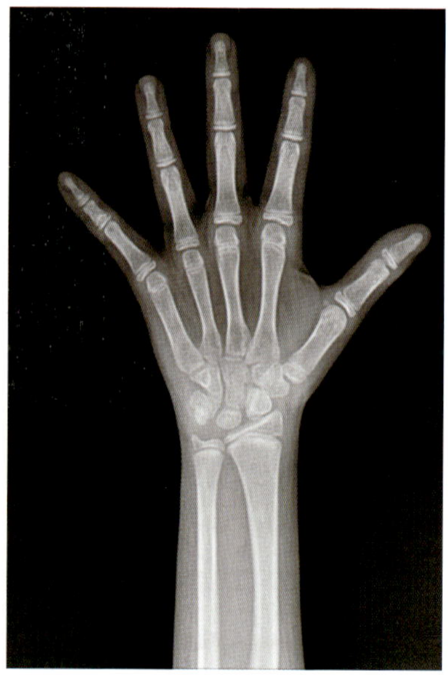

〈성장판 검사는 손목 엑스선 사진의 성장판을 보고 측정합니다〉

6. 3차원 체형 촬영

이 검사는 엑스선 등 몸에 좋지 않은 방사선을 비추는 검사가 아닙니다. 사진과 같이 신체 전체의 체형을 분석하는 장비로 어깨, 골반 경사, 정면 및 측면의 균형, 신체 전체 및 좌우의 표면적과 용적을 분석하는 장비로 신체 균형을 알 수 있게 해주는 장비입니다

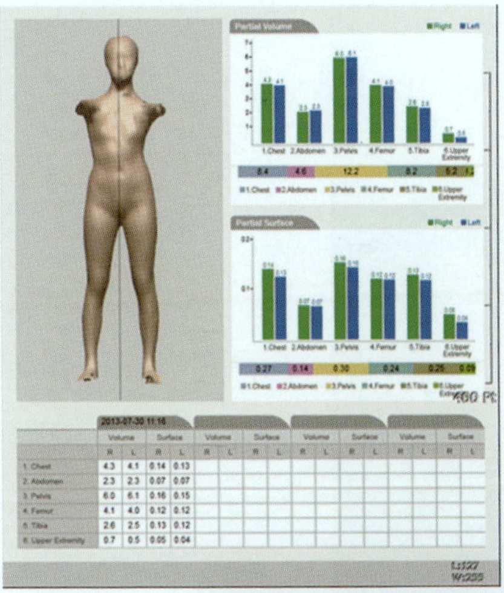

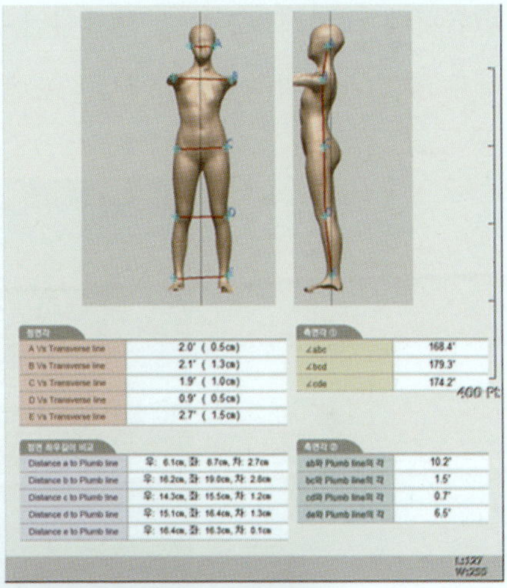

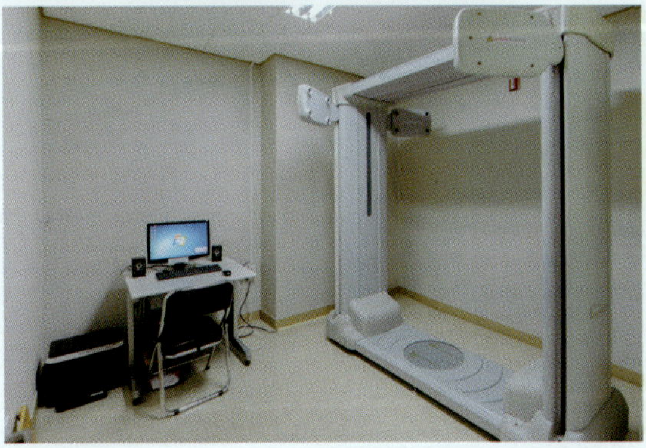

〈3D 스캐너 장비〉

7. 표면 형태 검사(Surface Topography)

표면 형태 검사란 사진에서 보는 것과 같이 사람의 등에 무해한 가로 격자가 그려진 빛을 쬐어 등의 높낮이를 측정하는 것입니다. 보통 사람들은 양쪽 등이나 허리가 대칭을 이루지만 척추측만증이 있는 사람은 양쪽 모양이 비대칭이 됩니다. 비대칭의 정도가 심할수록 척추측만증이 심함을 의미하지만 위양성(척추측만증이 없는데도 있는 것처럼 보이는 것)이 많아 정밀 진단용으로 사용되고 있지는 않는 것 같습니다. 다만 치료 전후 등 모양을 쉽게 비교해 볼 수 있는 장점이 있습니다. 모아레(Moire)가 대표적인 장비이고 포메트릭(Formetric) 이라는 장비도 있습니다. 박원욱병원에서는 포메트릭을 보유하고 있습니다.

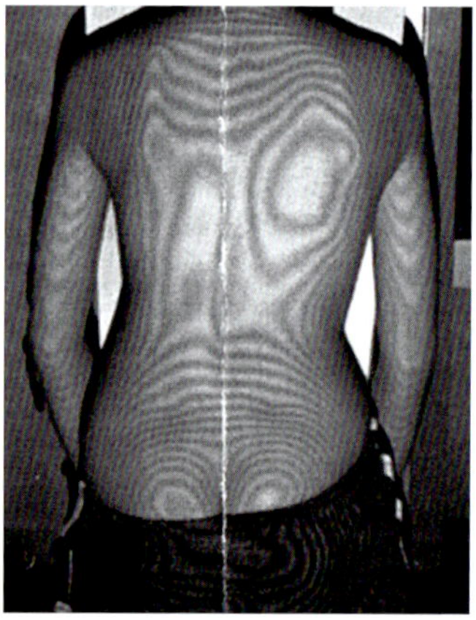

〈Moire topography〉

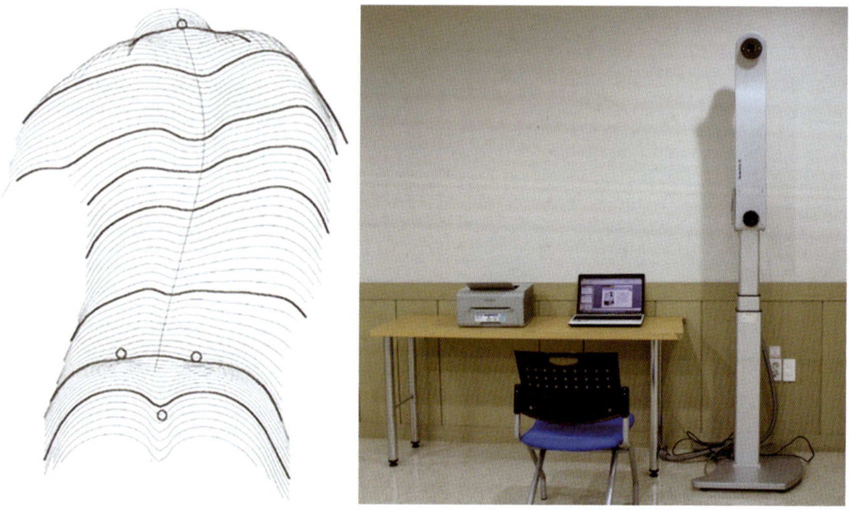

(Formetric surface topography)

8. Exbody

Exbody는 자세와 보행을 분석하는 장비입니다. 아울러 족압도 측정하여 신체 균형을 맞추는데도 도움을 주는 장비입니다. 아래 사진과 같이 서 있는 자세에서 척추의 전면 및 측면 사진을 격자에 투영하여 기립 자세의 균형 여부를 측정합니다. 또한 머리에서도 촬영하여 신체의 회전도 측정할 수 있습니다. 또한 보행 동영상을 촬영하여 보행 분석도 가능합니다.

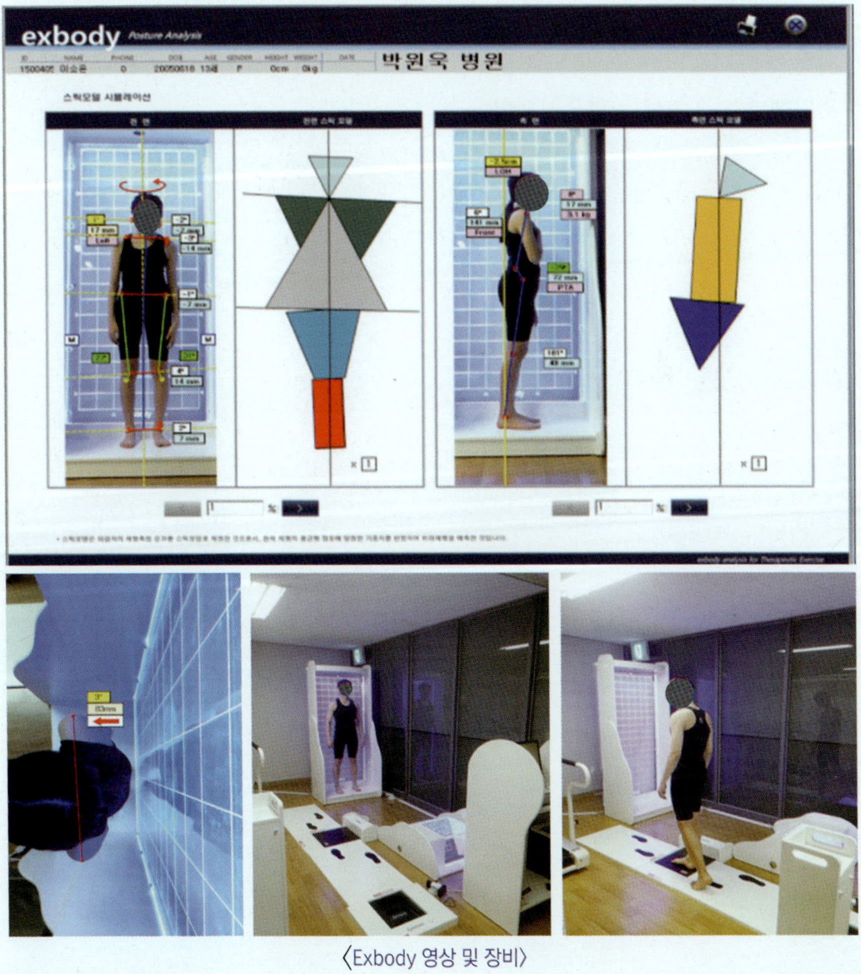

〈Exbody 영상 및 장비〉

9. 척추측만증의 오진

척추측만증은 오진하기가 어려운 병입니다. 일반 엑스선을 보면 의사가 아닌 일반인도 얼마든지 척추측만증의 유무는 알 수 있기 때문입니다. 다만 기능성, 특히 자세성 척추측만증의 경우, 저절로 호전되는 경우도 많기 때문에 처음에 어떤 병의원에서 척추측만증으로 진단되었다가 척추측만증이 없어진 후 타 병원에서 다시 사진을 촬영하면 척추측만증이 보이지 않으므로 오진했다고 오해할 수도 있습니다. 또한 반대의 경우도 있을 수 있습니다. 즉 아이가 성장을 하면서 없던척 추측만증이 발생하여 진단이 되는 경우가 있는데 처음 진료했던 병의원이 오진했다고 오해하는 경우입니다.

4-2장. 척추측만증의 각도 측정법

척추측만증의 치료 방향을 결정하기 위해서는 각도를 측정하는 것이 필수적인 선행 조건입니다. 각도 측정이 잘못되면 치료 방법이 달라지게 됩니다. 더욱이 악화가 되지 않았는데도 악화되었다고 하여 보조기를 착용시키거나 수술을 하게 된다면 환자에게는 매우 나쁜 일이 될 것입니다. 반대로 어떤 치료를 한 후에 사진 촬영을 하여 각도를 잘못 측정하게 된다면 그 치료법이 효과가 없는데도 불구하고 효과가 있다고 잘못 판단하여 불필요한 치료를 계속 하게 될 수도 있습니다. 척추측만증 각도 측정은 전 세계적으로 콥스 방법(Cobb's method)을 사용합니다. 이 방법으로 측정된 각도를 콥스 각도(Cobb's angle)이라고 합니다. 옛날에는 퍼거슨(Ferguson) 방법도 있었지만 이 방법을 쓰는 의사는 거의 없습니다.

각도 측정이 항상 일정한 결과를 보이지는 않습니다. 같은 의사가 같은 사진을 시간 차이를 두고 측정해도 몇 도 정도의 차이를 보입니다. 이런 오류를 관찰자내 오류(intraobserver variation)이라고 하고 같은 사진을 서로 다른 의사가 측정할 때 차이가 나는 것을 관찰자간 오류(interobserver variation)라고 합니다. 이 오류는 5도 이내라고 알려져 있습니다. 즉 이전 사진과 비교하여 5도 이하의 차이가 난다면 변화가 없다고 판단합니다. 그래서 환자나 보호자들께서는 5도 이하의 각도 차이가 있다면 일희일비하진 않으셔도 됩니다.

1. 콥스씨 방법(Cobb's method) (출처: 척추외과학. 최신의학사)

측만증을 형성하는 만곡은 여러 개의 척추로 구성되게 되는데, 이 중에서 가장 기울어진 척추를 끝척추(end vertebrae)라고 하고 수평이면서 가장 중심에서 멀어져 있는 척추를 첨단 척추(apical vertebrae)라고 합니다. 끝척추는 만곡의 상부와 하부에 존재하기 때문에 각각 상부 끝척추와 하부 끝척추라고 부르게 됩니다. 콥스 방법은 상부 끝척추와 상부를 연결한 선의 수직선과 하부 끝척추의 하부를 연결한 선의 수직선이 만나서 이루는 각도를 측정하는 것입니다. 일반 엑스선 사진을 필림으로 현상하게 되면 상부 끝척추의 상부를 연결한 선과 하부 끝척추의 하부를 연결한 선이 만나는 지점이 필름의 바깥에서 만들어지는 경우가 흔히 있어 이들 선의 수직인 선을 그어 각도를 측정하게 됩니다. 최근에는 영상 자료가 디지털화되어 모니터를 이용하여 보게 되므로 상부 끝척추의 상부와 하부 끝척추의 하부를 연결하는 선을 긋게 되면 이 두 개의 선이 이루는 각도를 자동적으로 측정해 줍니다.

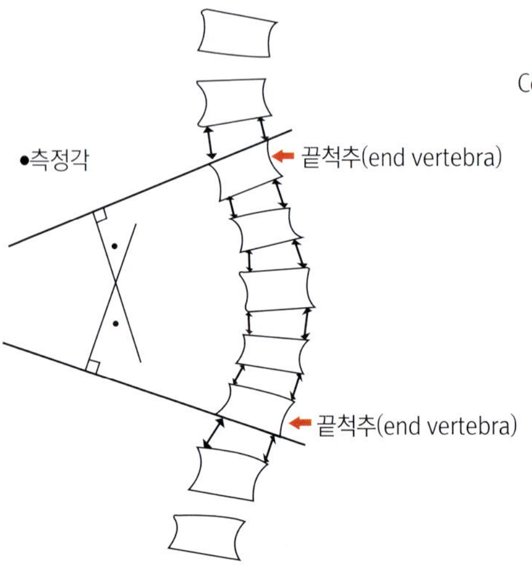

Cobb method

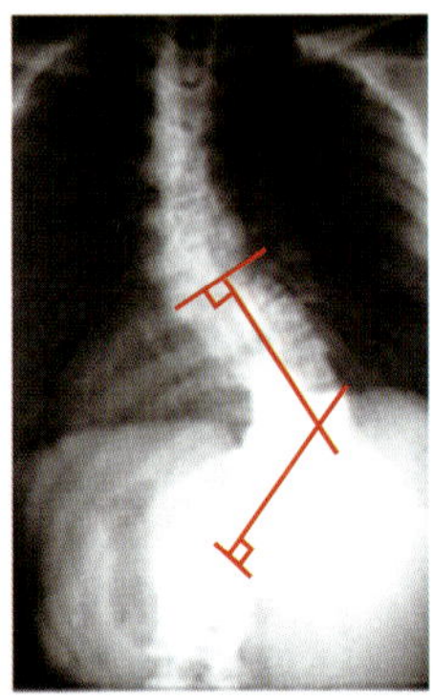

2. Ferguson 방법(사용하지 않음) (출처: 척추외과학. 최신의학사)

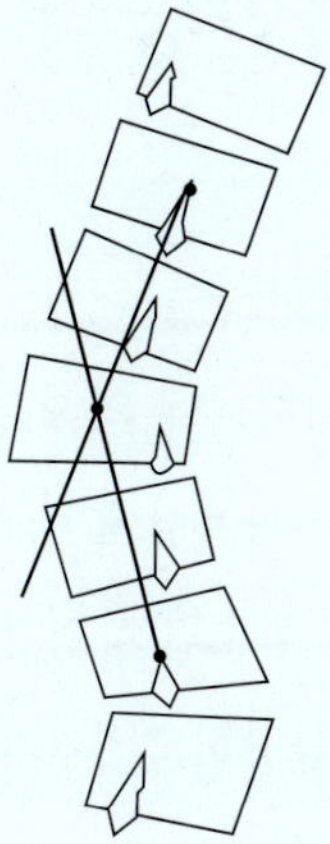

3. X-caliper를 이용한 방법

X-CALIPER™ 라는 장비는 1990년도 후반에 개발되었습니다. 당시에는 컴퓨터 영상 장비나 영상을 컴퓨터에서 볼 수 있게 해주는 PACS라는 프로그램도 개발되지 않아서 필름 사진에서 각도를 측정해야 했습니다. 필름에 연필이나 색연필로 아래 위 끝척추 상하단에 줄을 긋고 아래 사진의 'a' 창에 있는 줄을 필름의 줄과 겹치게 한 후 상단에 있는 단추(화살표)를 한 번 누르고 다른 끝척추에 그러진 줄에 'a' 창의 줄은 댄 후 반대편 화살표의 단추를 누르면 'b' 창에 각도가 나타납니다. 저는 이 장비를 구입 후 10여년 동안 잘 썼습니다만 PACS라는 디지털 영상 장비가 나오고 나서는 사용하지 않게 되었습니다.

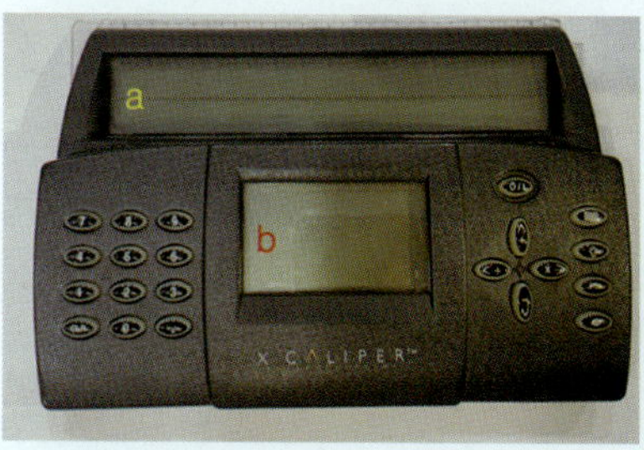

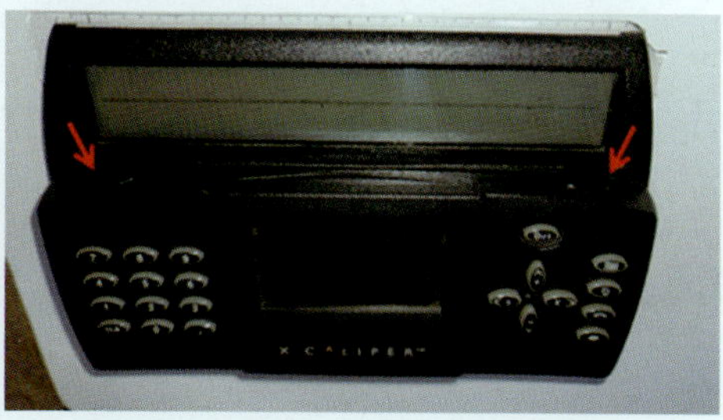

5장. 척추측만증의 발견, 검진

1. 척추측만증은 어떻게 발견되나

척추측만증은 많은 경우에서 어머니에 의해 발견됩니다. 여학생이 어머니와 함께 보내는 시간이 많으므로 같이 목욕탕에 가서 등을 밀어 주다가 늑골고가 발견되어 병원에 옵니다. 그래도 이 정도면 다행입니다. 혼자서 목욕탕에 가는 학생들은 늑골고가 발견되지 않아 상당히 진행되어서 발견되는 경우가 많습니다. 초등학교 6학년 여학생이 외래로 왔었는데 사진을 찍어 보니 각도가 72도나 되었습니다. 사진도 처음 찍어 본다고 했습니다. 어머니께 여쭈어 보니 목욕탕에는 혼자 간다고 하였습니다. 목욕탕에는 가족들과 같이 가는 것이 서로의 정도 쌓고 척추측만증의 조기 발견에도 좋을 것 같습니다. 어떤 아이는 목욕 후 거울에 보이는 자신의 허리 곡선이 비대칭임을 발견하고 오기도 합니다. 목욕탕 외에도 아이들끼리 말 타기 놀이를 할 때 등을 짚고 올라타다가 올라타는 아이가 술래 아이의 등이 이상한 것을 발견하고 병원에 오게 되는 경우도 있고 교복을 맞추다가 상의나 치마의 좌우 대칭이 맞지 않아 병원을 찾는 경우도 있습니다. 또한 중고등학교에서 신입생들에게 폐결핵이 있는 지를 조사하기 위해 건강 검진을 하는데 7 cm 정도의 작은 필름을 사용하여 폐 간접 촬영을 합니다. 이때 척추측만증이 발견되어서 병원을 찾기도 하며 교육청에서 아예 등심대 검사라고 하여 척추측만증 검진을 하고 있습니다. 부산에서는 부산시 교육청 주관으로 모든 중고등학교 학생들을 대상으로 폐 사진을 이용하여 척추측만증 검진을 하고 있습니다.

1) 등심대 검사

2000년 부산시 교육청에서 각 초등학교 5~6학년을 대상으로 등심대 검사를 하라고 지시를 내렸다고 합니다. 어느 날 부산시 초등학교 양호 교사 대표라는 분에게 연락이 와서 등심대 검사를 포함한 척추측만증에 대한 강의를 부탁한다고 했습니다. '등심대 검사? 그게 뭐지?' 척추측만증이라면 일가견이 있다고 자부하던 나로서는 처음 듣는 말이었습니다. 아마 척추측만기(scoliometer)로 하는 검사겠지라고 생각한 끝에 그렇게 하겠노라고 했습니다. 초등학교 양호 선생님 중에는 부산대학교병원 수술실에 근무하던 분도 계셔서 개인적으로 물어보니 교육청에서는 정확히 어떻게 하는 검사인지 알려 주지 않았다고 했습니다. 척추측만증에 대한 강의는 여러 번 해 봐서 준비하는 데는 문제가 없었지만 등심대 검사가 무엇인지 몰라 고민하였습니다. 고민 끝에 이런 추측을 하였습니다. '등심'이란 말은 갈비집에서 많이 듣던 것인데 아마 척추일 것이고 '대'란 말은 大는 아닐 것이고 아마 帶란 말로 의학 용어로는 '척주(각각의 척추가 모여 이룬 전체 척추, spinal column)일 것이다'고 생각하였습니다. 이것은 나의 그럴듯한 해석으로 척추측만증은, 선천성 등 비교적 드문 척추측만증을 제외하고는 각각의 척추는 큰 이상이 없고 전체 척추의 모양에 문제가 있는 것이므로 척추 전체에 대한 검사일 것으로 생각하였습니다. 등심대 검사는 전방 굴곡 검사로 무릎을 편 상태에서 앞으로 90도 구부려 뒤쪽에서 등과 허리를 관찰하는 검사로, 정상적으로는 좌우의 높이가 같으나 구조적 척추측만증이 있는 경우에는 등이나 허리에 좌우의 높이가 다르게 보입니다. 청소년기형 특발성 척추측만증에서는 주로 등의 우측에서 높은 늑골고가 보이고, 허리에서는 좌측에서 높은 돌출을 볼 수 있습니다. 이것은 등에서는 우측 만곡이, 허리에서는 좌측 만곡이 형성되는 경우가 대부분이기 때문입니다. 강의를 준비하면서 욕심이 생기기 시작했습니다. '이왕이면 척추측만증에 대한 학교 검진을 하여 논문을 써보자'란 생각이 들었습니다.

2000년 4월 25일 부산시 초등 양호 교사를 대상으로 척추측만증 강의를 하면서 원하시면 각 학교 학생들을 상대로 무료 검진을 해 주겠다고 하였습니다. 무료로 검진을 해 준다니 당연히 선생님들의 반응은 대단히 좋았습니다. 이 때부터 저의 고생은 시작되었습니다.

2) 척추측만증 학교 검진

척추측만증 학교 검진은 미국에서는 1960년대 G. Dean MacEwen, MD에 의해 델라웨어에서 시작되었습니다(CORR May 2005 vol. 434). 2005년 당시 미국의 22개 주에서는 필수 검진으로, 14개 주에서는 권고이고, 어떤 주는 원하는 학생에 한해서만 검사하는 상황이었습니다. 검사 방법은 엑스선 촬영이 아닌 늑골고 검진이었고 현재까지 권유되고 있습니다. 우리나라에서는 2000년대 전후에 학교 단위 검진이 시작된 것으로 보입니다. 미국에서는 아직도 척추측만증 학교 검진의 효용성에 대해 논란 중이며 우리나라도 찬반 의견이 있지만 이슈화되고 있지는 않은 것 같습니다. 최근 1, 2년 사이에 우리나라는 지역 교육청 단위로 척추측만증 학생 단체 검진이 증가하고 있습니다.

척추측만증 학교 검진은 찬반 양론이 있습니다. 척추측만증 학교 검진을 찬성하는 이유는 척추측만증은 통증이 없어 악화되는 것을 본인이 모르기 때문에 빨리 발견하여 치료하면 수술할 정도까지 진행되는 것을 막을 수 있다는 것이고, 반대하는 이유는 전체 학생의 2% 정도인 척추측만증 학생, 특히 치료가 필요한 학생은 전체 학생의 0.1%도 되지 않는데, 전체 학생에 대한 검사를 하는 것은 비용--효과적인 면에서도 비효율적이며 검사를 받는 정상인 학생들에게는 피해를 주지 않는 것인가, 조기에 발견하면 치료에 도움이 되는가에 의문이 있다는 것입니다. 실제로 직접 학교를 찾아가서 검진을 해봤던 저자의 경험으로는 의사가 직접 검진하는 것은 한계가 있고 영속성이 없습니다. 지역별로 매년 수만 명의 학생을 직접 검사를 하는 것은 불가능합니다. 그래서 개인적으로 팀을 만들어 검진을 하기도 하고 대학병원과 초중고등학교가 연계되어서 검사를 하기도 합니다. 제가 개인적으로 검진을 했었던 목적은 솔직히 부산 지역에서의 인지도 확보 때문이었습니다. 대학교수였고 검진비를 받은 것이 아니었기 때문에 금전적인 수입과는 무관했습니다. 오히려 제 돈이 수백만 원 들었었습니다. 검진을 하니 환자 수도 늘었습니다. 검진에 들인 시간과 노력 덕분이었다고 생각합니다. 직접 검진을 해 본 의사로서 저의 생각은, 자체적으로 검진을 하는 의사는 그런 결과를 얻을 자격이 있다라는 것입니다. 물론 그런 의사 개인이 시행하는 검진의 효용성에 의문을 제기하는 분도 있을 수 있겠지만 그런 노력을 해서 인지도를 높이는 것을 폄하할 수는 없다고 생각합니다. 실제 검진을 해 본 후에 의미가 없다고 말한다면 누구나 인정할 수 있겠으나 해보지도 않고 남이 하는 것을 비난할 수는 없다고 생각합니다.

저의 개인적인 의견은 검진을 필요하다고 생각합니다. 그러나 어떤 단체가 척추측만증 학교 검진을 이용해서 예산을 확보하고 그 예산으로 그 단체의 영리를 추구하는 것은 문제가 있다고 생각합니다. 또한 모든 학생에 대해 엑스선 촬영을 하는 것은 건강에 좋지 않을 수도 있기 때문에 미국처럼 늑골고 검사를 하거나 표면 형태 검사(surface topography) 장비를 사용하는 것이 좋고 현재 부산시 교육청에서 시행 중인 중고등학교 학생을 대상으로 폐결핵 엑스선 검진을 하고 있는데 그 사진에서 척추측만증을 발견하는 방법이 추천될 수 있다고 생각합니다. 표면 형태 검사는 경비가 들고 시간이 많이 소요되기 때문에 쉽지 않습니다. 폐 사진 검진법은 추가 경비가 거의 들지 않는 장점이 크지만 폐 사진만 촬영하기 때문에 요추 만곡만 있는 경우에 발견이 되지 않을 수도 있고 폐를 보기 위한 촬영 조건으로는 척추가 흐리게 나오기 때문에 가벼운 변형은 발견되지 않을 수도 있으며 폐 사진은 영상의학과 전문의가 판독하는데 전문의 경력 동안 폐 위주로 판독을 해와서 판독 시 폐만 관찰하여 척추측만증이 눈에 띄지 않을 수도 있는 단점이 있을 것 같습니다.

3) 저의 학교 검진 경험

척추측만증 학교 검진을 위해서는 시간과 돈이 필요했습니다. 검진 초창기에는 나와 2~3명의 전공의 선생님이 뛰었고 그들이 바쁘면 비번인 정형외과 병동 간호사분들을 교육시켜 검진을 하였습니다. 검진 후에는 점심은 제가 샀는데 그들에게 돈을 줄 수는 없어서 제법 비싼 점심을 샀으며 여기에 돈이 수월찮게 들어갔습니다. 사실은 돈보다도 시간이 문제였습니다. 수술과 외래, 논문, 병원과 대학에서 오는 공문 처리에 바쁜 시간을 보내고 있었던 터라 일주일에 하루나 이틀 검진하는 것은 정말 어려웠습니다. 그래서 검진 기간 동안은 집에서 식사를 거의 하지 못했습니다. 검진을 원하는 학교는 많았으므로 학교 몇 개씩을 묶어 하루에 검진하기로 하였습니다. 그 지역에 대표 선생님을 정하여 검진 순서를 정하도록 한 후 학교 약도를 팩스로 받아 승합차로 검진을 다녔습니다. 학교가 많아 하루에 4~5개 학교를 다녔는데 정말 바쁘게 돌아다녔습니다. 다행히 척추측만기(scoliometer)를 미리 많이 구입하여 나를 포함한 여러 의사가 동시에 여러 반의 학생들을 검진할 수 있었습니다. 부산 15개, 마산 1개 초등학교 등 16개 초등학교 5, 6학년을 대상으로 약 4개월에 걸쳐 검진이 행해졌습니다. 이 사이에 의료 파업이 발생하여 2달 간의 휴식 기간도 있었지만 대학교수들에겐 응급실 당직까지 서야 하는 고역의 시간이었습니다.

4) 저의 학교 검진 결과 (2000년 6월 7일 부산일보 보도)

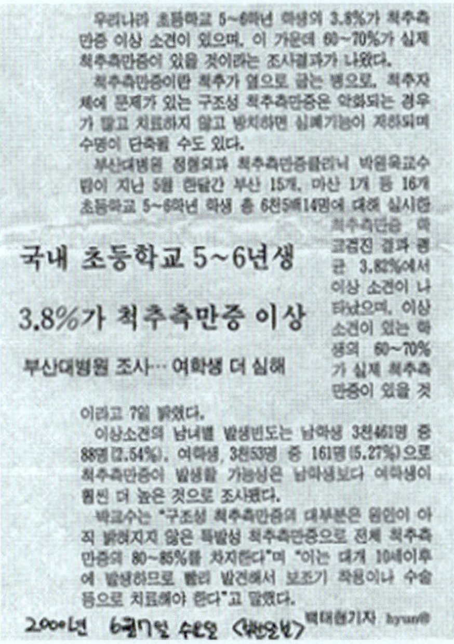

국내 초등학교 5~6년생 3.8%가 척추측만증 이상

부산대병원 조사… 여학생 더 심해

우리나라 초등학교 5~6학년 학생의 3.8%가 척추측만증 이상 소견이 있으며, 이 가운데 60~70%가 실제 척추측만증이 있을 것이라는 조사결과가 나왔다.

척추측만증이란 척추가 옆으로 굽는 병으로, 척추자체에 문제가 있는 구조성 척추측만증은 악화되는 경우가 많고 치료하지 않고 방치하면 심폐기능이 저하되며 수명이 단축될 수도 있다.

부산대병원 정형외과 척추측만증클리닉 박원욱교수팀이 지난 5월 한달간 부산 15개, 마산 1개 등 16개 초등학교 5~6학년 학생 총 6천5백14명에 대해 실시한 척추측만증 학교검진 결과 평균 3.82%에서 이상 소견이 나타났으며, 이상 소견이 있는 학생의 60~70%가 실제 척추측만증이 있을 것이라고 7일 밝혔다.

이상소견의 남녀별 발생빈도는 남학생 3천461명 중 88명(2.54%), 여학생, 3천53명 중 161명(5.27%)으로 척추측만증이 발생할 가능성은 남학생보다 여학생이 훨씬 더 높은 것으로 조사됐다.

박교수는 "구조성 척추측만증의 대부분은 원인이 아직 밝혀지지 않은 특발성 척추측만증으로 전체 척추측만증의 80~85%를 차지한다"며 "이는 대개 10세이후에 발생하므로 빨리 발견해서 보조기 착용이나 수술 등으로 치료해야 한다"고 말했다.

백대현기자 hyun@

2000년 6월7일 수요일 <부산일보>

총 6,514명의 학생을 검진하였으며 남학생은 3,461명이었고 여학생은 3,053명이었습니다. 남학생은 총 88명 2.54%에서 이상 소견이 나왔으며 여학생은 161명 5.27%에서 이상이 발견되었으며 평균 3.8%었습니다. 이런 이상이 있는 학생들은 모두 척추측만증이 있다는 것이 아니라 전방 굴곡 검사에서 이상이 있다는 것으로 정확한 통계가 나오려면 엑스선 촬영을 해야 합니다. 엑스선 검사는 근처 병·의원에서 받으라고 하였으므로 제가 검사한 통계는 아주 정확하지는 않습니다. 그러나 이들 중 60~70% 정도는 척추측만증으로 진단되지 않을까 생각됩니다. 한편 많은 학생들 집으로 이상 소견이 있으니 병원에서 검사를 받아보라는 통지를 했으나 사진을 찍지 않았다고 합니다. 선생님들의 말로는 학교에서 그런 검사를 해 주어서 정말 고맙다는 부모님도 있었지만 왜 그런 검사를 해서 아이들에게 걱정을 끼치느냐고 말씀하시는 부모님도 있었다고 하니 저도 적지 않게 실망하기도 하였습니다.

검진 소감

아이들은 척추측만증이 뭔지 몰랐겠지만 병원에서 나와서 검사를 한다고 하니 호기심도 생기지만 겁도 나는 모양이었습니다. 서로 먼저 검사 받지 않으려고 도망 다니고 심지어 어떤 아이는 겁을 먹어 울기까지 하였습니다. 검사하는 동안 그 교실은 완전히 아수라장이 되었습니다. 정말 선생님들이 존경스러웠습니다. 저도 어릴 때 그랬겠지만 선생님께서 교탁에서 말씀을 하시면 그 교실 학생들 중 듣고 반은 듣지 않았습니다. 대개 수업 시간 중에 검진을 하였으므로 그 시간은 노는 시간이 되어 버리기 일쑤였습니다. 이런 상황에서 어떤 선생님은 학생들의 질서를 전혀 잡으려 하지 않고 본인의 일을 하고 있었습니다. 그러나 어떤 교실에 가면 정말 질서가 잘 잡혀 있었습니다. 그런 선생님들은 학생들의 주의를 끌기 위해 여러 가지 방법을 사용하고 있었습니다. 어떤 선생님은 호텔 프론트 데스크에서 종업원을 부를 때 치는 종을 교탁 위에 놓아두어 그 종을 치면, 하던 일을 멈추고 선생님 말씀에 귀를 기울이도록 훈련을 시켰고 어떤 선생님은 음악 시간에 쓰는 트라이앵글을 치기도 하였습니다. 저는 의과대학생들을 가르치고 그들은 내 말은 아주 잘 듣고 수업 시간에 떠들지 않습니다. 그들은 의사가 되기 위한 숭고한(?) 수업을 하고 있고 그 내용을 알지 못하면 의사가 된 후 환자 치료에 심각한 문제를 일으킬 수 있기 때문에 일부러 강의 내용을 떠먹이려고 하지는 않습니다. 초등학교 선생님은 대학 교수보다 더 힘든 것 같습니다.

2. 건강증진협회 부산시 지부 척추측만증 검진

2002년부터는 부산시의 지원을 받은 건강증진협회 부산시 지부와 함께 척추측만증 검진을 시작하였습니다. 특발성 척추측만증이 가장 많이 발생하는 부산시 초등학교 5학년 전체 학생을 대상으로 하였으며 검진 방법은 모아레 방법이었습니다. 모아레 검사기는 몸에 해가 없는 빛을 등에 쏘아 검진하는 것인데 그

빛은 격자 무늬(아래 그림)를 통과하면서 상체에 등고선이 생깁니다. 양쪽 견갑골이나 양쪽 허리의 평면이 좌우 대칭일 경우는 등고선은 같은 모양이 나타나고 그렇지 않으면 좌우의 등고선 개수가 달라 보이게 되는데 1.5개 이상 차이가 나면 유소견자로 판단됩니다. 모아레 검사 방법의 장점은 엑스선을 사용하지 않으므로 인체에 해가 없고 촬영 시간도 짧고 경비가 많이 들지 않고 검사의 감수성(sensitivity, 병이 있는 경우를 병이 있다고 판단하는 확률)이 높다는 것입니다. 그러나 위양성(병이 없는데도 병이 있다고 판단하는 것)의 확률도 컸는데 정상 학생의 자세가 조금만 비뚤어져도 병이 있는 것처럼 보이는 단점이 있었습니다. 건강증진협회에서는 보조기가 필요한 학생들에게 보조기 비용을 보조해 주기도 하였습니다.

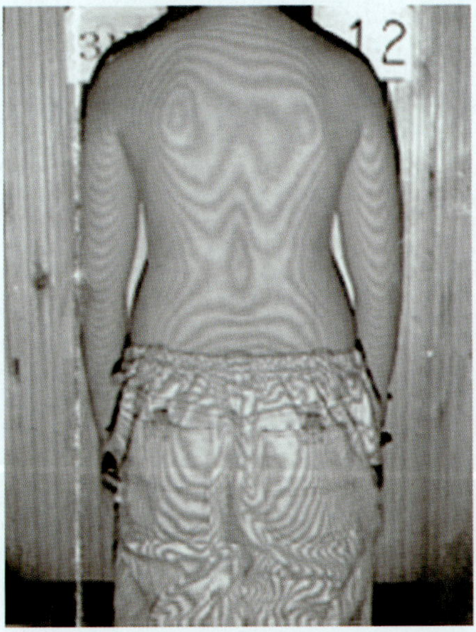

〈모아레 검사 영상〉

부산시 교육청 척추측만증 케어 서비스

건강증진협회 부산지부의 척추측만증 검진은 2017년으로 종료되었는데 2018년에 부산시 결핵협회에서 척추측만증 검진에 대해 문의를 해 왔습니다. 부산시 전체 중고등학교 학생들은 폐 엑스선 사진을 찍는데 척추측만증이 심심찮게 발견된다는 것입니다. 그래서 이것을 이용해서 검진을 해보면 어떻겠냐는 것이었습니다. 우리나라에서 폐 사진을 이용한 척추측만증 검진은 석세일 교수님 논문이 최초이고 당시 2.28%의 발생율을 보고하였습니다. 이 검진은 2019년 1학기부터 시작되었고 2019년부터는 부산시 교육청과 박원욱병원이 주도하는 부산시 4개 병원 공동으로 현재도 지속되고 있습니다.

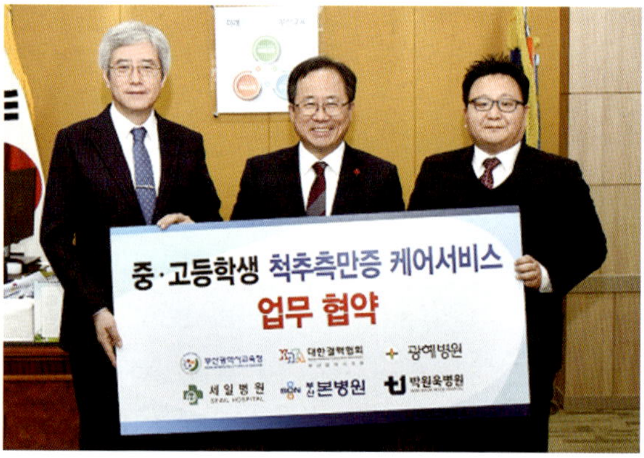

〈2019년 1월 .22일 부산시 교육청에서 체결된 척추측만증 케어서비스 업무협약〉

6장. 척추측만증의 증상

척추측만증은 원인에 따라 다양한 증상이 나타날 수 있습니다. 여기는 일반적이고 공통적인 증상에 대해 기술하겠습니다.

1. 늑골고(Rib hump)와 견갑골 돌출

늑골고란 전방굴곡 검사 때 한 쪽 등이 튀어나와 보이는 것입니다. 이 늑골고가 병원에서 진단하기 전에 집에서 어느 정도 진단이 가능한 중요한 증상입니다. 늑골(갈비뼈)은 흉추에 연결되어 있기 때문에 흉추 만곡이 있는 경우에 나타납니다. 요추 만곡만 있는 척추측만증은 늑골고가 나타나지 않고 허리의 한 쪽에서만 돌출(요추고, lumbar hump)만 보입니다. 늑골고가 생기는 원인은 척추의 회전과 늑골 변형 때문입니다. 척추가 회전되는 이유는 아래 그림처럼 Euler's buckling principle(처음엔 theory였다가 확립되어서 원칙이 됨)이라는 공학 법칙이 근거인데 척추같이 딱딱한 빔(beam)이 휘어지려면 부러지거나 회전이 되어야 한다는 것입니다. 척추가 저절로 부러질 리는 없으니 회전이 일어나서 늑골고가 생기는 것입니다.

드물게 각도는 심한데 늑골고가 나타나지 않는 경우도 있습니다. 휘어지면서 회전이 되지 않았다는 것인데 이론적으로는 성립되지 않습니다만 있을 수 있습니다. 또한 척추측만증은 거의 없는데 늑골고가 상대적으로 크게 보이는 경우도 있습니다(아래 그림들)

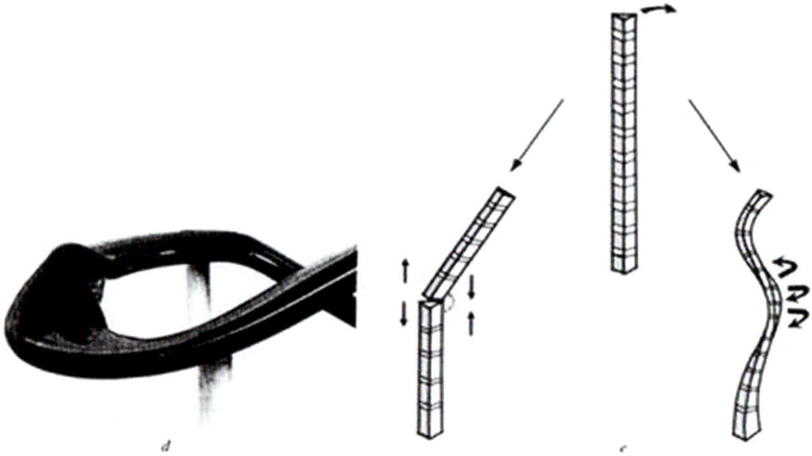

〈출처: The Management of Spinal Deformities 1988〉

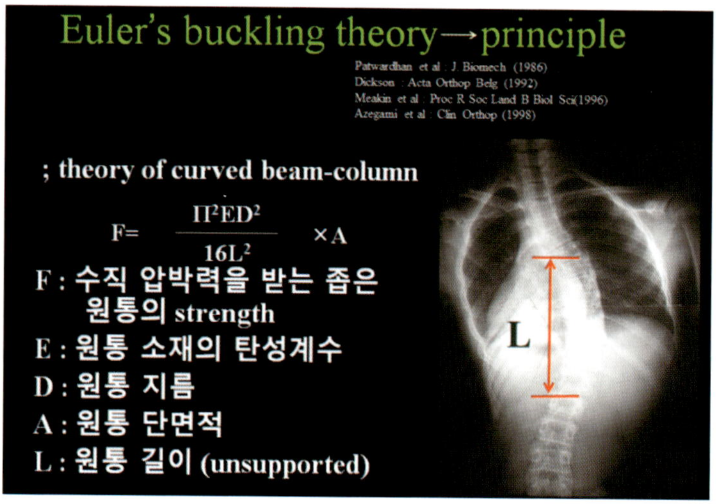

〈Euler's buckling theory는 현재 이론이 아니고 법칙, principle로 확정되었습니다.〉

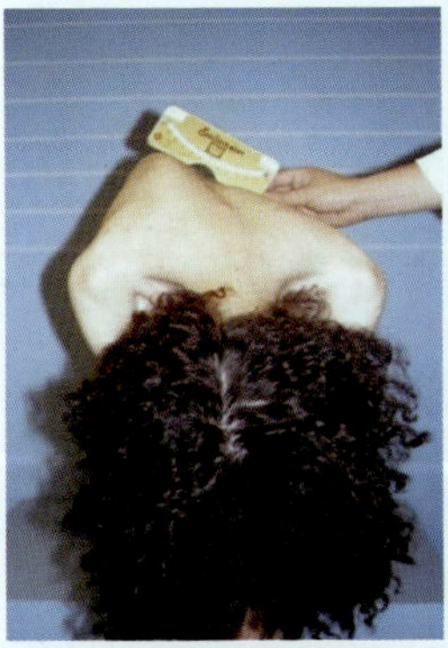

〈심한 늑골고〉

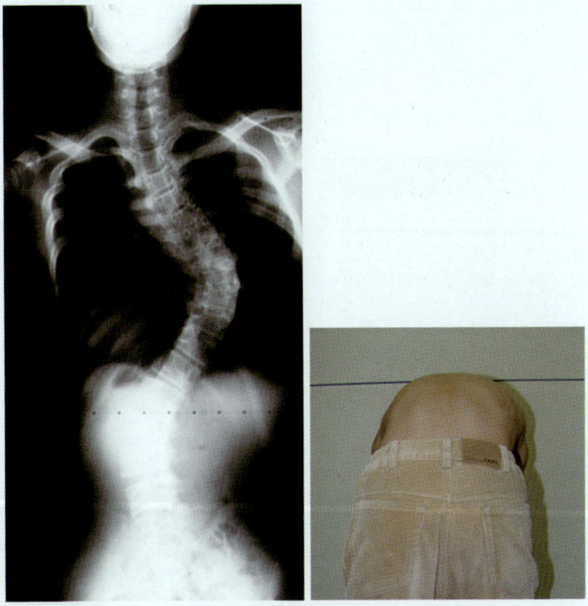

〈늑골고가 없는 심한 척추측만증〉

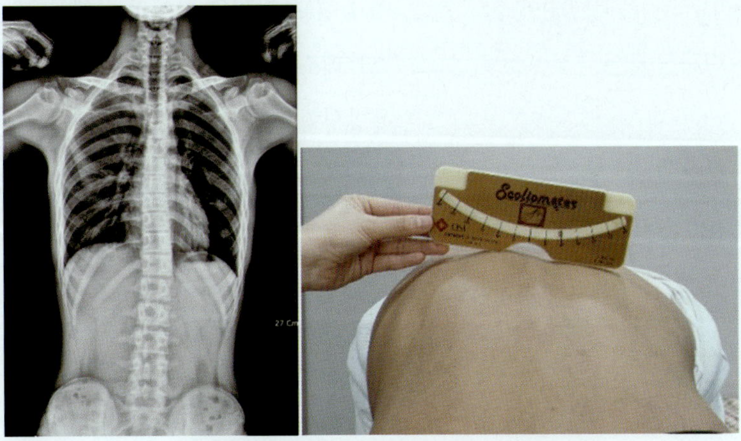

〈척추측만증은 거의 없으나 늑골고만 있는 경우〉

2. 어깨 높이 차이(Shoulder elevation)

어깨 높이가 차이 나는 원인은 좌우 만곡 각도의 각각의 합이 다르기 때문일 가능성이 큽니다. 즉 좌측으로 휜 만곡의 각도의 합과 우측으로 휜 만곡의 각도

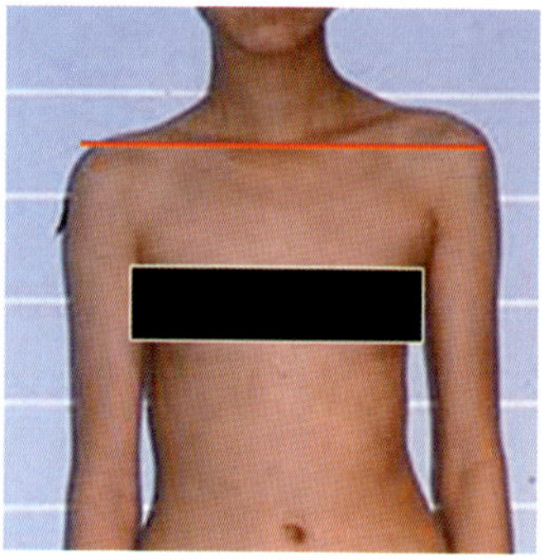

의 합이 다를 경우 어깨 높이 차이가 납니다. 어깨 높이가 다른 것은 기능적인 문제는 없으나 여름에 얇은 옷을 입으면 한 쪽으로 흘러서 비대칭이 될 수도 있습니다.

3. 유방 비대칭

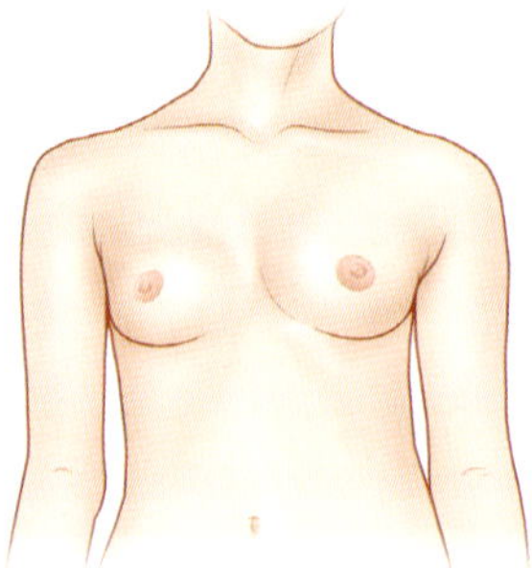

양쪽 가슴 크기가 달라 보이는 것은 늑골고와 연관성이 큽니다. 즉 척추가 회전되면서 한 쪽 등이 튀어 나오는 늑골고가 생기면 그 쪽의 가슴이 뒤로 들어가서 작아 보이게 됩니다. 만약 차이가 심해서 정신적인 스트레스가 된다면 성장 완료 후 한 쪽만 유방성형술이 필요할 수도 있습니다.

4. 허리 곡선 비대칭

허리 쪽의 만곡이 크다면 이런 증상이 나타납니다.

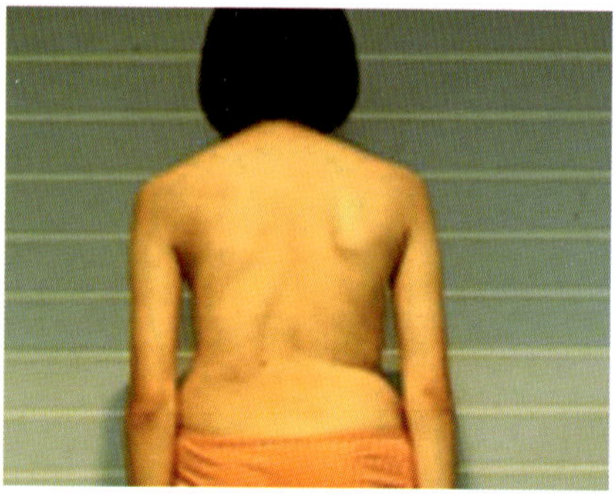

5. 허리 굴곡 장애

각도가 심한 척추측만증은 척추가 회전되어 있기 때문에 굴곡의 축이 틀어져 굴곡 장애가 나타날 수 있습니다. 그러나 실제 이런 장애가 생기는 경우는 흔하지는 않습니다.

6. 골반 변형

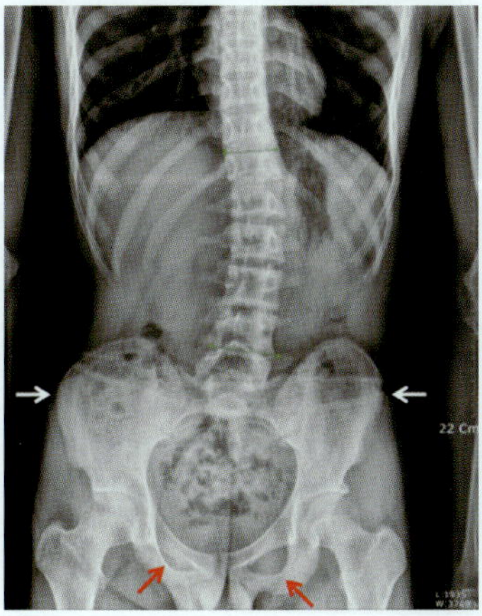

요추 각도가 크면 골반이 기울어질 수 있고 좌우로 회전(axial rotation)이 될 수 있습니다. 본인은 느끼지 못할 수도 있지만 변형이 큰 경우는 한 쪽 골반이 나와 보인다는 경우도 있습니다.

〈좌측 골반-사진에서는 우측골반이 작아 보이는 이유는 골반이 회전되었기 때문입니다(흰색 화살표). 또한 좌 우 패쇄공(obturator foramen, 빨간 화살표)이 비대칭으로 보이는 것이 골반 회전의 증거이기도 합니다.〉

골반 회전은 일반 엑스선보다 EOS 촬영을 하면 더 정확하게 측정할 수 있습니다.

7. 통증

21장 〈기능성 척추측만증〉 장을 보시면 통증성 척추측만증에 대한 기술이 있습니다. 이런 경우를 말고는 각도가 상당히 심하더라도 통증이 잘 생기지는 않습니다. 100도가 넘는 경우에도 대부분 통증이 전혀 없습니다. 그러나 특발성 척추측만증에서 요추 각도가 큰 경우, 나이가 들면 요통이 발생할 확률이 77%에 이른다고 보고되어 있습니다. 이 내용은 7장 〈자연 경과〉에 기술되어 있습니다. 제 경험 상 특발성 척추측만증이 있는 학생들의 경우에 가끔 통증이 생기는 경우도 있었는데 다른 질병이 동반되어 있지 않다면 대부분 신체 불균형으로 인한 근육통인 경우였습니다.

7장. 척추측만증의 자연 경과

1. 장기 추시 관찰 결과

보조기나 수술 등 치료 방법이 제대로 없었던 시기에는 척추측만증이 어떤 경과를 보였을까요? Nachemson과 Bjure이 1973년도에 발표했던 논문(Clinical Orthopaedics)에 따르면 113명의 척추측만증 환자를 50년(1919년~1968년) 동안 관찰했는데 47%가 불구가 되었고 사망률이 정상인의 3배였다는 것입니다. Nilsonne와 Lundgren은 113명의 환자들에 대한 50년 추적 관찰 결과를 보고했는데, 사망률은 일반 인구의 두 배라고 하였고 나머지 환자 중 절반은 일할 수 없는 상태였고 90%는 요통이 동반되었다고 하였습니다. 그러나 이들 연구는 특발성 뿐만 아니라 모든 척추측만증이 포함된 환자들의 경우였습니다. 1979년 Nachemson은 치료되지 않은 척추측만증 환자 130명을 38년간 관찰한 논문을 발표하였는데 38%에서 변형으로 인해 장애가 생겼고 37%는 지속적인 요통이 있었고 14%에서는 심폐 증상이 있었으며 사망률은 일반인에 비해 두 배라고 하였습니다. 1981년 Weinstein과 Ponseti는 특발성 척추측만증만을 대상으로 조사한 논문을 발표하였는데 평균 나이 53세인 194명 중 4명을 제외하고는 정상적으로 활동했습니다. 약 21%는 몸에 꼭 끼는 옷이나 수영복을 입는 것을 꺼리는 등 그들의 기형에 대해 가벼운 심리적 반응을 보였습니다. 요통은 척추측만증이 없는 환자에 비해서는 흔한 편이었지만 장애가 될 정도는 아니었습니다. 또한 비교 그룹에 비해 높은 사망률을 보이지는 않았고 단 한 명이 심장 문제로 사망하였습니다(J Bone Joint Surg Am. 1981; 63: 702 12.). 즉 각도가 매우 심하게 진행될 수 있는 몇 가지 척추측만증을 제외하고는 가장 흔한 특발성 척추측만증은 나이가 들어도 심각한 문제가 발생하지 않습니다. 그러나 77% 환자에서 요통이 발생하였는데 비교대상군 37%에 비해서는 통계학적으로 의미 있게 높았다고 하였고, 요통은 주만곡이 요추 혹은 흉요추에 있는 경우에 더 흔하게 발생한다고 하였습니다.

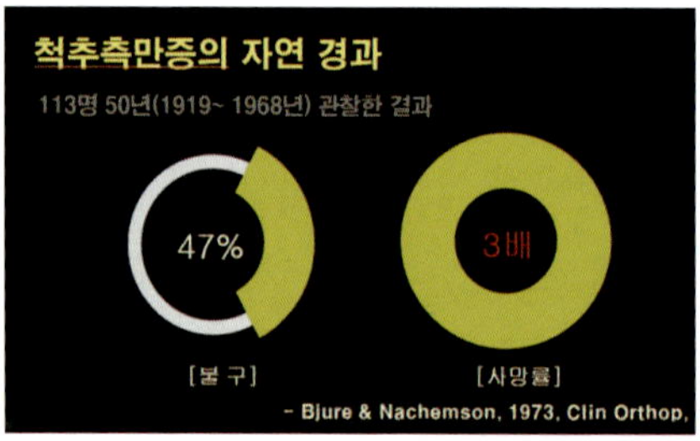

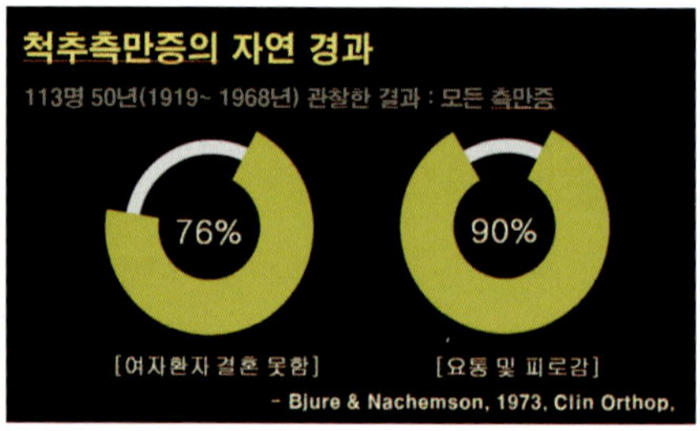

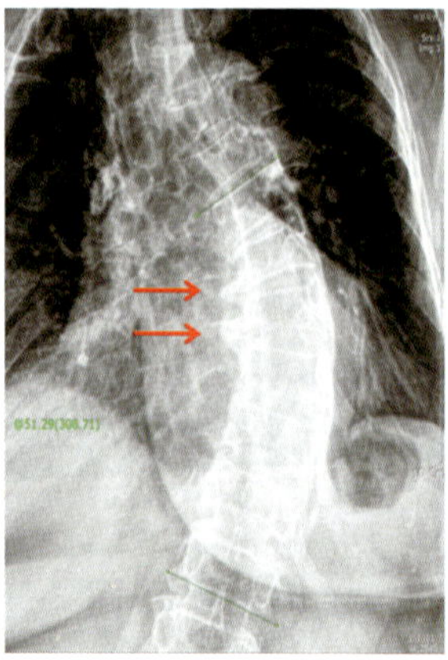

〈각도가 크면 흉추에도 퇴행성 변화가 발생할 수 있습니다. 68세 여자 특발성 척추측만증 환자 사진에서 골극(화살표)이 보입니다.〉

2. 성장 완료 후의 각도 증가

요약: 30도 이내의 특발성 척추측만증은 거의 악화되지 않습니다. 그러나 그 이상의 척추측만증에서는 각도가 클수록, 회전이 심할수록(늑골고가 클수록), 갈비뼈가 많이 쳐질수록, 요추 만곡에서는 많이 옆으로 기울수록 악화될 가능성이 높습니다. 그래서 성장 정도와 관계 없이 50도 이상의 척추측만증은 수술의 적응

이 됩니다.

성장이 끝나면, 일반적으로 각도가 커질 가능성이 작다고 생각되었습니다. 하지만, 이것이 항상 그런 것은 아닐 수도 있습니다. 특발성 척추측만증으로 인한 만곡이 성장 완료 후 반드시 진행이 멈추는 것은 아니라는 결과가 발표되었습니다. 1969년에 특발성 척추측만증 환자에 대한 장기 추적 연구에서 Collois와 Ponseti는 골격 성장이 끝난 후에도 각도가 큰 만곡의 경우에서는 각도가 더 증가한다는 것을 발표했습니다. 평균 추적 40년의 다른 연구에서 1981년 Weinstein과 Ponseti는 골격 성숙 후 상당한 수의 특발성 척추측만증에서 각도가 증가한다는 것을 발견했습니다. 그들은 흉부 만곡에서는 각도 크기, 척추 회전, 메타 각도(정면 사진에서 척추체 종판과 갈비뼈 사이의 각도)가 중요한 악화 예측 요인이었다고 보고했습니다. 요추 곡선의 경우, 추간 척추 회전 정도, 만곡의 크기, 만곡의 방향, 다섯 번째 요추와 장골능 연결선(inter-crest line) 사이의 관계가 진행을 예측할 수 있는 인자였습니다. 그러나 그들은 골격 성장이 끝난 30° 미만인 만곡은 만곡 패턴과 관계없이 진행되지 않는 경향이 있다고 관찰했습니다(J Bone Joint Surg Am. 1969; 51: 425-45.). 아래 표는 성장이 끝난 후에도 악화될 수 있는 상황에 대한 표입니다(Weinsten SL.. Spine 24: 2592, 1999).

성장이 끝난 후 만곡이 30도 이상일 경우의 악화 요인		
Thoracic	Lumbar	Thracolumbar
Cobb 〉50° Apical vertical rotation 〉30 ° Mehta angle 〉30°	Cobb 〉30° Apical vertical rotation 〉30 ° Curve direction Relation L5 intercrest line Translatory shifts	Cobb 〉30° Apical vertical rotation 〉30% Translatory shifts

3. 특발성 척추측만증의 자연 호전

정말 반가운 내용이겠지만 그리 꼭 그렇다고는 할 수 없습니다. 전체 환자의 3% 정도에서 보이며 그것도 11도 이내인 경우에만 그렇다고 보고되어 있습니다. 사실 10도 정도의 척추측만증은 기능성인지, 특발성인지 구분하기 어렵습니다. 아래 사진 1과 같이 기능성 척추측만증도 이중 만곡(double curve)도 보이며 흉요추 만곡이 아닌 경우도 있기 때문입니다. 아래 사진 2는 처음에 특발성 척추측만증일 가능성이 높아 보이는데 1년 3개월만에 척추측만증이 사라졌습니다. 사진 3도 31도 척추측만증이고 특발성일 가능성이 높아 보이는데 보조기를 착용하지 않았는데도 1년 5개월 후에는 11도로 호전되었습니다. 즉 11도보다 만곡이 더 커도 호전될 가능성이 없다고 할 수 없습니다.

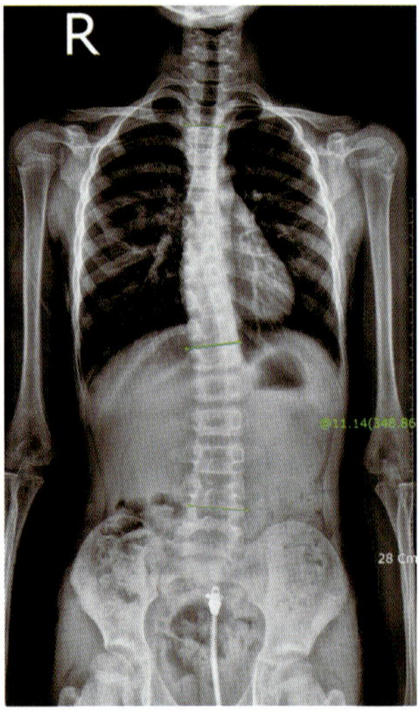

〈2019년 6월 10세 남자〉

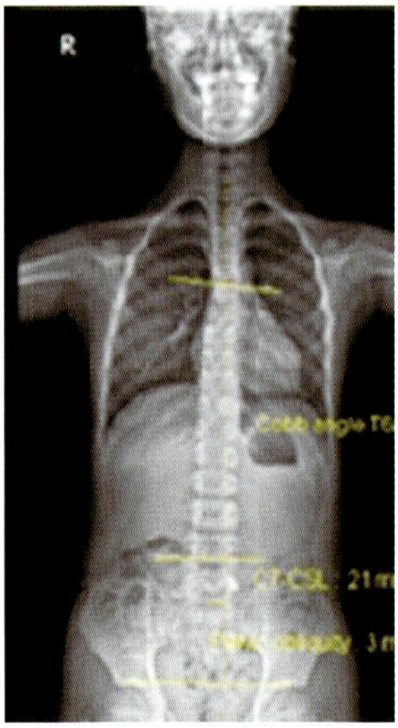

〈2019년 9월〉

사진 1. 3개월 만에 척추측만증 거의 없어짐. 기능성이었을 가능성이 큼. 기능성도 이중 만곡(흉추와 요추에 만곡이 있는 경우를 말함) 생길 수 있음.

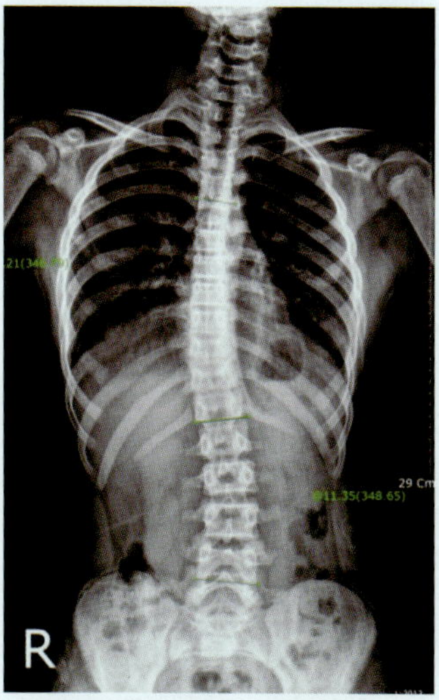

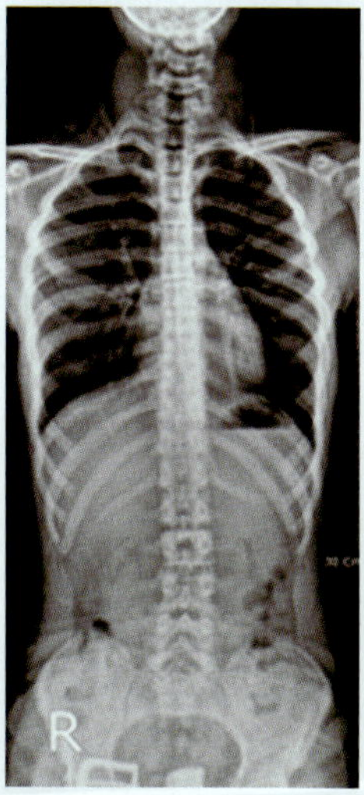

〈2013년 6월 14세 남자〉 〈2014년 9월〉

사진 2. 특발성척추측만증으로 생각되었던 만곡이 1년 3개월만에 없어짐.

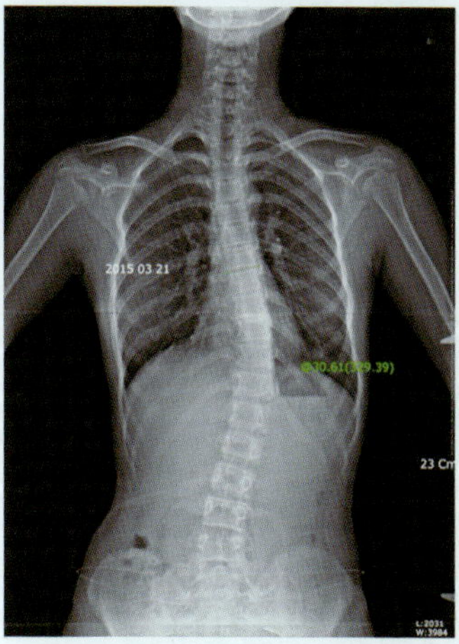

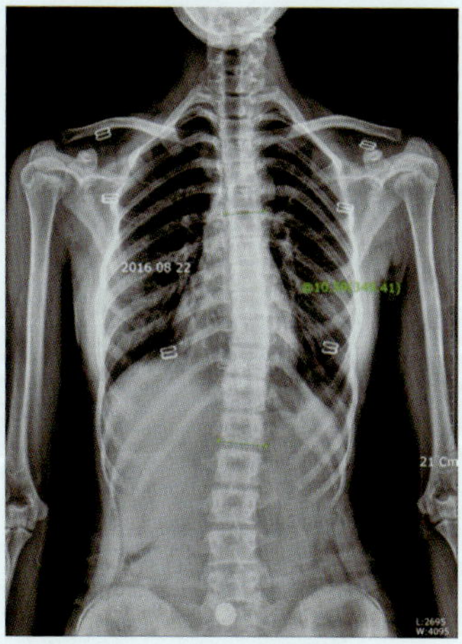

〈2015년 3월. 14세 여자〉 〈2016년 8월〉

사진 3. 흉요추 특발성 척추측만증으로 보이며 1년 5개월 만에 보조기 착용 없이 저절로 호전됨.

4. 특발성 척추측만증의 형태 변화

일반적으로 척추측만증은 성장을 하면서 형태가 달라지지는 않는다고 알려져 있습니다. 그러나 성장하면서 드물게 형태가 변하는 것을 발견하였습니다. 원인은 아직 모르겠습니다. 아래 사진을 보면 흉요추 부위의 변형이 먼저 생기고 나서 2년 후에 흉추 변형이 생겼습니다. 이 경우는 형태가 변했다고 하기보다 추가적인 변형이 생긴 것으로 생각됩니다.

(증례 1. 처음에는 없던 흉추 만곡이 새로 생김)

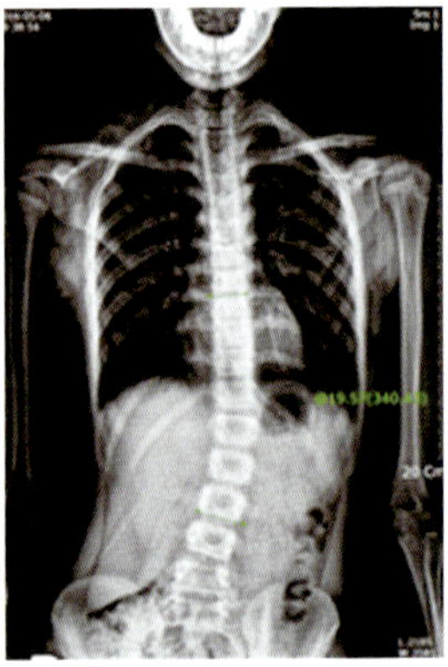

(2016년 5월 만 10세)

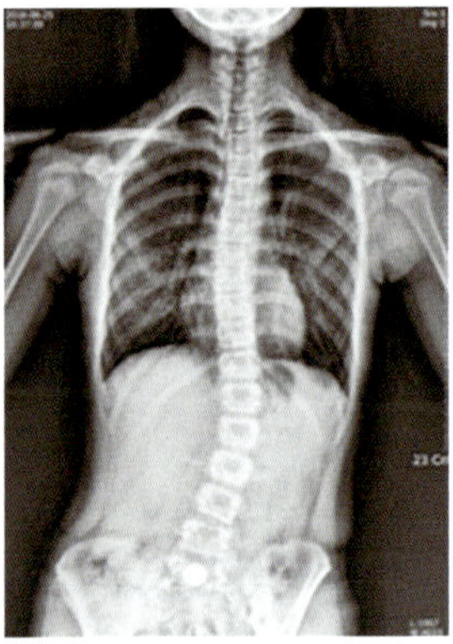

(2018년 8월 만 12세)

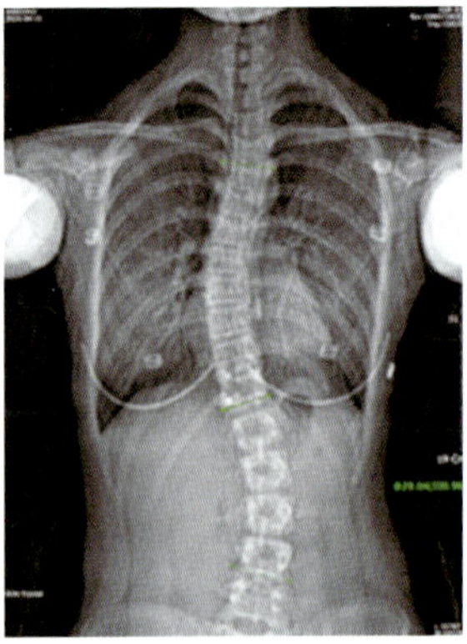

(2020년 4월 만 14세)

(증례 2. 흉요추 만곡의 방향이 반대로 변화됨)

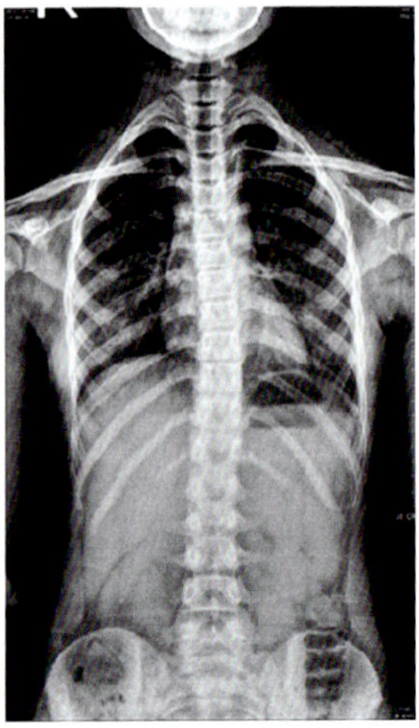

(2017년25월 만 10세)

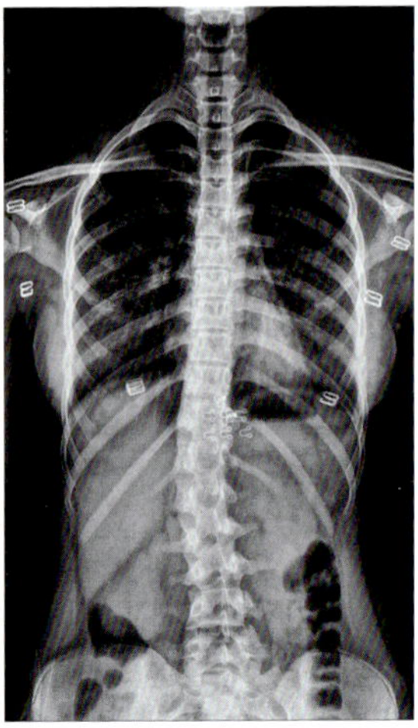

(2020년 4월 만 13세)

8장.
척추측만증이 임신과 출산에 영향을 주는가?

척추측만증 학생들의 부모님들은 당장 악화 여부가 걱정일 것입니다. 그러나 가끔 임신, 출산에 대해 질문하는 경우도 있습니다. 척추가 휘어지면서 골반 변형이 동반되기도 하기 때문일 것입니다. 이에 대한 내용은, 작고하셨지만 2001년 스웨덴의 유명한 척추측만증 의사인 Dr. Nachemson 등(Danielsson과 Nachemson)이 발표한 논문에 나타나 있습니다. 1968년부터 1977년 사이에 치료했던 특발성 척추측만증 여자 환자 267명(수술 145명, 보조기 122명)을 최소 20년간 추적 관찰한 논문(Spine. 2001 Jul 1; 26(13) 1449-56)인데 요약 내용은 아래의 1~5에 있습니다.

1. 결혼 여부 및 연령

- 결혼 여부: 보조기 착용 혹은 수술을 받은 그룹 85%, 척추측만증 없는 그룹 82%
- 통계학적으로 차이 없음.

2. 첫 임신 나이

- 보조기 착용 그룹 28세, 수술을 받은 그룹 26.6세, 척추측만증 없는 그룹 25.9세
- 보조기 착용 그룹과 척추측만증이 없는 그룹간의 차이는 있으나 크지 않다.

3. 출산 시 제왕절개를 할 확률

- 보조기 착용 그룹 14%, 수술을 받은 그룹 19%, 척추측만증 없는 그룹 18%
- 통계학적으로 차이 없음.

4. 출산 수

- 보조기 착용 그룹 1.9명, 수술을 받은 그룹 1.8명, 척추측만증이 없는 그룹 2명
- 통계학적으로 차이 없음.

5. 흡입 분만 (vacuum extraction; 출산 시 태아 머리에 흡입기를 대고 당겨서 출산시키는 것)

- 수술을 받은 그룹이 16%로 척추측만증 없는 그룹(5%)에 비해 많았음.
- 그러나 요즘은 이런 도구를 사용하지 않음.

6. 만곡의 크기와 출산과의 관계

비교적 최근에 발표된 논문(AANS, 2017 Neurosurg Focus Volume 43 October 2017)에 따르면 59명의 산모(84 출산)을 대상으로 연구한 결과 척추측만증 각도의 크가와 출산 시 합병증 발생과는 무관했고 국소 마취에도 영향을 주지 않았으며 출산 전후에 각도가 변하지 않았다고 합니다.

요약하면 척추측만증 보조기를 착용했던, 수술을 받았던 간에 정상 분만에는 별 영향은 없다는 것입니다. 저자가 20여년 전 수술했던 환자들 중 많은 분들이 출산 전, 혹은 출산 후 병원을 방문했습니다. 정상 분만에 문제가 있었던 경우는 한 분도 없었다고 하였습니다. 20대 후반이 되면 척추측만증이 있던 많은 여성분들이 임신, 출산에 문제가 없는 지에 대해 질문을 합니다. 저는 아무런 문제가 없

으니 신경 쓰지 말라고 말을 해 줍니다.

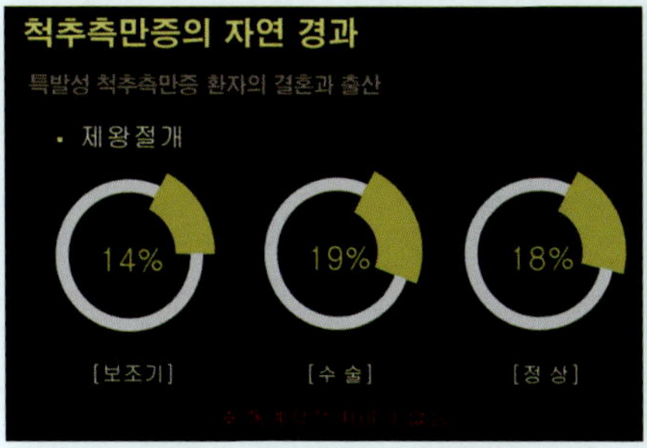

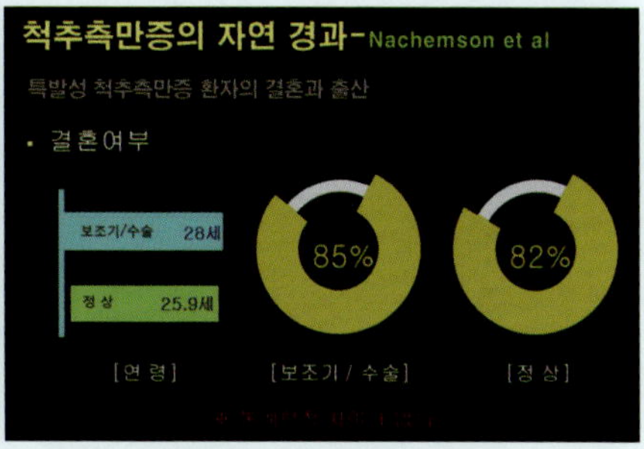

9장. 척추측만증의 진행, 악화

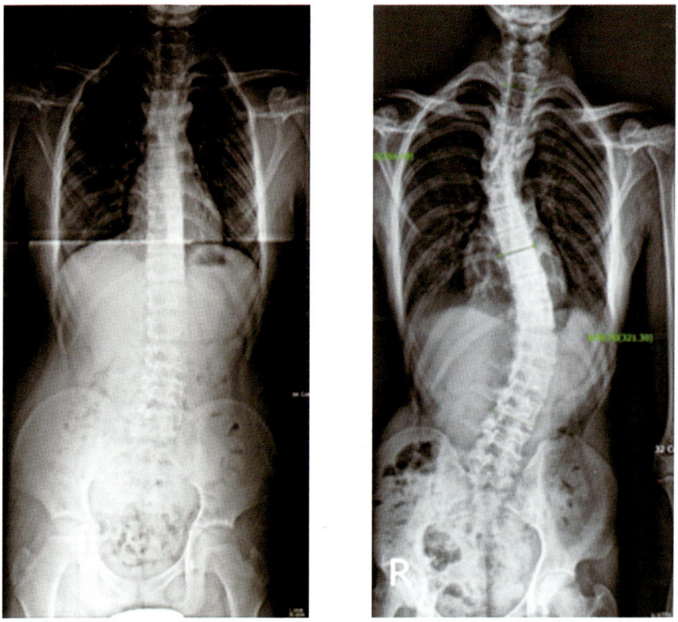

(2009 09) (2013 04)

〈척추측만증이 방치되었을 때의 결과〉

외래를 보다 보면 부모님은 물론이고 학생들이 가장 신경 쓰는 부분이 척추측만증이 악화되었느냐는 것입니다. 당연합니다. 보조기를 착용하지 않는 학생이 악화되면 귀찮은 보조기를 차야 하고 보조기를 착용했지만 악화되면 수술을 해야 할 수도 있기 때문입니다. 보조기를 열심히 착용했는데도 악화되는 경우는 30%라는 보고도 있습니다. 그러나 저자의 경험 상 보조기를 열심히 착용했는데도 악화되는 경우는 10% 정도였고 이런 경우는 비교적 어린 나이에 척추측만증이 시작해서 급격히 성장하는 동안에 발생되었습니다. 즉 성장이 급격히 일어나고 척추측만증도 급격히 진행하는 동안 보조기가 그 진행을 완전히 방지하지는 못했다는 것입니다. 그러나 보조기를 착용하지 않았다면 당연히 더 많이 진행했을 것이니 보조기를 착용하는 것이 필요할 것으로 생각됩니다. 보조기를 착용하지 않았는데도 각도 변화가 별로 없으면 학생들과 부모님은 안심하게 되지만 이런 경우는 성장을 하지 않았다는 뜻일 가능성이 크므로 별로 좋아할 일은 아닙니다. 성장기 아동은 여러 요인(식사, 수면, 운동 등)에 의해 성장 정도가 달라질 수도 있기 때문에 성장판 검사 등에서 성장이 남아 있는데도 키가 크지 않아서 척추측만증 각도의 변화가 없을 경우에도 보조기 착용을 중단하는 것은 추천하지 않습니다.

1. 악화의 정의

일반적으로 5도 이내의 변화는 악화 혹은 호전이라고 말하지 않습니다. 같은 학생이라도 아침과 저녁의 각도가 다르기 때문입니다. 저녁에 자기 전에 키를 재어 놓고 잠을 자고 일어나서 바로 키를 재면 키가 더 커져 있음을 확인할 수 있습니다. 척추측만증 각도도 일반적으로 저녁보다는 아침이 작습니다. 또한 같은 엑스선 사진이라도 각도를 측정하는 의사에 따라 달라질 수 있습니다. 같은 사진을 다른 의사가 재도 편차가 존재합니다. 그래서 악화는 아래와 같이 정의됩니다.

〈척추측만증이 악화되었다는 정의〉

검사 간격과 관계없이 두 번의 검사에서 5도~6도 이상 만곡이 증가한 경우

〈Lonstein & Carlson 의 악화 정의〉

11~19도 척추측만증의 경우: 10도 이상 증가 시

20~29도 척추측만증의 경우: 5도 이상 증가 시

Lonstein & Carlson은 1984년 진행 가능성에 대한 아래의 공식을 발표했었는데 2011년 Kenneth 등에 의해 일반화하기 어려운 공식이라고 반박되기도 하였습니다.

Progression Factor(간단한 진행 공식)

$$\frac{\text{만곡 각도} - 3\times\text{Risser 단계}}{\text{만 나이}}$$

2. 특발성 척추측만증에서 악화가 잘 되는 경우

- 여자〉남자
- 초경 전
- 성장 단계 0
- 이중 만곡〉단일 만곡
- 흉추 만곡〉요추 만곡
- 각도가 더 큰 만곡

3. 왜 악화되는 걸까?

악화되는 원인은 아래와 같다고 알려져 있습니다.

1) 기계적 측면: 키와 체중의 증가

2) 생물학적 측면: 호위터-폴크만 법칙(Heuter-Volkmann principle)

3) 물리학적인 측면: Euler's buckling principle(특발성 척추측만증 증상 면에 기술됨)

키 성장에 따른 체중 증가는 휘어진 구조물(척추측만증)을 위에서 누르는 작용을 함으로써 척추측만증을 악화시킨다는 것입니다. 그렇다면 성장이 끝난 척추측만증 학생의 경우 각도가 작더라도 악화될 수 있다는 것인데 실제로는 그렇지 않습니다. 그러나 30도 이상의 척추측만증에서는 성장이 끝나도 나빠질 수 있다는 보고도 있기 때문에 정기적인 검진을 해야 한다고 주장하는 학자도 있습니다. 50도 이상의 척추측만증의 경우는 매년 1.1도가 악화된다는 보고는 전세계 의사들에게 받아들여져서 50도 이상의 척추측만증은 나이와 관계없이 수술을 해야 한다고 인정되고 있고 우리나라에서도 50도 이상의 척추측만증은 학회에서나 건강보험 심사평가원 기준으로나 수술을 해야 한다고 인정하고 있습니다.

호위터-폴크만 법칙(아래 그림)이란 '압박되는 연골은 잘 자라지 않고 견인되는 연골은 빨리 자란다'라는 법칙으로 사실로 밝혀져 있습니다. 즉 그림에서 보듯이 휘어진 척추의 오목한 쪽은 압박력이 작용하여 성장이 더디고 볼록한 쪽은 잡아당겨지는 견인력이 작용하여 성장이 촉진되게 되어 점점 더 휘어진다는 것입니다. 이런 힘이 작용하여 각도가 더 커지면 이 법칙이 더 크게 적용되어 더욱 더 각도가 커지는 악순환의 고리가 형성됩니다. 이래서 발견 당시 각도가 클수록 더 악화될 확률도 커지고 발견 당시 각도가 작으면 악화될 가능성도 작다는 이론이 가능해집니다. 척추측만증과는 관계없지만 호위터-폴크만 법칙과 반대되는 개념인 '울프 법칙(Wolff's law)'은 휘어진 뼈에 적용되는 법칙으로 길게 휘어진 뼈 중 압박을 받는 오목한 부위는 뼈가 생기고 볼록한 반대쪽은 뼈가 흡수되어 뼈가 점점 바르게 변해간다는 것입니다. 그래서 골절 후 뼈가 좀 비뚤게 붙어도 세월이 지나면 점점 바로 되는 것입니다. 식물도 햇볕이 비치는 쪽으로 줄기가 휘게 되는데 빛이 비치는 쪽의 줄기는 느리게 자라서 줄기에 달린 잎이 해를 바라보게 됩니다. 울프 법칙이나 식물에서는 이런 상황이 좋은 쪽으로 작용하는데 척추측만증에서는 점점 더 악화시키는 쪽으로 작용하기 때문에 빠른 발견과 치료가 필요한 것입니다.

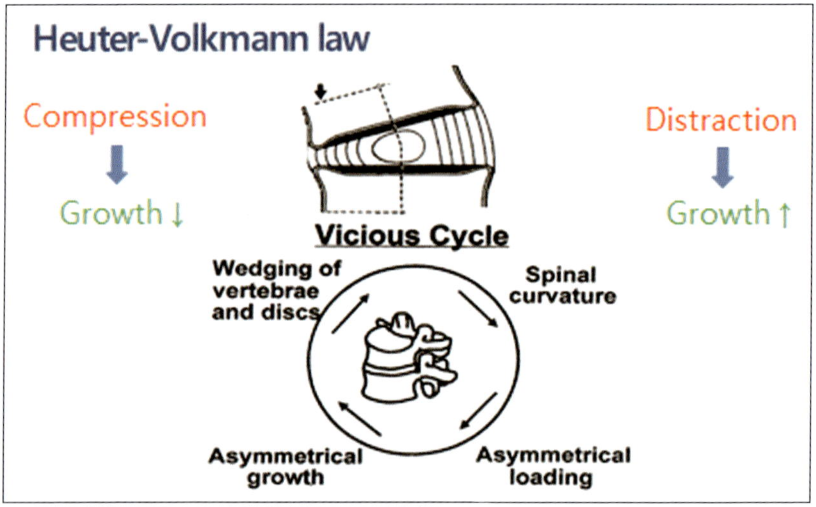

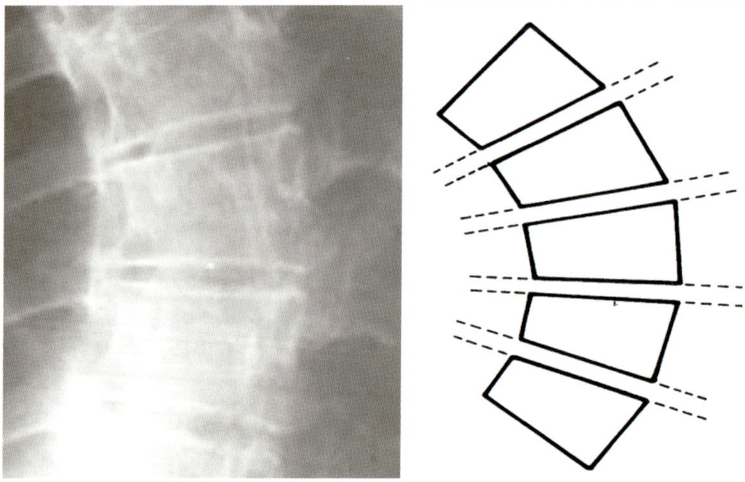

〈특발성 척추측만증에서 보이는 호위터-폴크만 법칙의 예. 척추체 좌우 길이가 차이남〉

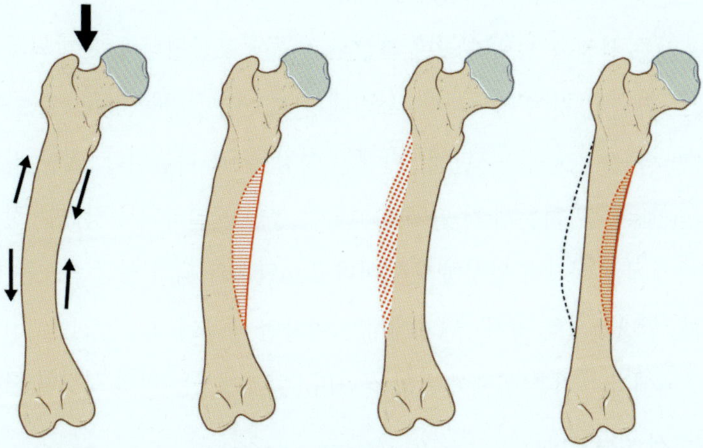

〈울프의 법칙: 뼈에서 압박이 되는 부분은 뼈가 생기고 신연이 되는 부분은 뼈가 흡수된다는 법칙으로 골절이 되어 뼈 모양이 변해도 시간이 가면 정상 모양으로 변합니다.〉

위에서 언급했듯이 척추측만증의 진행은 거의 성장과 관련되어 있다고 할 수 있습니다. 성장을 멈추게 할 수는 없는 일이지만 성장이 일어나는 동안 척추측만증도 진행한다는 것입니다. 즉 성장이 남았으면 정기적인 검사나 치료가 필요한 것이고 각도가 크지 않은 상태에서 성장이 멈췄다면 상당 부분 안심해도 된다는 것입니다. 그렇다면 성장 정도는 어떻게 알 수 있을까요?

4. 성장 정도 판단법

1) 2차 성징

태너 단계(Tanner stage)이라는 것이 있는데 이는 유방, 음모(pubic hair), 외부 생식기의 2차 성징 위주로 성장 단계를 판단하는 것입니다. 2차 성징에 의한 척추의 성장 정도를 판단하는 것은 정확도가 떨어지는 것으로 알려져 있습니다. 관심이 있으신 분은 인터넷을 찾아보시기 바랍니다. 여학생의 경우 초경 후 2년 반~3년 정도 성장을 하는 것으로 알려져 있는데 개인차이가 있습니다.

2) 엑스선 검사

척추측만증 사진을 찍으면 골반 부분도 사진에 포함됩니다. 포함되지 않는다면 제대로 촬영된 것이 아닙니다. 그림에서 보듯이 장골능(iliac crest)에 보이는 성장판 발달 정도로 0~5단계(5단계는 성장 끝)로 나눕니다. 이를 리서 단계(Risser grade)라고 하는데 각 단계를 지나는 동안 균일하게 성장하는 것은 아니고 1, 2단계에는 성장이 왕성하게 일어나고, 4단계가 되면 성장 속도는 많이 줄어듭니다. 일반적으로 리서 1단계에서는 여자인 경우에 초경(menarch)이 나타나고 4단계에서는 척추 성장이 거의 끝나며 5단계에서는 키의 성장이 끝나는 것으로 알려져 있습니다.

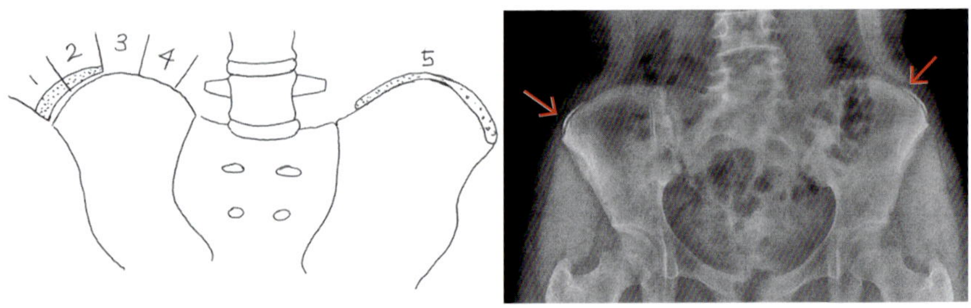

〈화살표가 성장판. Risser 2단계인 영상〉

3) 성장판 검사

4-1장에 언급되었지만 이 장만 보시는 분들을 위해 다시 기술합니다. 성장판 검사는 Risser grade보다 좀 더 정확하다고 알려져 있습니다. 손목 엑스선 사진을 찍어 성장 정도를 판별하는 것으로 컴퓨터로 최종 키를 어느 정도 알려주기도 하지만 성장하는 동안 변수도 많으므로 완전히 신뢰하기는 힘들 것입니다. 특히 최고 키 성장 속도(peak height velocity)의 시점을 알기 위해 일반 엑스선 사진으로 성장판 검사를 시행할 수 있습니다. 키 성장 속도가 최고인 시점에서 척추측만증도 빠르게 악화되는 것으로 알려져 있기 때문에 이 시점에서는 좀 더 적

극적인 치료가 필요합니다. 키의 성장 속도는 외래 진료할 때마다 키를 측정하여 최고 키 성장 속도가 지난 시점에서 알게 된다는 문제점이 있습니다. 그리하여 손이나 팔꿈치의 엑스선 사진을 이용하여 성장판과 주위 뼈의 발달 정도로 최고 키 성장 속도의 시점을 알 수 있습니다. 최근에는 어깨 관절의 성장판으로 이를 예측하는 방법도 제시되었습니다.

Report

박원욱병원

613-804 부산시수영구광안로 4

인쇄일자 : 2020-08-26   전화번호 : 1544-7582

환자 정보

환자ID....11111111
이름....마리아
생년월일....2012-01-30 (8.5)
키....129.1 (평균 : 129.6)Cm
인종....한국인
등록일자....2020-08-26
성별....여성
몸무게....29.0 (평균 : 27.3)Kg
2차 성징....무

이미지

이미지가없습니다.

그래프

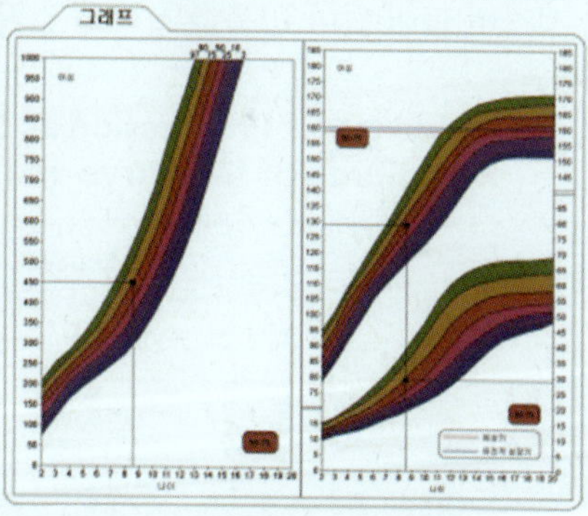

결과

RUS....452
현재키 (Cm)....129.1
현재몸무게 (Kg)....29.0
예상키 (Cm)....158.8
아버지키 (Cm)....171.0
골연령 (세)....9.3
평균키 (Cm)....129.6
평균몸무게 (Kg)....27.3
유전적 성장키 (Cm)....160.0
어머니키 (Cm)....162.0

코멘트

*이 검사는 예측치 입니다.

<박원욱 병원 진료 내용>
-척추 비수술 : 신경성형술(내시경 및 풍선), 고주파 수핵 감압술, 디스크 열치료술 등.
-척추 수술 : 허리, 목 디스크, 협착증, 척추측만증, 척추 종양, 경추 및 흉추 전후방 수술 등.
-관절 수술 : 고관절 및 슬관절 인공관절 수술, 관절 내시경 수술 등.

의사 이름 : 박원욱병원

4) 호르몬 검사

성장 주사를 맞히려는 아이들에게 주로 하는 검사로 가장 정확하다고 할 수 있지만 여기서 다룰 주제는 아니므로 자세한 설명을 생략하겠습니다.

5. 만곡의 크기와 성장 단계에 따른 악화 확률

Lonstein 등은 척추측만증 전공자들에게 유명한 표를 만들어 1984년에 JBJS 66-A라는 학술지에 발표하였습니다. 20도 미만의 측만증은 성장 0 혹은 1 단계에서 악화될 확률이 22%, 성장 2, 3, 4단계에서는 악화될 확률이 1.6% 뿐이라는 것이고 20~29도 측만증의 경우는 성장 0 혹은 1단계에서는 악화될 확률이 68%, 성장 2, 3, 4단계에서는 23%라는 것입니다. 요약하면 발견 당시 각도가 클수록, 발견 당시 성장이 많이 남아 있을수록 악화될 가능성이 크다는 것입니다.

Incidence of Progression as Related to the Magnitude of the Curve and the Risser Sign

Risser sign	% of curves that progressed	
	5 – 19 deg.	20 – 29 deg.
Grade 0 or 1	22	68
Grade 2,3 or 4	1.6	23

〈Lonstein et al. JBJS 66-A〉

Nachemson과 Petersion은 나이와 각도에 따른 진행 가능성에 대한 표를 만들었습니다. 아래 표를 보시면 14세 25도라면 악화 가능성은 40%인 것입니다.

나이와 각도에 따른 만곡의 진행 가능성

Curve magnitude	Age and associated progression rate		
	10~12 years (%)	13~15 years (%)	16 years (%)
〈19°	25	10	0
20-29°	60	40	10
30-39°	90	70	30
60°	100	90	70

Adapted from Nachemson AL, Peterson LE. Effectiveness of treatment with a brace in girls who have adolescent idiopathic scoliosis: a prospective, controlled study based on data from the Brace Study of the Scoliosis Research Society. J Bone Joint Surg Am 1995; 77: 815-822

6. 척추측만증은 하루 중 언제 악화되는가?

2005년 1월 29일 조선일보 보도

아이들이 하룻밤 만에 키가 훌쩍 커버렸다고 흔히 얘기하는 것이 과학적 사실로 입증됐다. 미국 위스콘신 대학 연구팀은 뼈는 24시간 지속적으로 자라는 것이 아니라, 잠잘 때와 쉴 때만 성장한다는 사실이 동물 실험을 통해 확인됐다고 밝혔다. 로이터 통신은 '소아정형외과 저널' 최신호에 실린 보고서를 인용, 양(羊)의 정강이 뼈에 미니센서를 심어 관찰한 결과 잠잘 때와 누워서 쉴 때 뼈의 성장이 90% 이상 이뤄지는 것으로 관찰됐다고 27일 전했다.

흥미롭게도 양이 누워 있을 때만 성장했을 뿐, 서 있거나 돌아다닐 때는 거의 자라지 않았으며 이는 다른 동물이나 사람도 마찬가지일 것이라고 연구진은 주장했다. 보고서에 따르면 이는 걷거나 서 있을 때는 뼈 끝에 있는 연골로 이뤄진 성장판이 압박을 받아 성장이 억제되고, 누워 있을 때는 이런 압박이 사라지기 때문이다. 연구진은 한창 자라는 아이들이 별다른 이유 없이 밤중에 다리가 아프다고 호소하는 이른바 성장통도 뼈가 밤에 자란다는 사실을 뒷받침하는 것으로 여겨진다고 말했다. 〈신용관 기자〉

키는 잘때만 자란다

아이들이 하룻밤 만에 키가 훌쩍 커버렸다고 흔히 얘기하는 것이 과학적 사실로 입증됐다.

미국 위스콘신대학 연구팀은 뼈는 24시간 지속적으로 자라는 것이 아니라, 잠잘 때와 쉴 때만 성장한다는 사실이 동물 실험을 통해 확인됐다고 밝혔다.

로이터통신은 '소아정형외과저널' 최신호에 실린 보고서를 인용, 양(羊)의 정강이뼈에 미니센서를 심어 관찰한 결과 잠잘 때와 누워서 쉴 때 뼈의 성장이 90% 이상 이뤄지는 것으로 관찰됐다고 27일 전했다.

흥미롭게도 뼈는 양이 누워 있을 때만 성장했을 뿐, 서 있거나 돌아다닐 때는 거의 자라지 않았으며 이는 다른 동물이나 사람도 마찬가지일 것이라고 연구진은 주장했다. 보고서에 따르면 이는 걷거나 서 있을 때는 뼈끝에 있는 연골로 이뤄진 성장판이 압박을 받아 성장이 억제되고, 누워 있을 때는 이런 압박이 사라지기 때문이다.

연구진은 한창 자라는 아이들이 별다른 이유없이 밤중에 다리가 아프다고 호소하는 이른바 성장통(痛)도 뼈가 밤에 자란다는 사실을 뒷받침하는 것으로 여겨진다고 말했다. 신용관기자

위의 내용에 대한 논문은 Noonan KJ 등이 발표한 Jouranal of Pediatric Orthopedics (24:726-31, 2004) 에 실려있습니다. 이것은 성장 호르몬이 밤 10시~새벽 2시 사이에 가장 많이 분비되는 것과도 연관이 있을 것으로 생각됩니다. 그렇다면 척추측만증은 어떨까요? 앞서 언급했듯이 척추측만증은 성장기에만 악화된다고 하였습니다. 따라서 척추측만증도 키 성장이 이루어지는 시간, 즉 수면 중이나 누워 있을 때만 악화된다는 추론도 가능할 것으로 생각됩니다. 물론 이에 대한 연구는 되어 있지 않고 밝혀내기도 어려울 것이라 생각되지만 저자의 경험 상 수면보조기만 착용한 학생들도 거의 악화되지 않기 때문에 척추측만증은 주로 밤에 악화된다는 추측이 가능하다고 생각됩니다. 단 여기에는 낮에는 오랫동안 누워 지내는 학생들은 거의 없을 것이라는 전제가 깔려있습니다.

10장. 조기 발현형 척추측만증 (Early Onset Scoliosis, EOS)

척추측만증의 가장 흔한 형태인 청소년기형 특발성 척추측만증이 10세 혹은 그 이후에 발생하므로 그 이전에 발생하는 척추측만증을 조기 발현형 척추측만증이라고 정의했습니다. 이 개념을 정의한 초기에는 5세 이전에 발생한 경우로 한정했었는데 5세까지 척추와 폐 성장이 활발한 시기이므로 이 때 척추측만증이 발생하면 폐 성장에 지장이 생겨 심폐 기능 장애 및 수명 단축의 위험이 있기 때문이었습니다. 한편 10세 이전에 척추측만증 수술을 해서 여러 마디의 척추를 고정시키면 상체 성장이 저하되어 하체가 더 많이 자라 신체 비율이 나쁘게 될 수도 있고 수술을 한 척추 후방은 성장을 하지 않는 반면에 전방은 성장을 하여 척추측만증이 진행되는 크랭크샤프트(crankshaft) 현상(수술의 합병증 장에서 설명)이 발생할 수 있기 때문에 대부분의 척추측만증 수술은 10세 이후에 하게 되므로 2014년 세계척추측만증연구학회(SRS)에서는 조기 발현형 척추측만증을 10세 이전에 발생한 척추측만증으로 정의하였습니다,

= 조기 발현형 척추측만증의 분류(SRS) =

1. 특발성(idiopathic): 유아기형 및 연소기형 특발성 척추측만증
2. 선천성(congenital): 16 장 참조
3. 흉곽원인성(thoracogenic): 선천성 다발성 늑골 유합 혹은 흉곽 수술 후 상처의 유착으로 발생된 척추측만증. 19장의 기타 구조성 척추측만증의 원인에서 기술
4. 신경근육병성(neuromuscular): 18장 참조. 말판증후군, 신경섬유종 척추측만증 포함
5. 증후군성(syndromic): 19장 참조

유아기형 특발성 척추측만증(infantile idiopathic scoliosis)

3세 이전에 발견된 특발성 척추측만증을 말합니다. 저절로 좋아지는 소실형(60~70%)도 있지만 점점 악화되는 진행형도 있습니다. 소실형의 경우 태아가 자궁 내에서의 자세와 위치 문제로 척추가 일시적으로 변형되었기 때문일 가능성이 커 보이며 진행형일 경우는 다른 선천성 변형과 동반되는 경우도 많아 특발성이 아닐 가능성도 대두되고 있습니다. 남자에서 2배까지 더 많이 발생하는 것으로 보고되고 있으며 좌측 흉부 만곡이 90%(청소년기형은 우측 흉부 만곡이 많음)로 대부분입니다. 아래 그림처럼 출생 후 누워있는 자세 때문에 발생할 수도

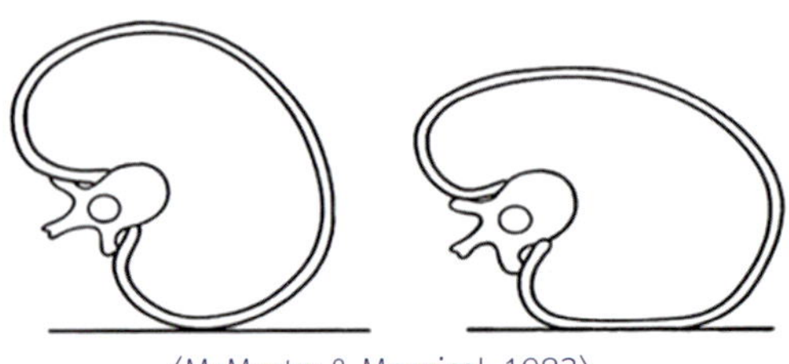

〈McMaster & Macnicol, 1983〉

있다는 주장도 있습니다. 엎드린 자세에서 아이의 머리를 한 쪽으로만 돌려 놓으면 머리 모양이 비대칭으로 된다는 사실과도 일맥상통할 것 같습니다.

연소기형 특발성 척추측만증(juvenile idiopathic scoliosis)

4~9세 사이에서 발생하는 특발성 척추측만증입니다. 유아기형과 같이 소실형과 진행형이 있습니다. 이 연령에서 발생되는 특발성 척추측만증은 척수 기형이 동반될 확률이 25%에 이르므로 MRI 촬영이 필요한 경우가 많습니다. 특히 통증이 동반되거나 만곡이 빠르게 진행하는 경우, 좌측 흉부 만곡, 신경학적 이상 소견이 있거나 수술을 고려할 때는 MRI 촬영을 시행해야 합니다. 또한 정신지체, 간질과도 동반되는 경우가 있어 특발성이 아닌 다른 원인이 있을 가능성도 있지만 아직 원인을 모르고 있고 선천성이나 신경섬유종처럼 영상 소견에서 뚜렷한 특징이 많이 나타나고, 6세 이후에 발생할 경우 청소년기형의 특징이 많이 나타납니다.

11-1장. 특발성 척추측만증의 원인

척추측만증에서 가장 흔한 특발성 척추측만증의 특발성이라는 말은 원인을 모른다는 뜻입니다. 어떤 병 중에서 가장 흔한 그것도 전체의 80~85%가 되는 형태의 원인을 모른다는 것은 그 병을 제대로 알지 못하는 것과 같습니다. 원인을 알지 못하면 당연히 적절한 치료도 할 수가 없습니다. 그래서 어느 측만증보다 특발성 척추측만증의 원인을 밝히기 위한 노력이 계속되어 왔습니다. 그러나 결론부터 말씀드리자면 아직 모르고 있습니다.

척추측만증의 원인은 기원 전 460년, 히포크라테스는 습관이나 노화의 결과라고 생각하였습니다. 현재까지 밝혀진 원인과 비교해 보면 습관에 의한 원인은 기능성이 될 수 있고 노화에 의한 것은 퇴행성 척추측만증이 될 수 있겠지만 기능성과 퇴행성에 의한 원인은 상당히 밝혀져 있습니다. 퇴행성이 아닌 척추측만증 중 가장 흔한 특발성 척추측만증의 원인을 찾기 위한 노력은 1950년대 말에 시작되었습니다. 당시에는 유전, 귀 속의 전정기관(평형감각 기능) 이상, 호르몬 문제 등 여러 가설들이 제시되었으나 확실히 증명된 것은 없습니다. 이 외에도 척수 신경 후방경로(spinal posterior column pathway) 이상, 콜라겐 이상, 추간판의 결합조직 이상 근육의 이상 및 환경의 영향(구리 결핍, 태아 자세 이상) 등이 제시되어 왔는데 이들 중 많은 가설은 원인이라기보다는 결과에 가깝다고 할 수 있습니다. 지금까지 가장 연관성이 크다고 알려진 멜라토닌 호르몬과의 연관성은 1959년 Thillard가 뇌하수체 밑에 있는 송과선을 제거한 동물에서 척추측만증이 발생한다는 사실을 발견한 이후에 조명되었습니다. 그러나 당시에는 송과선에서 분비되는 멜라토닌 호르몬과의 연관성은 알지 못했으며 1993년 Mashida가 처음 송과선을 제거한 병아리에서 척추측만증이 발생한다는 사실을 발표했으며 이는 멜라토닌과 연관되어 있다고 하였습니다. 멜라토닌은 송과선에서만 생산되어 분비되는 면역, 수면 등과 관련된 항상성(homeostasis) 조절 호르몬이며 피를 응고시키는 혈소판과 근육 세포 내에서 칼슘 대사를 조절하는 기능을 가지고 있습니다. 이 멜라토닌이 특발성 척추측만증의 발생과 어떤 경로의 연관성이 있는 지 또 왜 인간에게서 멜라토닌의 이상이 생기는 지는 지금까지 알려지지 않았지만 멜라토닌과 특발성 척추측만증은 밀접한 관계가 있는 것 같습니다.

특발성 척추측만증의 원인에 대한 좀 더 전문적인 이야기

1. 자세

불량한 자세는 자세성 기능성 척추측만증의 원인이지만 이런 측만증은 그리 심각하지 않습니다. 그러나 유아기(0~3세)에서는 다를 수 있습니다. McMaster와 Macnicol 등은 유아기 특발성 척추측만증은 우측으로 누워 자는 경우 좌측 흉부 측만증이 잘 생긴다고 하였고(아래 그림) 엎드려 눕게 함으로써 척추변형을 예방할 수 있으나 유아 돌발사의 위험이 있다고 하였습니다. 또한 유아기형 특발성 척추측만증에서는 사두증(쏠린머리증, plagiocephaly)의 빈도가 높으므로 태아 때 자궁 내에서의 비정상적인 자세가 병의 발생과 관계가 있다는 주장도 있습니다.

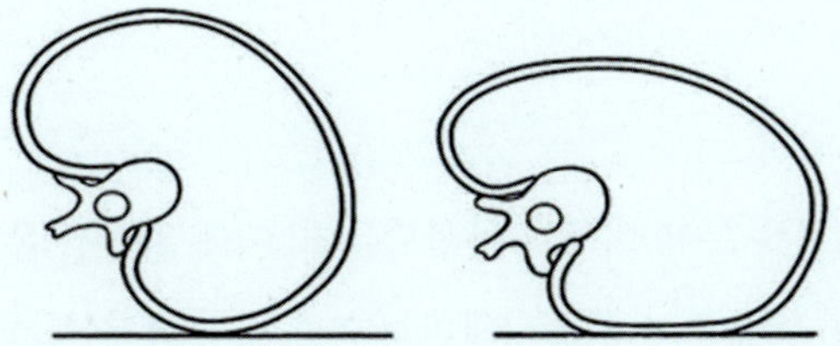

2. 유전

특발성 척추측만증이 유전과 관련이 있다는 보고는 1960년대부터 있어 왔습니다. 1972년 Cowelld은 특발성 척추측만증이 여자에서 많이 발생하므로 X염색체와 관련이 있다고 하였습니다. Miller 등은 1996년 뚜렷한 상염색체 우성 유전을 한다고 보고하였고 1998년에는 가족성 특발성 척추측만증은 X염색체와 연관성이 있다고 하였습니다. Wise 등은 1998년 가족성 특발성 척추측만증에서 상염색체 6, 10, 12, 18에 이상이 있다고 하였고, 이는 콜라겐 등을 만드는 유전인자에 결함이 있다는 것을 의미한다는 보고가 있습니다(Miller). 이후에도 현재까지 특발성 척추측만증과 관련된 여러 유전자가 보고되고 있습니다. 특히 2001년에 인간 염기 서열이 밝혀졌으므로(genome project) 앞으로 염색체에 대한 연구가 활발해 질 것으로 기대됩니다. 임상적으로는 아래와 같은 보고 때문에 일부분 유전성이 있다고 여겨지고 있습니다.

1) 일란성 쌍둥이에서 한 쪽이 특발성 척추측만증이 있으면 다른 쪽도 척추측만증이 있을 확률이 매우 높다(저의 경우도 여러 쌍의 환자가 있습니다).
2) 부모 모두 특발성 척추측만증이 있는 경우 아들이나 딸에서 특발성 척추측만증이 나타날 확률이 보통 사람에 비해 50배 높다.
3) 15도 이상의 측만증을 가진 환자와 친척 사이의 유병율을 조사한 결과, 1대 친척에서는 11%, 2, 3대 친척에서는 각각 2.4%, 1.4%에서 특발성 척추측만증이 발견되었다(Harrington).

척추는 척추뼈, 추간판, 인대 및 근육 등에 의해서 구성되는데, 이에 관련된 유전자는 상당히 많습니다. 특정한 1~2개 유전자의 이상만으로 인해 특발성 척추측만증이 발생하기 보다는 여러 유전자가 관계된 것으로 생각됩니다.

특발성 척추측만증은 형제, 자매에서 발생한 경우에 그 형태가 비슷한 경향이 있다는 사실이 유전성이 있다는 것을 암시합니다. 2001년에 제가 특발성 척추측만증에서 형제 자매가 같은 형태일 확률이 61.5%라고 발표했습니다.

SIS in siblings

Sisters: 10 pairs

Brother and sister: 3 pairs

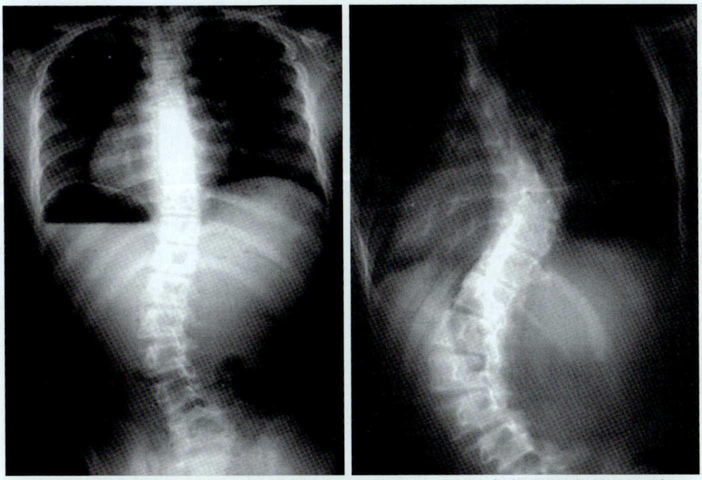

Concordance ratio of curve thpe: 61.5%(대한척추외과학회, 박원욱 등 2001)

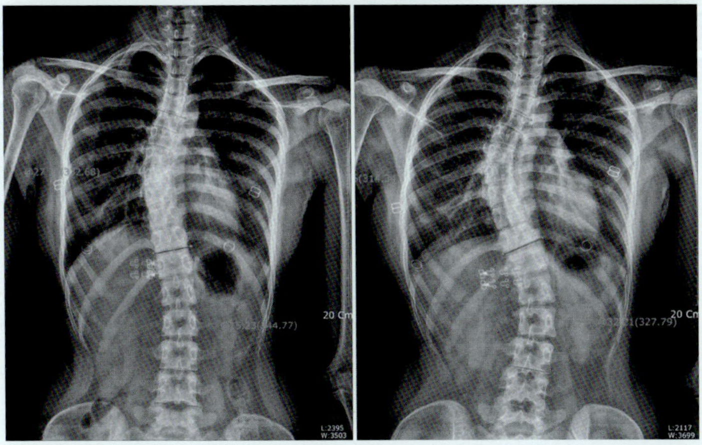

(쌍둥이에서 발생한 특발성 척추측만증. 각도의 크기는 다르지만 같은 형태입니다)

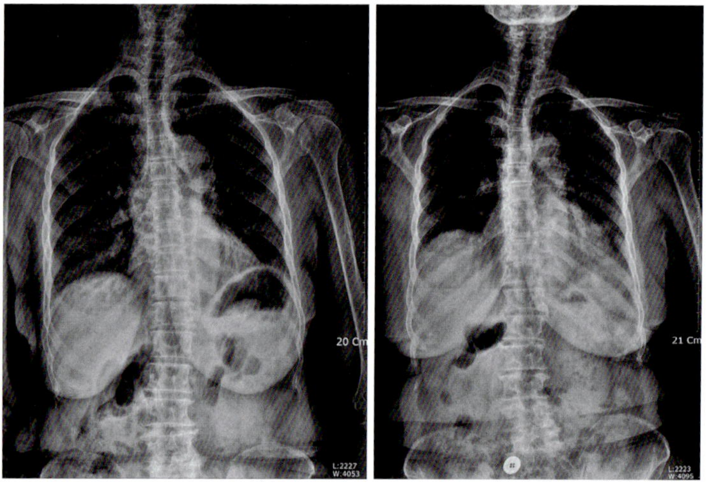

〈좌측 77세 언니와 우측 72세 여동생 자매. 같은 형태의 상부 흉추 만곡.〉

3. 교원질 이상

Ponseti 등은 추간판이나 척추뼈 내의 교원질(콜라겐)의 이상으로 인해 특발성 척추측만증이 발생한다고 하였습니다. 또한 경제적으로 부유할수록 인스턴트 음식 섭취가 많아져 콜라겐 생성 과정 결함으로 측만증이 유발된다는 보고(Paul, 1977)도 있습니다. 그러나 척추 혹은 주위 조직의 교원질 이상은 원인이라기보다는 척추측만증의 발생 후 결과라고 보는 것이 더 타당할 것 같습니다.

4. 척수 후방 신경 전달 경로(Defect of posterior spinal column pathway)/신경계의 부조화

특발성 척추측만증은 자세 유지, 고유 감각 기능, 평형감각에 관여하는 뇌간에 문제가 원인이 될 수 있다는 보고가 있습니다(Bossche, Rimbault, Muynck 등). 이는 최근까지 연구가 되고 있는데 근본 원인은 아니라도 상당한 연관관계가 있다고 알려져 있습니다. 즉 나중에 나올 세포내의 물질 대사와 연관성이 있다는 것입니다. 이런 신경에 문제가 있기 때문에 척추측만증 환자에서 신경 검사가 제

안되기도 합니다(Cheng). 또한 Burwell 등(2009)은 체간 신경과 자율신경 간의 부조화(disharmony between somatic and autonomic nervous systems)가 척추와 체간에 나타나서 척추측만증이 발생한다는 double neuro-osseous theory를 발표하였습니다(아래 '호르몬과 신경전달 물질' 란에서 다시 설명)

5. 골격근 이상

골격근은 구성 성분에 따라 Type I 근육과 Type II 근육으로 나뉘는데 특발성 척추측만증의 첨부 추체 주위에는 그 근육 구성 성분이 정상과 다르다고 합니다. 또한 척추 주위 근육의 조직 검사 상 근육 이상이 발견되었다고 합니다. 또한 근육의 두 가지 type의 구성 비율에 이상이 나타난다고 알려져 있는데 일반적인 운동 능력과는 무관한 것으로 보입니다. 근육의 변화는 특발성 척추측만증의 원인이라기 보다는 결과일 가능성이 많다고 생각됩니다.

6. 호르몬과 신경전달 물질

호르몬은 특발성 척추측만증의 발생과 가장 많은 연관성이 있는 것 같습니다.

1) 성장호르몬

성장 호르몬(growth hormone)은 콜라겐의 생성을 자극하는데 성선의 발달과 2차 성장의 발현에 성장 호르몬이 중요한 역할을 합니다. 여자의 경우 성장 가속기와 초경의 시기가 일치하기 때문에 남자에 비해 척추 변형의 위험이 더 높다고 알려져 있습니다. 그러나 성장호르몬에 의한 성장 자체가 척추측만증을 유발시킨다는 주장도 있습니다.

2) 멜라토닌과 칼모듈린

소뇌에 주로 작용하는 멜라토닌은 특발성 척추측만증과 밀접한 관계가 있습니다. 비록 병아리에 대한 실험이지만 정상 성장기 닭에서 멜라토닌을 생성하는 송과선을 제거하면 56~100%에서 척추측만증이 생긴다고 합니다. 그런데 멜라토닌 부족이 원인이라면 송과선을 제거한 후 멜라토닌을 투여하면 척추측만증이 발생되지 않아야 합니다. 그러나 멜라토닌을 투여해도 완전한 효과가 나타나진 않았습니다. 즉 멜라토닌을 투여해도 척추측만증이 생기는 병아리가 있었다는 것입니다. 그렇다면 송과선에서 생성되는 다른 호르몬인 세로토닌이 문제일까요? 역시 아닙니다. 세로토닌과 멜라토닌을 투여해도 척추측만증 발생을 많이 줄이지 못했습니다. 또한 사람에서도 특발성 척추측만증 환자에서 혈중 멜라토닌 농도를 측정한 결과 정상인과 뚜렷한 차이를 보이지 않았습니다. 그렇다면 송과선에서 멜라토닌 외 아직 알려지지 않은 어떤 물질이 분비되는 것인지도 모릅니다. 사람에서는 호르몬 수치에 대한 실험 외에는 할 수가 없으므로 아직 정확한 원인이 알려지지 않았습니다. 멜라토닌은 칼모듈린(calmodulin: calcium을 조절-modulation하는 성분)이란 물질과 밀접한 연관성을 가지고 있는데 칼모듈린은 세포 특히 근육 세포와 혈액 응고에 관여하는 혈소판과 많은 연관성이 있습니다. 척추측만증에서는 이 혈소판의 이상이 발견되는데 주로 혈소판 막의 이상이고 혈액 응집 능력과는 무관합니다. 멜라토닌은 이 칼모듈린 기능을 억제합니다. 1994년 Kindsfater 등(JBJS)은 특발성 척추측만증에서 혈소판 내의 칼모듈린 수치가 증가한다고 보고하였습니다. 또한 2008년 Akel 등(SRS)은 유방암 치료에 쓰는 타목시펜(tamoxiene)이란 약이 칼모듈린 기능을 억제하는 작용을 하는데 이 약을 쓰면 척추측만증의 발생과 각도가 줄어든다고 보고하였습니다. 요약하면 칼모듈린이 많아지면 척추측만증이 발생할 수 있고 칼모듈린을 저하시키는 멜라토닌은 척추측만증 발생을 감소시킨다는 것입니다.

3) 세로토닌

세로토닌은 생체 내에서 물질을 생산하는 여러 회로들 중 트립토판 경로(tryptophan pathway)의 일부분 물질로 이 경로의 마지막 생산 물질이 멜라토닌입니다. 또 자세 조절을 관장하는 시상(thalamus), 시상하부(hypothalamus), 소뇌 및 기저핵(basal ganglia)에 serotonergic pathway가 존재합니다.

출처: Morningstar M. Neurotransmitter patterns in patients with adolescent idiopathic scoliosis (AIS). Scoliosis 2013; 8(Suppl 2):O1.

4) 렙틴(Leptin)

포만감을 느끼게 하는 비만 호르몬으로 렙틴에 대한 저항성이 원인일 수 있다는 연구가 있습니다(Burwell RG et al. Soliosis. 4(24) 2009).

5) 신경전달 물질

a. 놀에피네프린(norepinephrine): 갑작스런 동작 변화 혹은 새로운 자세를 취할 때 보상적인 생리적 변화와 가장 연관이 많은 물질로 척추측만증 발생에 관여를 할 것으로 추측됩니다.

b. 히스타민(Histamine): 대뇌 내에서 이런 신경전달물질을 조절하는 역할(modulator)을 합니다.

7. **척수의 끝**은 제 1요추 부근에서 척수 원추(conus medullaris)가 형성되면서 끝납니다. 이 끝에서는 종사(filum terminale)라고 불리는 1 mm 정도의 신경세포가 없는, 가는 구조물이 아래로 뻗어 꼬리뼈까지 내려갑니다. 이 종사의 장력이 세져서(tense) 척수를 아래로 끌어당기는데 대한 반응으로 특발성 척추측만증이 발생한다는 이론(Filum System®)이 있습니다.

8. 위에서 언급했지만 2009년에 발표된 특발성 척추측만증에 관련된 논문의 요약을 소개해 드리겠습니다. 아직은 이론일 뿐입니다

(Pathogenesis of adolescent idiopathic scoliosis in girls - a double neuro-osseous theory involving disharmony between two nervous systems, somatic and autonomic expressed in the spine and trunk: possible dependency on sympathetic nervous system and hormones with implications for medical therapy. Burwell RG et al. Soliosis. 4(24), 2009.)

1) The thoracospinal concept for right thoracic AIS in girls;
2) The new neuroskeletal biology relating the sympathetic nervous system to bone formation/resorption and bone growth;
3) White adipose tissue storing triglycerides and the adiposity hormone leptin which functions as satiety hormone and sentinel of energy balance to the hypothalamus for long-term adiposity; and
4) Central leptin resistance in obesity and possibly in healthy females.

한글로 해석하면 다음과 같습니다.

1) 여자 아이들의 우측 흉부 만곡에 대한 흉곽-척추의 개념;
2) 뼈 형성/흡수 및 성장에 대한 교감 신경계와 관련된 새로운 신경 골격 생물학;
3) 체내에 가장 많이 분포하는 지방 성분인 트리그리세라이드를 저장하는 백색 지방 조직과 포만감 호르몬으로서의 역할과 장기적인 비만 조절을 위한 뇌하수체에게 에너지 균형을 맞출 수 있게 하는 파수꾼 역할을 하고 있는, 렙틴이라는 지방 조절 호르몬
4) 일반 여성에서도 생길 수 있지만 주로 비만 여성에서 발생하는 렙틴 저항성

해석을 해도 역시 어렵지만 〈척추와 체간에 나타나는 자율신경계와 체간 신경

계(somatic nervous system) 간의 발달성 부조화(developmental disharmony)라는 것입니다. 여기에 렙틴이라는 지방 조절 호르몬이 연관되어 있다는 것입니다. 아래는 저자들이 요약한 그림입니다.

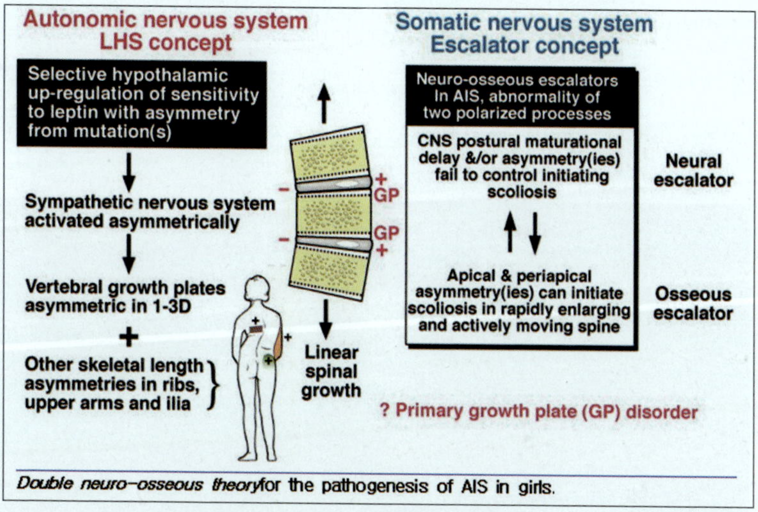

(Burwell RG et al. Soliosis. 4(24), 2009.)

특발성 척추측만증 발생과 진행에 대한 저자의 생각

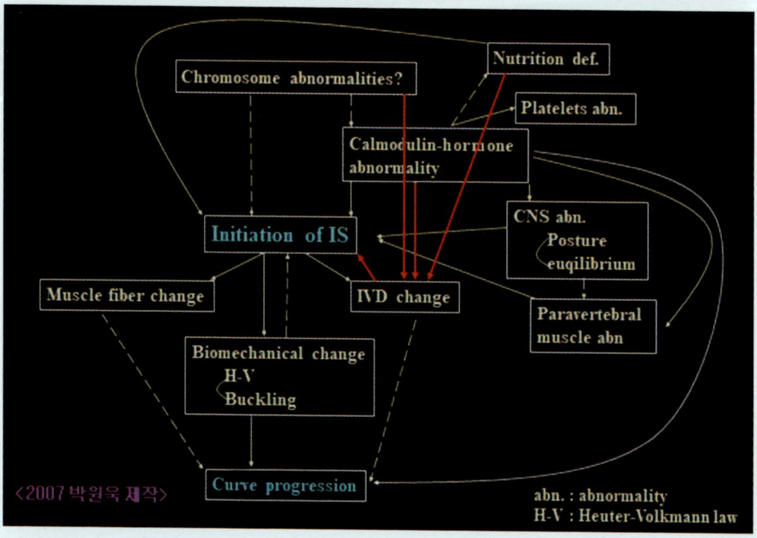

위 그림은 2002년 10월 17일 대한척추외과학회 연수강좌 때 저자가 강의한 내용으로 100개 이상의 논문을 참고하여 저자가 직접 그린 도표입니다. 이후에 출간된 정형외과 교과서 격인 "Campbell's Orthopaedic Sugery"에 비슷한 그림이 실렸지만 아주 간단하게만 실렸었습니다.

아래 그림은 많은 논문을 참고하여 2020년에 다시 그린 그림입니다. 많은 오류가 있겠지만 제 나름대로 정리하여 도표를 만들었습니다.

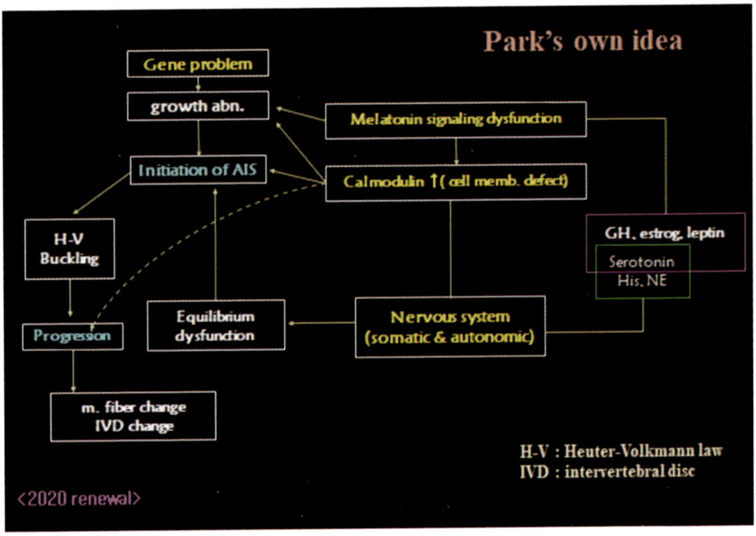

요약

청소년기형 특발성 척추측만증의 원인은 아직 명확히 밝혀지지 않았습니다. 근육이나 디스크 조직 이상 등에 대한 보고가 있었지만 그것이 척추측만증의 원인이라기 보다는 척추가 휘어진 결과로 그렇게 나타난다는 의견이 더 많은 것 같습니다. 상당한 연관성이 있다고 밝혀진 것은 유전, 호르몬, 신경계 등이 관여하고 있다는 것입니다. 유전은 몇 가지 근거가 밝혀져 있으며 여러 유전자가 관계된 것으로 생각됩니다. 연관된 호르몬은 성장호르몬, 세로토닌, 멜라토닌(수면, 면역에 관여) 및 멜라토닌과 연관된 칼모듈린(혈소판에 존재), 렙틴(지방 조절) 등입니다. 신경계는 체간 신경(somatic nervous system) 뿐 아니라 자율 신경도 연관성이 있어 보입니다. 즉 인류가 밝혀온 세균, 바이러스, 유전, 호르몬, 환경 등 많은 질병의 원인처럼 한 두 가지가 직접적인 원인이 아니고 다양한 원인에 의해 발생하는 것으로 생각됩니다. 두통은 목의 근육이 뭉쳐도 생길 수 있고 뇌종양에 의해서도 생길 수 있듯이 특발성 척추측만증의 원인은 한 가지 원인에 의해서만 발생하는 것이 아닐 가능성이 크다고 생각됩니다. 이는 다음 장 〈특발성 척추측만증과 동반된 질환들〉 편에서 다시 설명드리겠습니다.

11-2장.
특발성 척추측만증과 동반된 질환들

특발성 척추측만증은 타 질환과는 잘 동반되지 않는다고 알려져 있으나 많은 동반 질환이 알려져 있습니다. 앞 장의 〈특발성 척추측만증의 원인〉에서도 언급했지만 형태에서 뚜렷하게 구분되는 선천성, 신경섬유종성 척추측만증이 아닌 경우에서 아래와 같이 여러 질환을 동반하는 척추측만증은 대부분 특발성 척추측만증의 형태를 보입니다. 즉 제가 비유를 했었지만 두통에도 많은 다른 원인이 있듯이 특발성 척추측만증도 형태는 비슷하지만 한가지 원인은 아닌 것으로 생각됩니다.

1. 선천성 천골 부분 무형성증(Sacral partial agenesis)

Caudal regression syndrome이라고도 알려져 있습니다. 선천성으로 골반 뼈

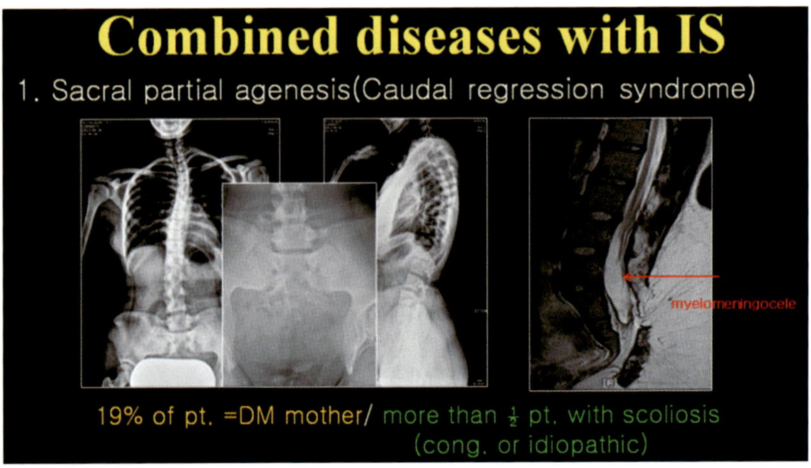

의 일부인 천골이 부분적으로 만들어지지 않은 채로 태어나는 경우로 이 부분의 척수수막류(myelomeningocele) 같은 신경 기형도 자주 동반됩니다. 이 질환을 가지고 태어나는 신생아 산모의 19%에서 당뇨병이 있다고 알려져 있습니다. 이 환아의 50% 이상에서 척추측만증이 동반되는데 선천성 척추측만증 혹은 특발성 척추측만증입니다.

2. Klippel-Trenaunay-Weber 증후군(Arch Orthop Trauma Surg 2002)

피하혈관종, 정맥류, 사지 편측 비대 및 경막외 혈관종과 척추측만증이 동반되는 증후군입니다.

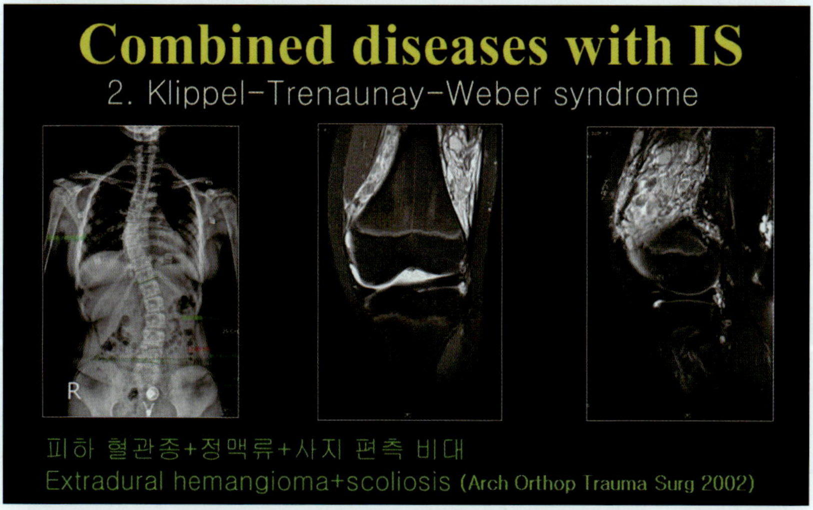

3. 뇌-간-신 증후군(Cerebro-hepato-renal syndrome=Zellweger syndrome)

지방산의 긴 체인 대사 이상으로 발생하는 질환으로 뇌, 간장, 콩팥의 이상을 동반합니다. 저는 이런 환자는 경험해 보지 못했습니다.

4. 새가슴(pectus carinatum)과 오목가슴(pectus excavatum)

새가슴과 오목가슴의 21%에서 특발성 척추측만증이 동반된다고 알려져 있습니다(J ped Orthop. 1989)

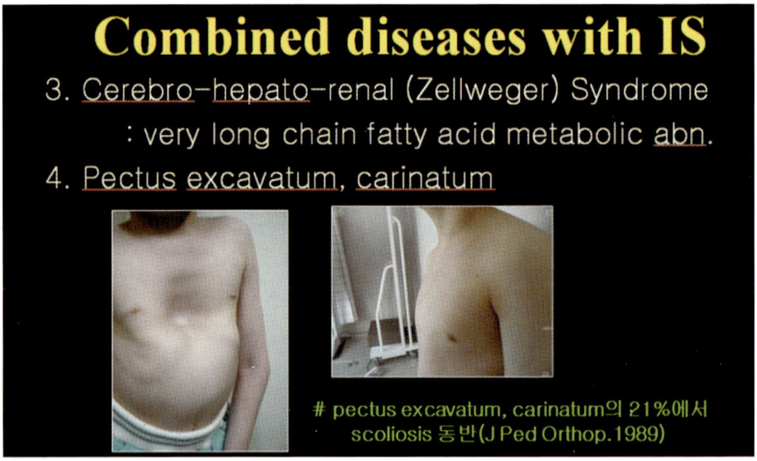

〈새가슴과 오목가슴의 예〉

5. 이형성형 척추전방전위증(Dysplastic spondylolisthesis)

42%에서 특발성 척추측만증이 동반된다는 보고가 있습니다(McPhee et al JBJS 62B N0. 2)

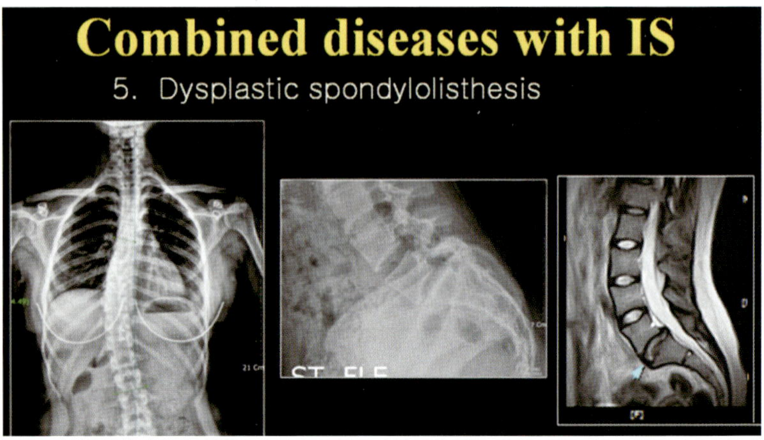

6. 키아리 변형(Chiari malformation) 및 척수공동증

Tubbs RS 등(Neurosurg Pediatr 2011)은 키아리 변형의 15~50%에서 척추측만증이 동반된다고 하였습니다. 척수공동증은 특발성 척추측만증과 동반되기도 하지만 척추공동증 자체가 척추측만증을 발생시킨다는 시각도 있습니다. MacRae & Standen (Am. J. Roentgenol. 98, 1966)은 43명의 척수공동증에서 27명이 척추측만증이 있었다고 보고했고 Hall 등(Spine. 1. 1976)은 척수이형성증(myelodysplasia)을 동반한 척추측만증은 그 원인이 대부분 척수공동증 때문이라고 하였습니다. 특발성 척추측만증에 척수공동증이 동반되었을 수도 있지만 이런 척추측만증은 특발성 척추측만증이 아니고 척추측만증이 척수공동증으로 인해 발생했을 가능성 즉 신경근육성 척추측만증일 가능성도 크다고 생각됩니다.

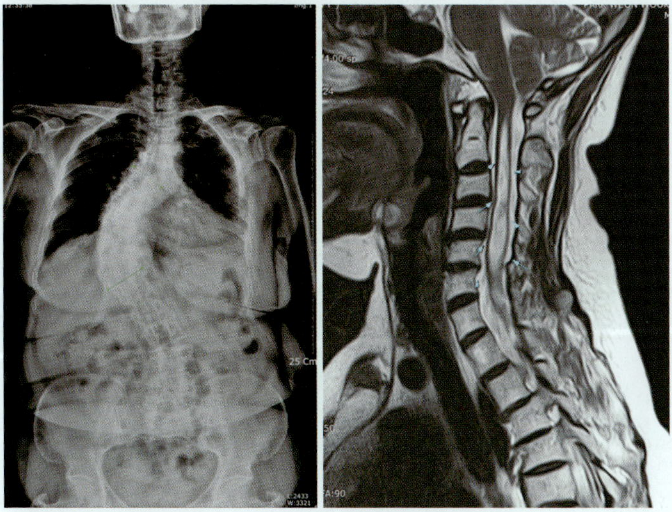

〈척수공동증과 동반된 성인 특발성 척추측만증〉

한편 특발성 척추측만증에서 동반될 수 있는 척수 기형은 6.3%(Mohammad et al. 2007, SRS)~18% (Inoue M. Spine, 2005, Spine)라고 보고되고 있습니다. 이런 신경계통 기형은 좌측 흉부 만곡 같이 특정한 형태에서 많이 나타나는 경향이 있긴 하지만 그렇지 않은 경우도 있기 때문에 특발성 척추측만증에서도 MRI 촬영이 필요할 수도 있다고 생각됩니다.

7. 특발성 척추후만증(Scheuermann's kyphosis)

특발성 척추측만증과 대비되는 병으로 척추후방부는 정상적으로 성장하는데 반해 척추 전방부가 잘 자라지 않아 척추가 앞으로 굽어지는 척추후만증이 발생하는 병인데 아직 정확한 원인이 알려지지 않아 특발성입니다. 이 병을 가진 환자의 70%에서 척추측만증이 동반된다고 알려져 있으며 만곡의 평균 각도는 16도라고 합니다(Deacon et al).

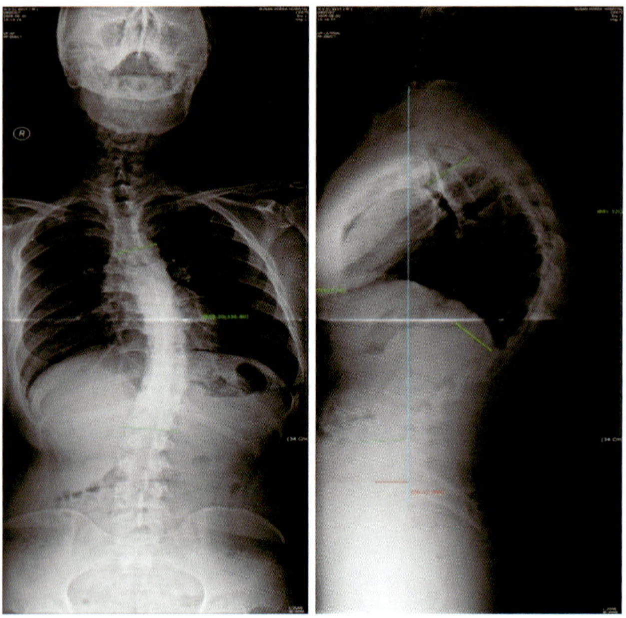

8. 선천성 심장병

1989년 대한정형외과학회지(Vol. 24. No. 1)에 석세일 등이 보고한 논문에 따르면 325명의 선천성 심장병 수술 환자 중 10도 이상의 특발성 척추측만증 환자가 47명(14.4%)에서 발견되었는데 이는 일반인에 비해 6.3배 높았다고 하였습니다. 선천성 심장병과 선천성 척추측만증과의 동반 발생에 대해서는 잘 알려져 있지만 특발성 척추측만증과 선천성 심장병 발생도 연관성이 있을 수 있다는 것입니다.

11-3장. 만곡의 분류

모든 질병에는 분류가 있습니다. 분류의 목적은 의료진들간의 소통, 원인 분석, 질병에 대한 이해, 치료에 대한 효율성 등이 있겠습니다. 척추측만증도 많은 분류가 있습니다. 척추측만증 분류는 기본적으로 원인에 대한 분류입니다. 특발성 척추측만증의 분류는 치료를 위한 목적입니다. 분류 번호만 듣고 어떤 형태의 특발성 척추측만증인 지 알 수 있으며 어떤 치료를 해야 할 지 소통할 수 있게 됩니다. 많은 학자들이 자신의 분류를 주장했지만 시대에 따라 좀 더 합리적인 분류가 소개되어 사용되었습니다. 아래 분류는 현재까지 사용되는 분류입니다. King 분류는 점차 사용이 줄어들고 있는 추세이며 요즘은 첨부 척추(apical vertebra) 위치에 따른 분류와 Lenke 분류가 주로 사용되고 있습니다. 이 둘은 다른 분류가 아니고 Lenke 분류의 기초는 첨부 척추 위치를 근거로 하고 있기 때문에 첨부 척추 분류는 모든 분류의 기초라고 보시면 됩니다.

1. 첨부 척추(apical vertebra) 위치에 따른 분류

만곡	첨부 척추 위치
경추만곡	C1 - 6
경흉추만곡	C7-T1
흉추만곡	T2-T11
흉요추만곡	T12-L1
요추만곡	L2-L4
요천추만곡	L5-S1

2. 킹 분류(King-Moe Classification)

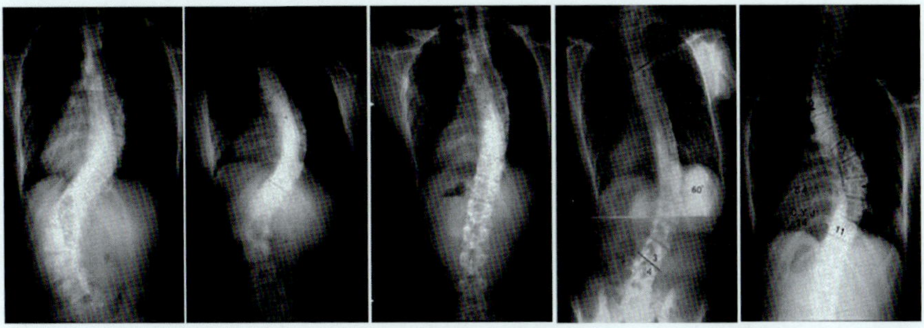

I　II　III　IV　V

1983년 킹과 모(King and Moe)는 후전면(또는 전후면) 일반 엑스선 사진을 이용하여 흉추 만곡을 5개로 나누어 분류하였습니다. 킹 1형은 흉추 만곡이 요추 만곡보다 작고 유연한 경우이며, 킹 2형은 흉추 만곡이 요추 만곡보다 크고 경직된 경우입니다. 킹 1형을 이중 주 만곡(double major curve)이라고도 합니다. 킹 2형은 2가지로 세분화되어 있으나 너무 전문적이므로 여기서는 기술하지 않겠습니다. 킹 3형과 4형은 흉추 만곡은 있으나 요추 만곡은 중심선을 지나지 않고 의미가 없는 경우인데, 킹 3형은 대상(compensation; 균형되어 있는 상태)을 보이나, 킹 4형은 제 4요추 경사가 있어 대상을 보이지 않는 대상 실조(decompensation; 균형되어 있지 않은 상태)를 보입니다. 킹 5형은 흉추 만곡에 두 개의 만곡이 있는 경우로 이중 흉추 만곡(double thoracic curve)이라고도 합니다.

3. 렌케(Lenke) 분류

앞에서 언급한 킹 분류는 흉추 만곡을 후전면 일반 엑스선 사진만을 이용해서 나눈 것이기 때문에, 모든 특발성 척추 측만증를 분류한 것이 아니며 측면 사진에서 보이는 이상을 반영하지 못하는 문제점이 있었습니다. 이에 렌케는 새로운 분류법을 2001년에 제시하였습니다.

렌케 분류법에서는 특발성 척추측만증을 만곡 형태(curve type), 요추부 조절인자(lumbar spine modifier), 흉추 측면상(thoracic sagittal profile)의 3가지로 나누어 분류하게 됩니다. 만곡 형태는 후전면과 측면 일반 엑스선 사진 및 측면 굴곡 사진을 이용하고, 요추부 조절인자는 후전면 일반 엑스선 사진을, 흉추 측면상은 측면 일반 엑스선 사진을 이용하여 분류합니다.

만곡 형태는 구조성 만곡(structure curve)와 주 만곡(major curve; 만곡 중에서 각도가 가장 큰 만곡)의 위치에 따라 6가지로 나누게 됩니다. 런케는 측면 굴곡 사진에서 만곡이 25도 이상이거나 측만 사진에서 제 2-5흉추간 후만각이 20도 이상인 경우 구조성 만곡이라고 하였습니다. 즉 하부 흉추 만곡(lower thoracic curve 또는 주 흉추 만곡; main thoracic curve)이 구조성 만곡이면서 주 만곡이고 다른 만곡은 비구조성 만곡이면 런케 1형으로 주 흉추 만곡입니다. 런케 2형은 이중 흉추 만곡으로 상부와 하부 흉추 만곡이 구조성 만곡이며 하부 흉추 만곡이 주 만곡인 경우입니다. 런케 3형은 이중 주 만곡으로 하부 흉추 만곡과 흉요추/요추 만곡이 구조성 만곡이며 하부 흉추 만곡이 주 만곡인 경우입니다. 상부와 하부 흉추 만곡 및 흉요추/요추 만곡이 모두 구조성 만곡인 경우가 렌케 4형으로 삼중 주 만곡입니다. 그리고 흉요추/요추 만곡이 구조성 만곡이면서 주 만곡이과 다른 만곡은 비구조성 만곡인 경우는 런케 5형으로 흉요추/요추 만곡이라고 합니다. 마지막으로 하부 흉추 만곡과 흉요추/요추 만곡이 구조성 만곡이면서 흉요추/요추 만곡이 주 만곡인 경우는 런케 6형으로 흉요추/요추-주 흉추 만곡입니다.

요추부 조절인자는 천골 중심 수직선(center sacral vertical line)과 요추 만곡의 첨부 추체(apical vertebrae)의 관계에 따라 A, B, C의 3가지로 나누었습니다. 즉 천골 중심 수직선이 첨부 추체의 양쪽 척추경 사이로 지나는 경우를 A로, 척추경을 만나게 되면 B로, 추체의 내측으로 지나는 경우는 C로 정의하였습니다.

흉추 측면상은 제 5-12흉추 사이의 후만각으로 분류하였는데, 10도 미만이면 (hypokyphosis; 저후만)로, 10~40도 사이이면 N(normokyphosis; 정상 후만)으로, 40도 보다 큰 경우 +(hyperkyphosis; 과후만)로 표기하였습니다.

이와 같은 런케 분류법을 사용하여 특발성 척추측만증을 표기할 수 있는데, 예를 들어 1AN이라고 하면 만곡 형태는 1형으로 주 흉추 만곡을 의미하며, 요추부 조절 인자는 A이고 흉추 측면상은 N인 것을 말하게 됩니다. 런케 분류법을 이용하면 모든 특발성 척추측만증을 총 42개의 만곡 중에서 하나로 분류할 수 있습니다.

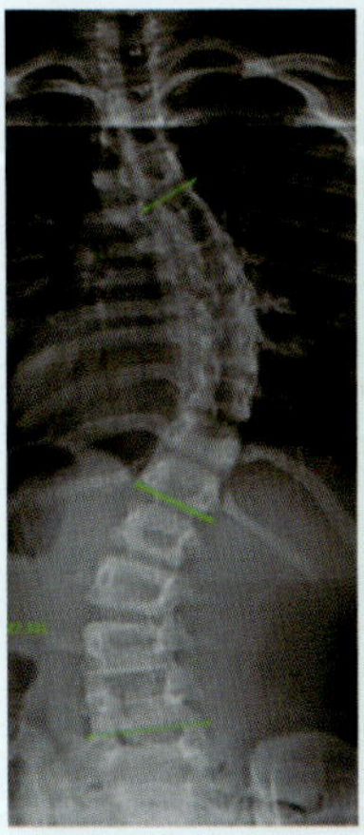
1

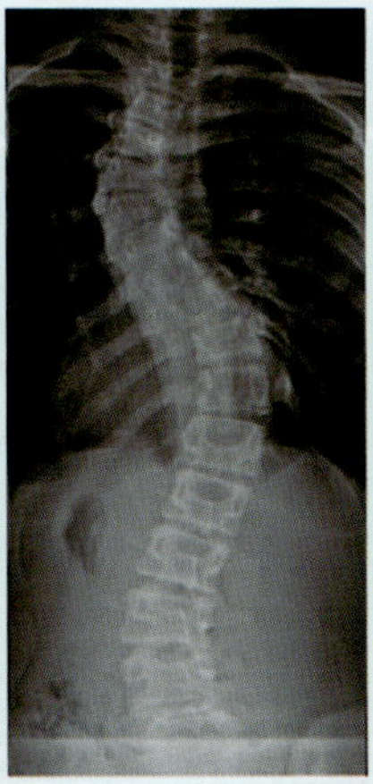
2

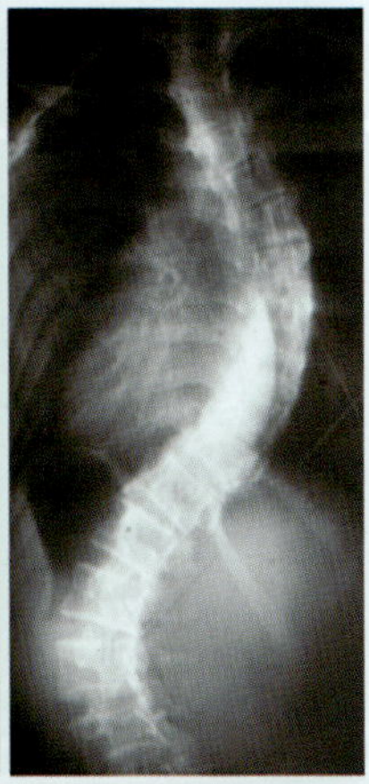
3

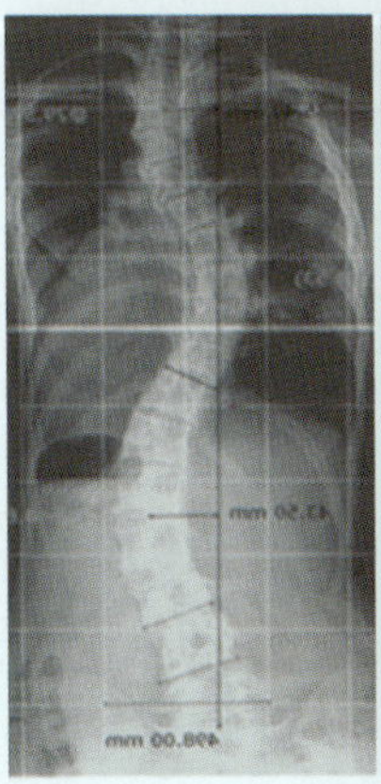
4

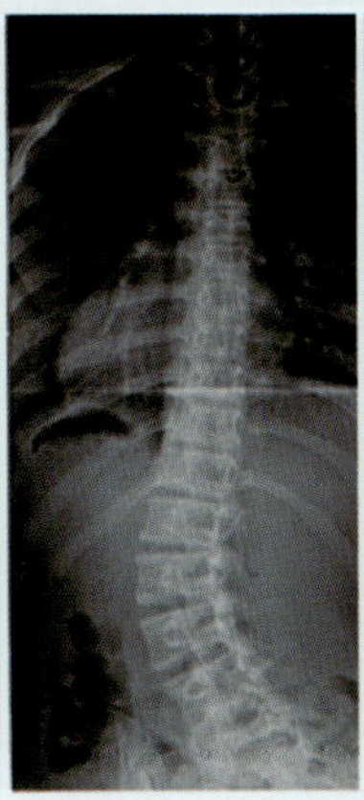
5

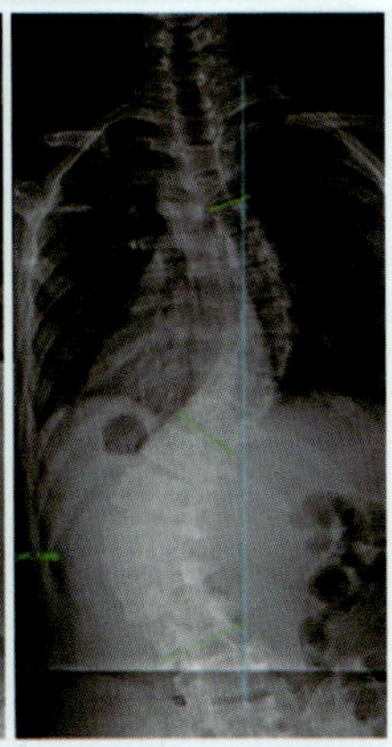
6

Curve type

Type	Proximal thoracic	Main thoracic	Thoracolumbar/lumbar	Description
1	Nonstructural	Structural (major)	Nonstructural	Main thoracic (MT)
2	Structural	Structural (major)	Nonstructural	Double thoracic (MT)
3	Nonstructural	Structural (major)	Structural	Double major (DM)
4	Structural	Structural (major)	Structural (major)	Triple major (TM)[§]
5	Nonstructural	Nonstructural	Structural (major)	Thoracolumbar/lumbar (TL/L)
6	Nonstructural	Structural	Structural (major)	Thoracolumbar/lumbar-main thoracic (TL/L-MT

Structural criteria
(Minor curves)

Proximal thoracic	– Side bending cobb ≥25° – T2-T5 kyphosis ≥+20°
Main thoracic	– Side bending cobb ≥25° – T10-L2 kyphosis ≥+20°
Thoracolumbar/lumbar	– Side bending cobb ≥25° – T10-L2 kyphosis ≥+20°

Location of apex
(SRS definition)

Curve	Apex
Thoracic	T2-T11/12 disk
Thoracolumbar	T12-L1
Thoracolumbar/lumbar	L1/2 disk-L4

Modifiers

Lumbar spine modifier	CSVL to lumbar apex
A	CSVL between pedicles
B	CSVL touches apical body(ies)
C	CSVL completely medial

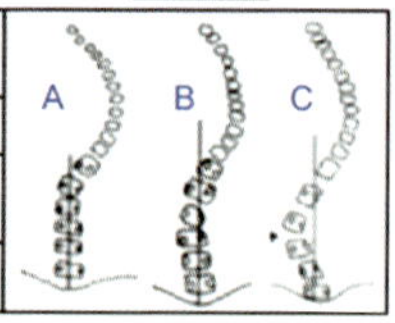

Thoracic sagittal profile T5-T12	
– (hypo)	<10°
N (normal)	10°–40°
+ (hyper)	>10°

Curve type (1–6) + lumbar spine modifier (A, B, C) + thoracic sagittal modifier (–, N, +)
Classification (eg, 1B+): ________

〈Lenke 척추측만증 분류〉

4. 대상 및 대상실조

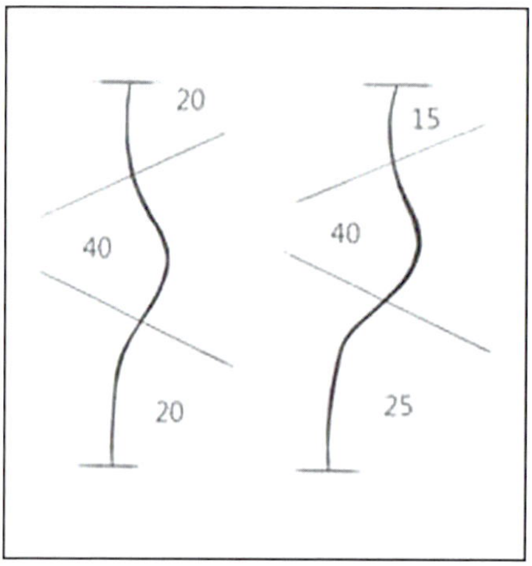

〈The Management of Spinal Deformities. Leatherman & Dickson,1988〉

이런 분류와 무관하게 신체 균형에 대한 개념이 있습니다. 대상(compensation)과 대상 실조(decompensation)이란 개념인데 아래 좌측 그림과 같이 중앙의 주만곡이 40이고 아래 위의 부만곡이 20도씩인 척추측만증은 균형이 맞아 있는 상태(compensation)입니다. 그러나 아래 우측 그림은 주만곡이 40도, 부만곡의 합이 40도라고 하더라도 요추 부분 만곡이 25도이고 경추가 15도라면 목의 중심과 골반의 중심이 어긋나게 됩니다. 이런 경우를 대상 실조 상태(decompensation)이라고 합니다. 대상 실조 상태의 척추측만증 환자는 균형이 맞지 않아 대상이 된 환자보다 쉽게 피곤해지고 나이가 들어감에 따라 퇴행성 변화가 더 빨리 진행할 가능성이 높을 것입니다.

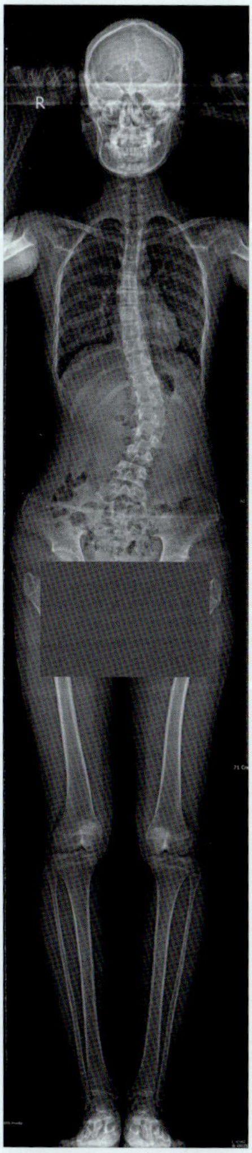

〈대상 실조를 보이는 특발성 척추측만증〉

11-4장. 특발성 척추측만증의 치료 원칙

1. 정확한 진단

모든 병이 마찬가지이겠지만 치료를 위해서는 정확한 진단이 우선입니다. 진단이 틀리면 치료도 틀리고 결과도 좋지 못할 것입니다. 척추측만증 치료에서 가장 중요한 것은 원인을 찾는 것입니다. 앞서 기술되었지만 척추측만증 원인은 아주 많습니다. 그러나 가장 흔한 원인은 특발성 척추측만증입니다. 특발성 척추측만증은 초기에는 기능성 척추측만증과 구분이 되지 않습니다. 둘 다 자각증상이 없기 때문입니다. 처음엔 기능성인 줄 알았는데 나중에 특발성으로 판명나는 경우도 있고 그 반대도 있습니다.

특발성 척추측만증인데 기능성 척추측만증으로 진단할 경우의 문제점

특발성 척추측만증은 점점 악화되어 수술까지 해야 할 수도 있는 병입니다. 그런데 기능성 척추만증이라고 오인하여 정기적인 관찰을 하지 않는다면 보조기 착용할 시기도 놓치고 결국 수술을 할 수도 있게 되는 것입니다.

기능성 척추측만증인데 특발성 척추측만증으로 진단할 경우의 문제점

특발성 척추측만증은 엑스선 촬영뿐 아니라 MRI 등, 몇 가지 검사가 더 필요할 수도 있습니다. 기능성 척추측만증은 그런 검사가 필요하지 않습니다. 그래서 과잉 검사 혹은 과잉 치료를 하게 될 가능성이 있습니다. 또한 각도가 좀 큰 기능성 척추측만증에서 보조기를 착용하게 되면 금전적, 시간적 낭비를 하게 되고 무엇보다도 학생이 필요 없는 괴로움을 당할 수도 있게 됩니다.

특발성과 기능성 척추측만증을 구분하는 것도 중요하지만 다른 척추측만증과의 구분은 더 중요할 수도 있습니다. 근육병에 의한 척추측만증은 초기에는 특발성과 비슷하고 말판증후군 등 증후군성 척추측만증도 특발성과의 구분이 쉽지 않을 수도 있습니다. 그래서 경험이 많은 척추측만증 전문가의 진단이 필요합니다.

2. 치료 원칙

특발성 척추측만증으로 진단되면 몇 가지 치료 원칙이 있습니다. 이 원칙을 알려면 자연경과, 진행 등에 대한 지식이 있어야 합니다만 일반적인 원칙은 아래와 같습니다. 이 일반적인 원칙도 의사들마다 다를 수도 있지만 제 원칙 위주로 적었습니다.

〈관찰만 하는 경우〉

1) 성장 중 20도 미만: 3개월 마다 검진
2) 성장 끝났는데 20도 미만: 검진 불필요
3) 성장 중, 20도 이상: 3개월마다 검진(악화되면 보조기)
4) 성장 끝났고 20세 미만, 20~50도: 20세 될 때까지 6개월 간격으로 검진
5) 성장 끝났고 30도 이상: 나이와 무관하게 6개월~1년 마다 검진

〈보조기〉

1) 성장 중, 정기 검진 중에 20도 미만에서 20도 이상으로 5도 이상 악화
2) 성장 중, 20도 이상: 3개월마다 검진하여 악화 시(성장 많이 남은 경우는 처음부터 보조기 착용)

〈수술〉

1) 10세 이상에서 성장 많이 남았는데 40도 이상

2) 성장이 끝났는데 50도 이상

3) 통증이 심한 경우(거의 없음)

4) 흉추 전만으로 인한 심한 폐기능 저하

12장. 신체 불균형과 깔창

척추측만증은 휘어진 각도만으로 모든 치료 방법을 결정할 수는 없는 병입니다. 신경계 기형, 폐기능 저하 등 동반된 문제도 있기 때문입니다. 각도가 크지 않고 이런 동반된 문제가 없다면 크게 걱정할 일은 아니지만 척추측만증은 신체 불균형으로 쉽게 피곤해지기도 하고 나이가 들어 통증이 생길 수도 있기 때문에 이에 대한 대비가 필요합니다. 통증에 대한 문제는 앞서 기술한 바가 있습니다. 신체 불균형은 척추측만증의 각도가 크다고 발생하는 것은 아닙니다. 즉 각도가 작더라도 발생할 수가 있습니다. 깔창은 이 신체 불균형을 어느 정도 호전시킬 수가 있습니다. 척추측만증에서 신체 불균형이 발생하는 이유는 아래와 같습니다.

〈척추측만증에서 신체 불균형이 발생하는 경우〉

1. 다리 길이 차이
2. 선천성 척추측만증, 특히 경흉추 및 요천추 반척추의 경우에서 신체 불균형이 심하게 나타남
3. 2중 혹은 3중 만곡 특발성 척추측만증에서 좌우의 각도 크기 합이 다를 경우
4. 3중 만곡에서 아래 위의 만곡 2개의 합이 중앙의 큰 만곡과 다를 때 혹은 합은 같더라도 아래 위 작은 만곡 두 개의 각도가 다를 경우(다음 쪽 그림 1)
5. 단일 만곡에서는 어깨 불균형이 대부분 나타남(다음 쪽 그림 2)

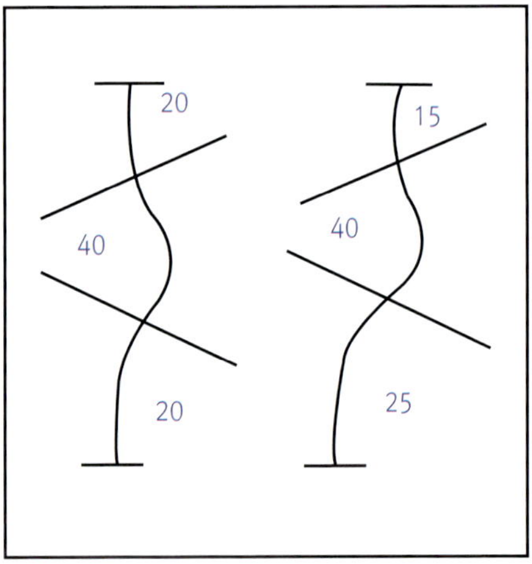

〈그림 1. 3중 만곡에서 맨 위와 맨 아래 만곡 각도가 다르면 불균형이 발생〉

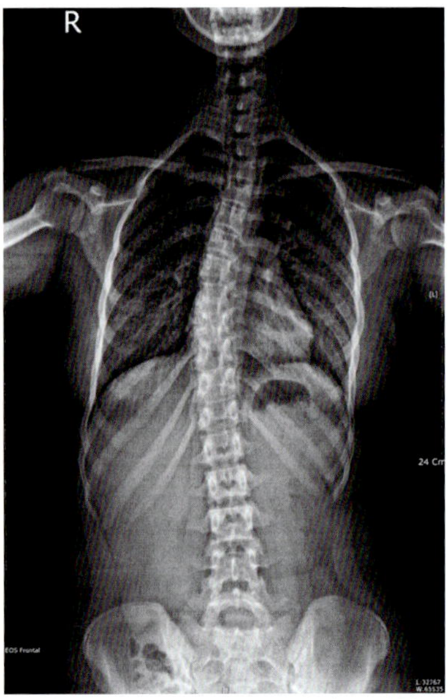

〈그림 2. 단일 만곡 혹은 주만곡의 각도가 부만곡보다 많이 클 경우는 어깨 불균형이 나타남〉

〈신체 불균형의 상세 원인들〉

1. 다리 길이 차이(하지 부동)

하지부동성 척추측만증은 다리 길이 차이가 주된 원인이며 무의식적으로 신체 균형을 맞추기 위해 척추측만증이 발생합니다. 앞서 기술했지만 하지부동성 척추측만증도 오래 지속되면 구조성으로 바뀔 수 있기 때문에 이에 대한 대비가 필요합니다. 다리 길이가 달라지는 원인은 아래와 같습니다.

A. 어릴 때 다리 길이가 달라지는 경우

1) 선천성 편측비대증(Congenital hemihypertrophy, 아주 드문 병)
2) 어릴 때 한 쪽 다리, 특히 관절 근처에 류마티스와 같은 염증성 질환이 생겼을 경우. 이런 경우는 병이 있는 다리가 길어집니다.
3) 관절 주위 뼈의 혈관종(hemangioma): 혈관종이 있는 다리가 길어집니다.
4) 성장기에 다리 뼈 골절이 있었던 경우: 성장기에 다리 뼈, 특히 성장판을 침범하는 골절이 있으면 다리 길이가 달라질 수 있습니다.
5) 연소기형 대퇴 골두 무혈성 괴사(Legg-Calve-Perthes disease): 아픈 쪽 다리가 짧아집니다.
6) 소아마비: 병이 있는 다리가 짧아집니다. 소아마비 자체로도 마비성 척추측만증이 발생할 수 있습니다. 그래서 척추측만증의 각도가 큰 경우가 많습니다. 다행히 소아마비는 이제 새로 발병하지는 않는 병이라고 발표되었습니다.
7) 어릴 때 성장판 손상: 손상 입은 다리 성장이 느려져 다리가 짧아질 수 있습니다.

B. 어른에서 다리 길이가 달라지는 경우

1) 다리 골절: 소아와 달리 골절된 다리가 짧아질 수 있습니다. 그러나 골절이 되었다고 전부 짧아지는 것은 아니고 여러 개 조각이 생기는 복잡 골절일 경우 그럴 확률이 있습니다.

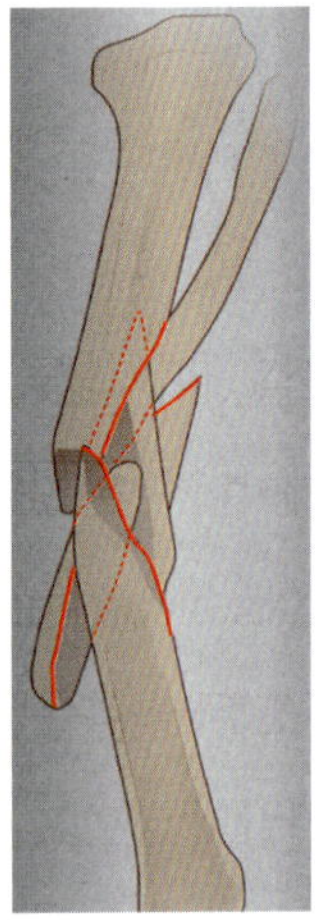

〈성인에서 다리가 짧아질 수 있는 정강이 뼈의 복잡 골절〉

2) 관절 유합 수술: 외상이나 염증으로 관절 유합(arthrodesis) 수술을 할 경우 그 쪽 다리가 짧아질 가능성이 있습니다.

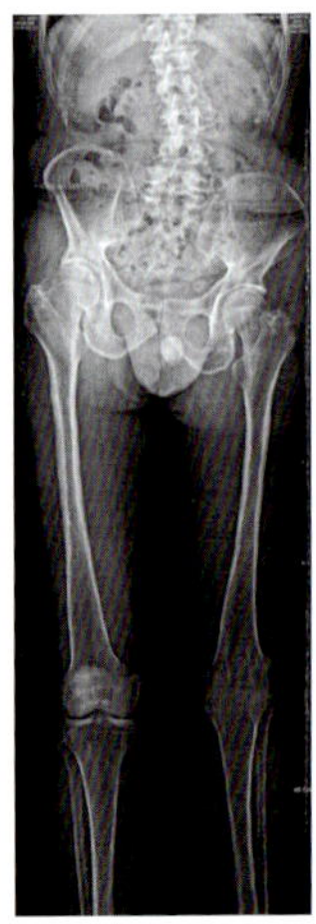

〈좌측 무릎 유합술 후 짧아진 좌하지〉

3) 한 쪽 관절의 관절염: 관절염이 생기면 관절 연골이 닳아 없어지기 때문에 심하지는 않지만 다리 길이가 달라질 수 있습니다. 또한 관절이 구축(contracture, 굳어서 움직이지 않는 경우)으로 인해서도 다리가 짧아질 수 있습니다.

2. 선천성 척추측만증에서의 불균형

선천성 척추측만증은 태어날 때부터 척추 뼈 모양이 정상이 아닌 경우입니다. 선천성 척추측만증의 형태에 따라 신체 불균형이 나타납니다. 뒤에 기술될 선천성 척추측만증(16장)을 참고하시면 되겠습니다. 선천성 반척추의 경우에서 불균형이 흔히 나타납니다. 유아기에는 불균형이 별 문제가 되지 않는 경우가 많지만 성장하면서 신체 균형을 맞추기 위해 이차 척추측만증이 발생합니다. 이차 척추측만증이 생기면서 신체 균형이 어느 정도 맞춰지는데 이 이차 척추측만증이 오래 되면 구조성으로 바뀌어 수술을 할 때 수술 범위가 커지기도 합니다. 가장 불균형이 심한 형태는 경흉추 반척추(cervicothoracic hemivertebra)와 요천추 반척추(lumbosacral hemivertebra)입니다. 불균형이 심할 경우는 수술이 적응됩니다.

3. 특발성 척추측만증에서의 불균형

특발성 척추측만증은 일반적으로 신체 불균형이 발생하지 않습니다. 그러나 좌우로 휘어진 각도가 다를 경우, 즉 우측으로는 40도 휘어졌지만 좌측으로는 25도만 휘어진 경우는 신체 불균형이 발생할 수 있습니다. 이런 경우가 아니라도 특발성 척추측만증이 있으면서 다리 길이가 달라서 불균형이 발생하는 경우도 드물지 않습니다.

〈신체 불균형과 어깨〉

신체 불균형은 골반과 어깨 높이 차이를 유발할 수 있습니다. 어깨 높이 차이는 신체 불균형이 없더라도 나타날 수 있기 때문에 어깨 높이가 다르다고 불균형이 모두 있다고 단정할 수는 없습니다. 어깨 높이 차이는 자각 증상은 별로 없지만 여름에 얇은 옷을 입으면 처진 한 쪽 어깨가 더 많이 드러나기 때문에 미용적으로 신경이 쓰이는 증상입니다. 또한 프로필 사진을 촬영할 때 드러나기도 합니다. 드물게는 아래 그림처럼 다리 길이가 다른 척추측만증이 있는데도 좌우 척추 만곡의 크기가 달라 어깨 균형이 맞는 경우도 있습니다.

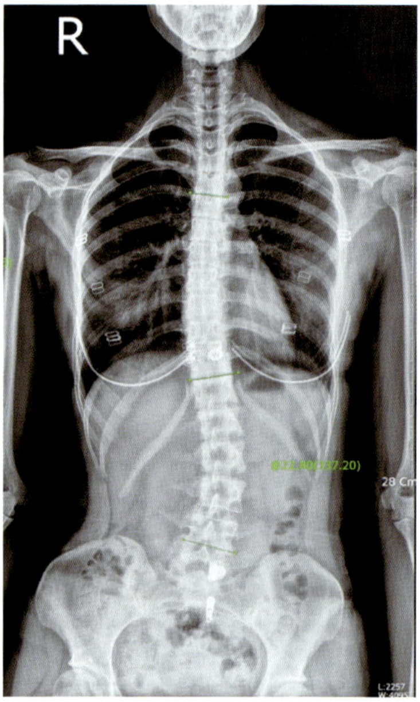

〈다리 길이가 달라 골반이 기울어져 있는데도 요추 만곡 각도가 크고 흉추 만곡 각도가 작아 어깨 균형은 유지되는 경우〉

〈깔창〉

신체 불균형이 있는 척추측만증에 사용되는 깔창은 기본적으로 한 쪽만 착용시킵니다. 흔히 보조기 회사에서 권하는 높이가 같은 양쪽 깔창은 척추측만증으로 인한 신체 불균형 호전과는 무관하기 때문에 이 책에서 기술하지는 않습니다. 양쪽 깔창도 높이가 서로 다른 것은 불균형 교정에 도움이 됩니다. 제가 사용하는 깔창은 아주 저렴한 것으로 시중에서 쉽게 구할 수 있는 것입니다. 두께는 대개 2 mm 정도인 것을 사용합니다. 척추측만증 진단을 위한 기본 엑스선 촬영은 전신 기립 사진이지만 신체 불균형이 있다고 생각될 경우에는 하지 길이를 보는 엑스선 사진(scannogram)도 촬영합니다. EOS라는 엑스선 촬영 장비는 상체와 하체 모두를 한 화면으로 촬영할 수 있어서 척추와 하지가 한 화면에 나타나기 때문에 신체 균형과 다리 길이를 보는데 유용합니다. 저의 경우는 엑스선 촬영을 하면 우선 다리 길이 차이가 있는 지 확인한 후 골반과 어깨 불균형이 있는지를 확인합니다. 문제가 있다고 확인되면 깔창이 도움이 될지 여부를 판단합니다. 만약 다리 길이 차이가 발견되고 짧은 다리 쪽 골반과 어깨가 처져 있다면 깔창의 좋은 적응증이 됩니다. 가끔은 척추측만증의 만곡 형태에 따라 짧은 다리 쪽의 골반이나 어깨가 더 올라간 경우도 있습니다. 이런 경우는 깔창의 적응이 되지 않습니다. 깔창을 처음에는 2 mm 두께를 쓰는 이유는 처음부터 한 쪽 다리를 깔창에 의해 너무 높이면 보행에 많은 불편을 느낍니다. 가끔은 다리나 골반에 통증을 느끼는 경우도 있습니다. 한편 다리 길이가 2 mm 이상, 심하게는 1 cm 정도 차이가 나는 경우도 있는데 2 mm 깔창을 3~4주 간격으로 추가로 사용합니다. 깔창 적용 기간에는 3~4주 간격으로 내원하여 엑스선으로 균형 확인을 합니다. 제 환자의 경우는 깔창 4개까지 사용하는 경우도 있었습니다. 이런 경우는 적응되고 난 후 두꺼운 깔창 한 개를 따로 제작하게 합니다. 다리길이 차이만큼 깔창으로 다 보상시킬 필요는 없습니다만 불편하지 않다면 골반이나 어깨 높이가 비슷해 질 때까지 점차 높입니다. 깔창은 서 있거나 걸어 다닐 때 신체 균형을 맞추기 위한 목적입니다. 그래서 깔창은 기본적으로 구두나 운동화에 사용합니다. 샌들이나 하이힐에는 사용되기 어렵습니다. 학생들의 경우 학교에서 사용하는 실내화에 착용시켜도 되지만 실내화를 신고, 일어서서 활동하는 시간은 많지 않기 때문에 착용을 권하지는 않습니다. 깔창 한 두 개 정도는 기존 운동화에 사용될 수 있지만 두께가 두꺼워지면 신발이 작다고 느끼게 됩니다. 그래서 가끔 발보다 약간 큰 신발을 권유하기도 합니다.

-깔창의 효과-

저의 경우 깔창을 사용한 척추측만증 학생들은 대부분 잘 적응하고 있습니다. 사용하고 나서 적응이 되면 평소와 다르게 느끼는 경우는 거의 없었습니다. 오히려 더 편해졌다고 말하는 학생도 많았습니다. 이것은 양쪽 골반과 어깨가 수평이 되고 앞서 언급한 미용적인 문제도 호전되었기 때문이라고 생각합니다. 어떤 학생은 깔창을 사용하기 전에 평소 느끼던 가벼운 통증과 불편함이 사라졌다고 말하기도 하였습니다. 또한 적지 않은 경우에서 척추측만증 각도가 호전되었습니다. 호전되지 않은 경우라도 원칙을 지키면, 나빠지는 경우는 없었습니다.

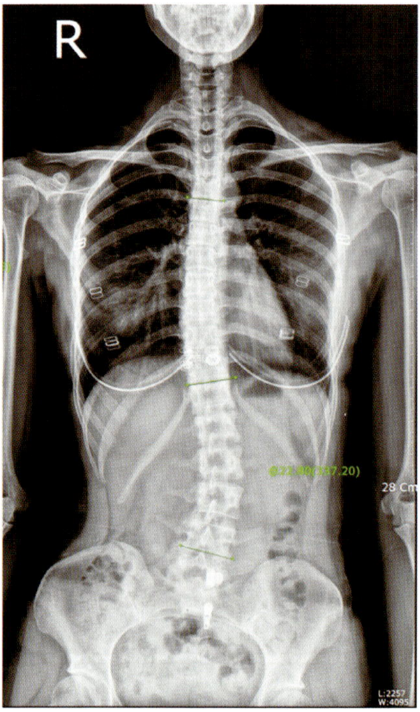

〈좌측 골반이 낮지만 좌측 어깨가 높아져 있어 깔창 적용이 안됨〉

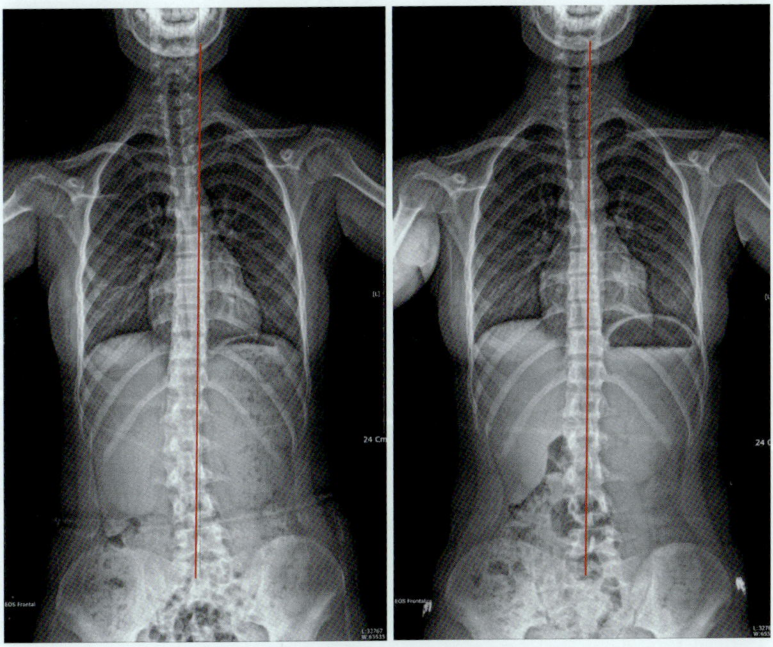

〈우측 깔창 착용 전후 사진. 좌=깔창 전/우=깔창 후〉

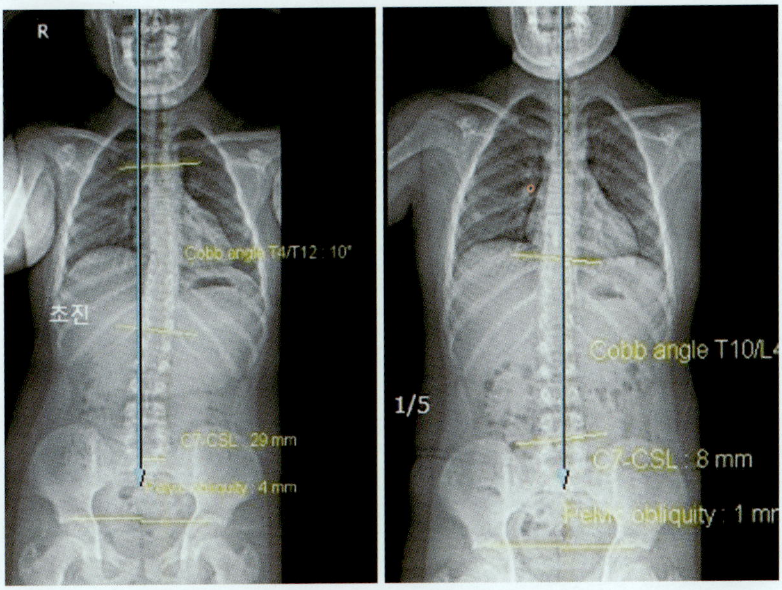

〈좌측 깔창 착용 전후 사진. 좌=깔창 전/우=깔창 후〉

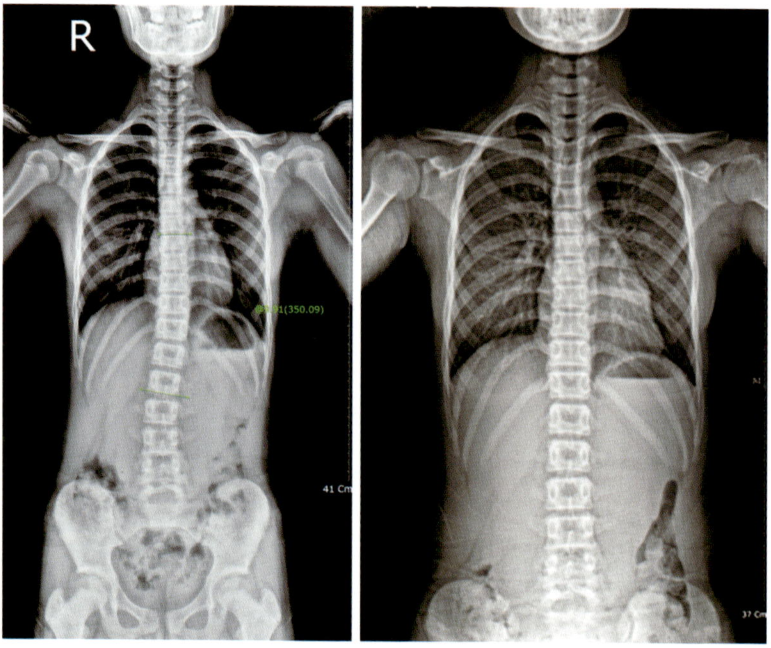

〈좌측 깔창 착용 전후 사진. 좌=깔창 전/우=깔창 후〉

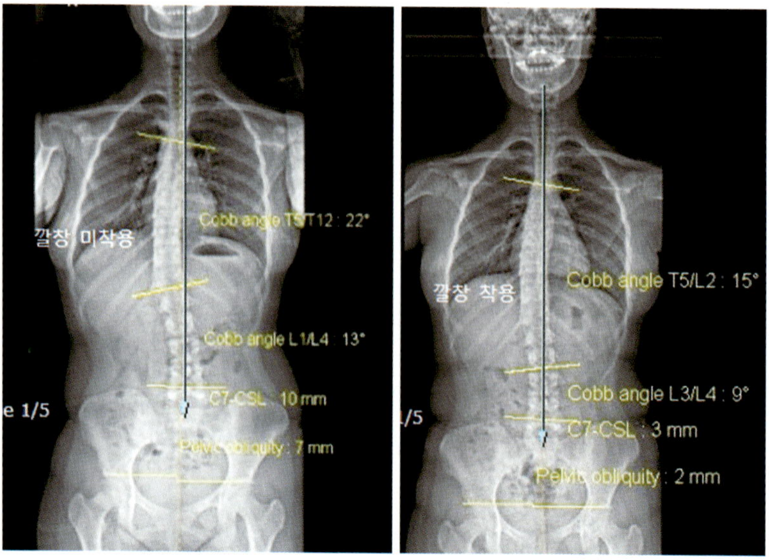

〈좌측 깔창 착용 전후 사진. 좌=깔창 전/우=깔창 후. 흉추 만곡이 22도에서 15도로 호전〉

Heel (깔창)

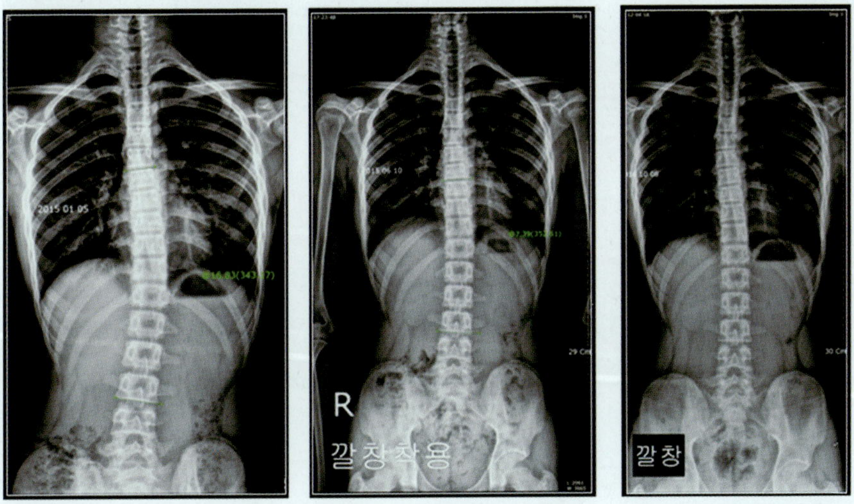

깔창 착용 전 　　 5개월 후 　　 9개월 후

〈깔창 착용 전후 사진〉

〈주치의께서 주의할 점〉

깔창이 만능은 아닙니다. 제 경험 상 깔창을 사용한 처음에는 신체 균형이 호전되었다가도 점차 균형이 소실되는 경우도 있었습니다. 이런 경우는 대부분 기능성 척추측만증으로 처음에는 척추가 휘어져 있어서 깔창을 착용시켰는데 기능성 측만증 자체가 호전되면서 균형이 맞아졌는데 계속 깔창을 사용할 경우 오히려 균형이 틀어지게 됩니다. 그래서 깔창 착용 후 적응된 다음 안정기(신체 균형이 맞아진 경우)라도 정기적(저의 경우는 3개월 간격)으로 엑스선 사진을 촬영하여 균형이 유지되는 것을 확인하는 것이 좋겠습니다.

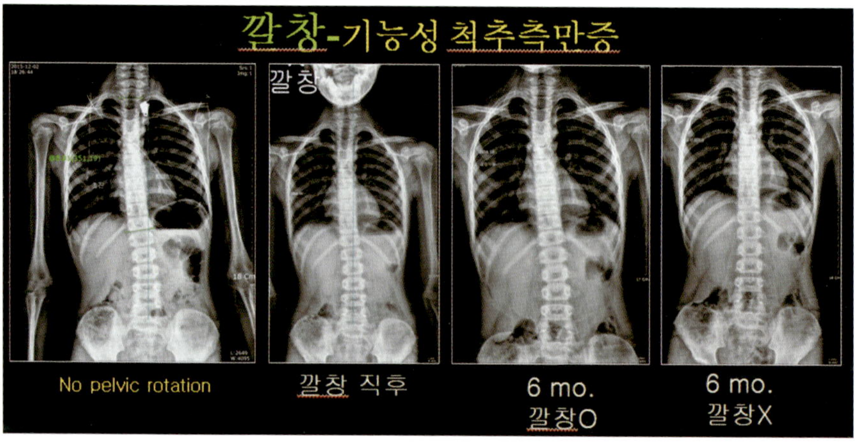

〈기능성 척추측만증에서 불균형으로 깔창 사용 직후 호전되었으나 6개월 후 척추측만증이 호전되면서 깔창이 불필요해 진 경우〉

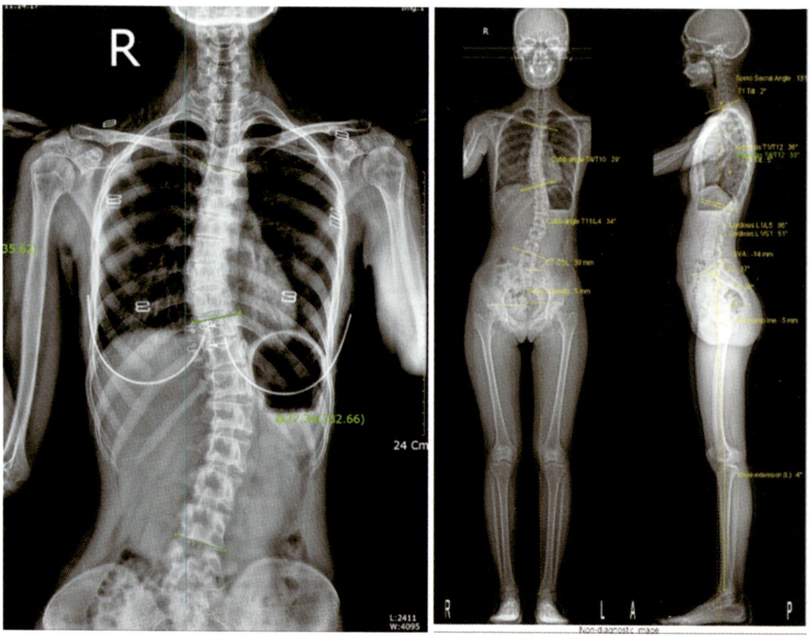

〈상체는 좌측으로 기울어져 있어서 깔창을 좌측에 깔아야 하는 상황이지만 어깨는 좌측이 올라가 있는 경우는 좌측에 깔창을 깔면 좌측 어께가 더 올라가기 때문에 깔창을 깔기가 곤란함〉

아래 그림은 깔창을 잘못 제작한 경우입니다. 깔창을 착용하기 전에는 신체 균형이 어느 정도 유지되고 있었지만 깔창 착용 후에는 상체가 우측으로 기울어졌습니다. 오른 쪽의 깔창 사진을 보면 좌측이 두껍습니다.

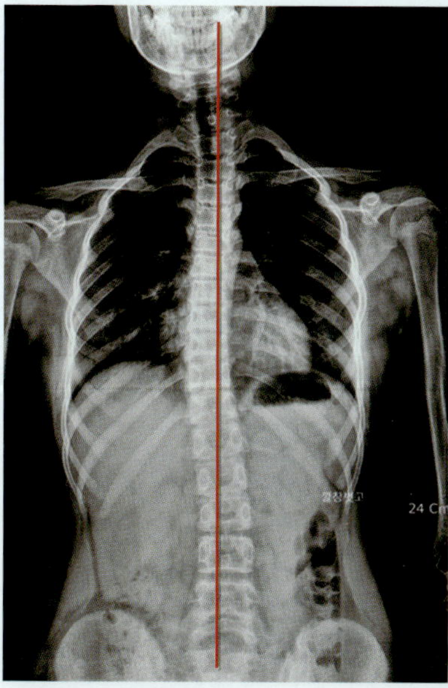

〈깔창 착용 전〉

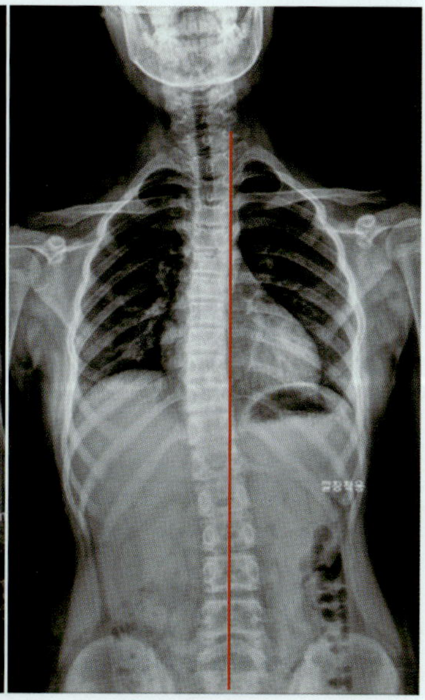

〈깔창 착용 후〉

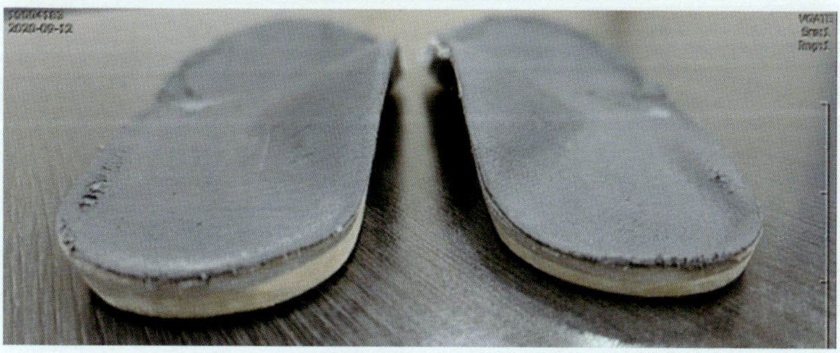

〈좌측이 두꺼운 깔창〉

13장. 척추측만증 운동

- 각각의 운동은 통증이 생기면 중단해야 합니다 -

1. 척추측만증 운동

1) 앉아서 윗몸 굽히기

기초적인 척추 유연성 향상 효과가 있으며 척추측만증으로 인한 흉추 전만을 감소시키는 효과가 있습니다.

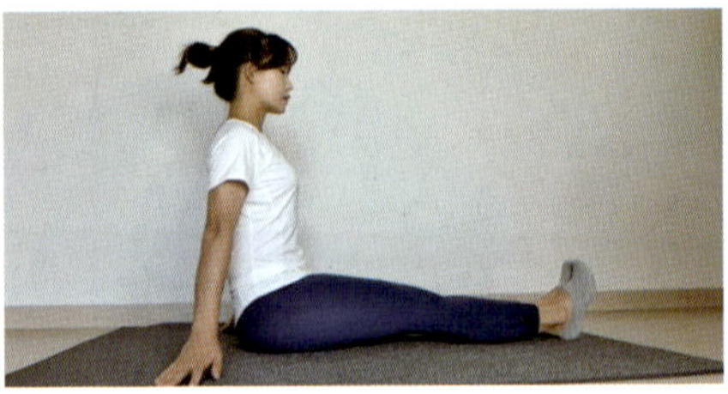
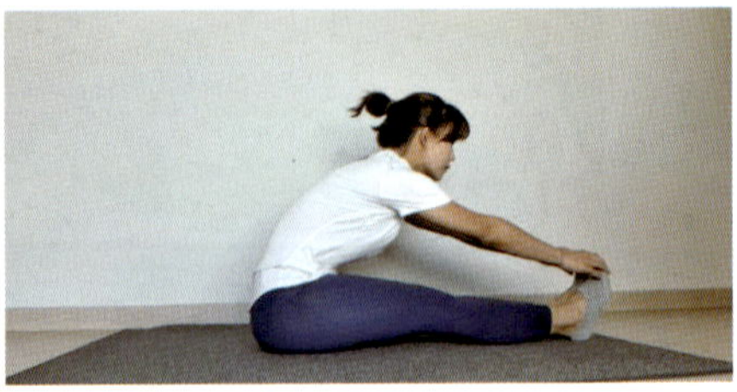

2) 복근 강화 운동

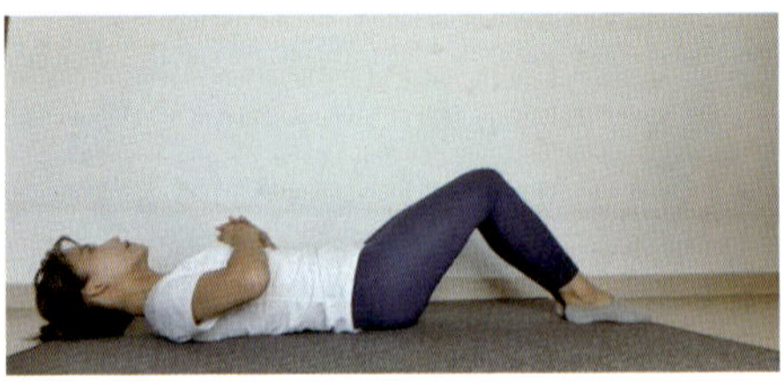
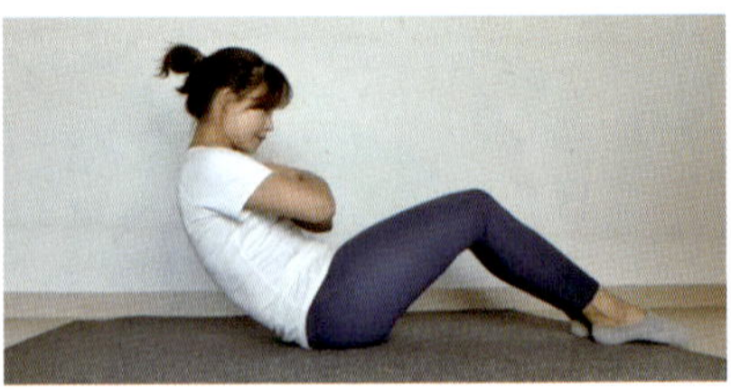

3) 등 근육(기립근) 강화 운동

2), 3): 복근과 등 근육(척추 신전근)은 척추를 지탱해 주는 기본 근육입니다. 척추측만증은 척추가 휘어져 있어서 이런 근육이 제 기능을 발휘하는데 문제가

있을 수 있으므로 이에 대한 강화가 필요합니다. 15~20회씩 3~5 세트 실시합니다. 하루 한 번 정도면 괜찮습니다. 기립근 강화 운동은 엎드린 자세로 숨을 들이마시며 팔을 앞으로 뻗은 자세에서 숨을 내쉬고 상체를 들어 올립니다. 이 때 턱은 아래로 당긴 자세를 취합니다.

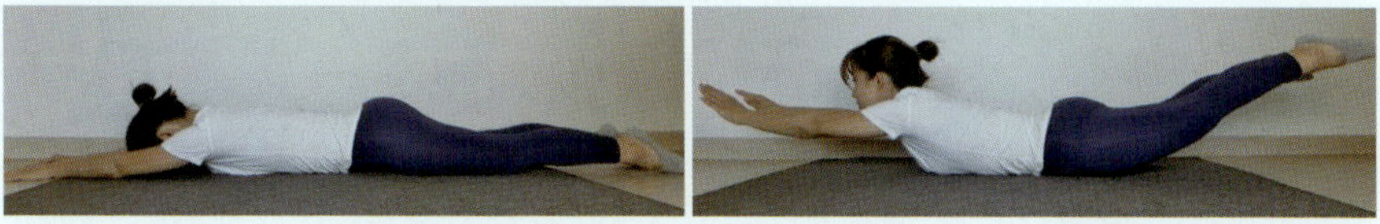

4) 고양이 자세 운동

등 근육과 복근을 강화시켜 주며 측면 척추에서 요추전만과 흉추후만을 유지시키는 효과가 있습니다.

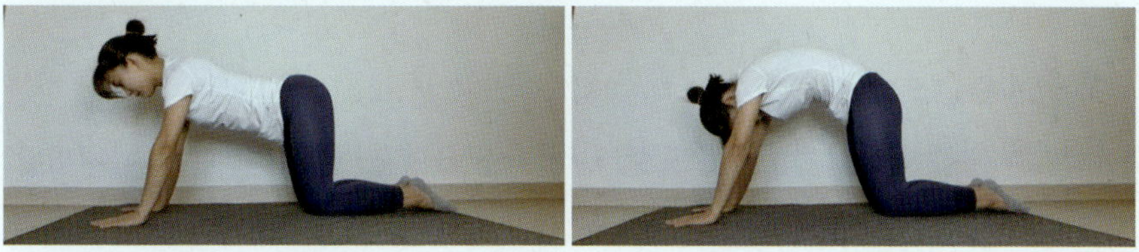

5) 허리 바닥에 붙이기 운동

허리 강화 운동의 일종으로 다리를 구부려 세운 자세로 복부근육을 수축하여 허리를 바닥에 최대한 밀착시킨 후 10초 간 유지합니다.

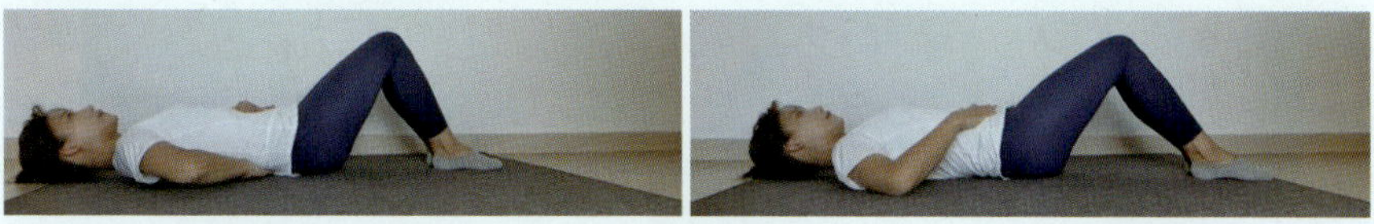

6) 척추 좌우 유연성 운동

지금부터는 척추측만증과 직접적으로 관련된 운동입니다. 옆으로 휘어진 척추를 스트레칭으로 풀어주는 효과가 있습니다. 많은 척추측만증은 좌우 양방향으로 휘어져 있으므로 이 운동도 양방향으로 시행합니다. 그러나 가끔 한 쪽으로만 휘어진 경우도 있는데 이 경우에는 의사선생님과 상의하여 어느 방향으로 더 많이 하는 것이 좋은 지 상담을 받고 시행하는 것이 좋겠습니다.

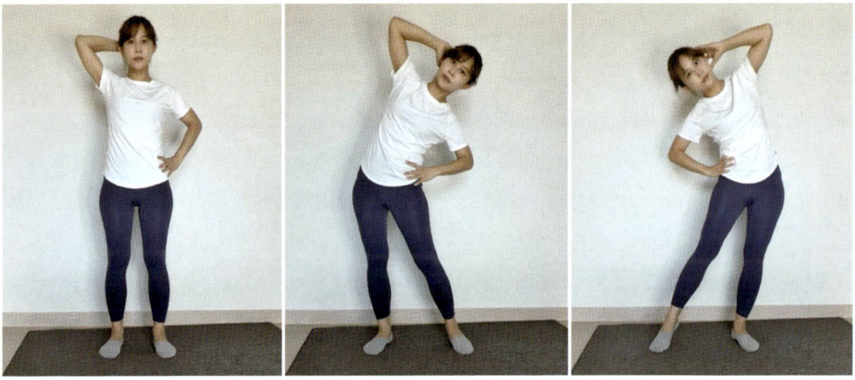

7) 서서 골반 들어 올리기

서 있는 자세에서 척추측만증으로 인해 처진 골반을 들어 올리는 운동입니다. 골반이 처진 쪽 옆구리 근육을 강화시켜 골반의 수평을 유지시키는데 도움을 줍니다. 양쪽을 같이 하는 것이 좋으나 한 쪽 골반이 처진 경우는 처진 쪽을 더 많이 운동합니다.

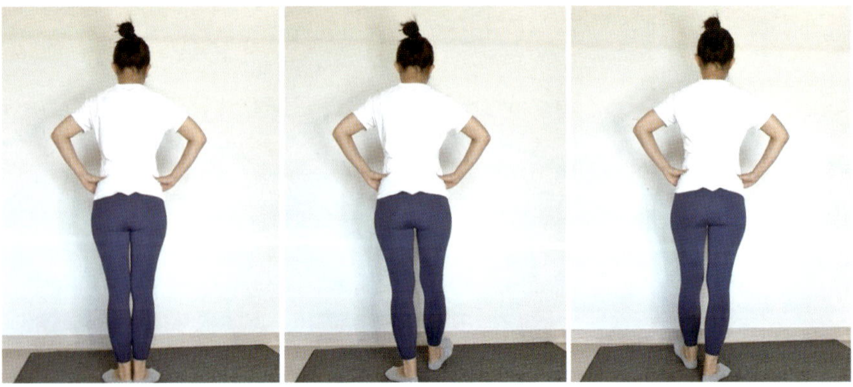

8) 앉아서 골반 들기

서서 골반 들기 와 같은 효과입니다. 학생들의 경우 걸상에 앉아서 쉽게 따라 할 수 있습니다.

2. 척추측만증 보조 운동

아래 사진은 척추측만증 운동 사진이지만 일반적인 척추 운동이 포함되어 있습니다.

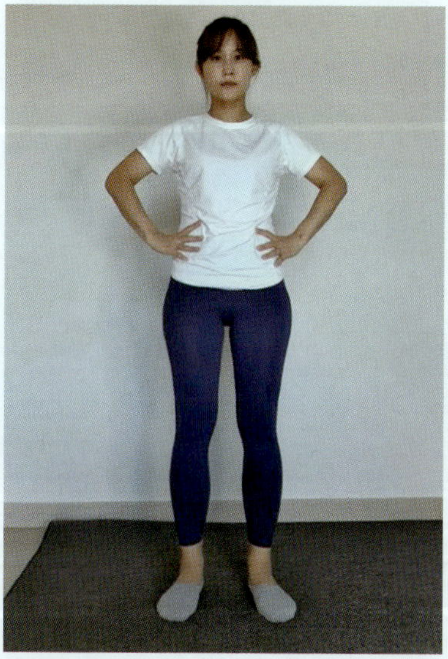

1) 차렷 자세에서 다리를 약간 벌리고 양손을 허리에 얹는다. 숨을 힘껏 들이 마시고 손으로 양쪽 골반을 밀면서 상체를 위로 5초간 끌어 올린후 숨을 천천히 내쉬면서 상체를 내린다.

2) 차렷 자세에서 가슴 밑에 튀어나온 부분에 양손을 대고 숨을 들이 마시면서 5초간 지그시 누른 후 천천히 푼다.

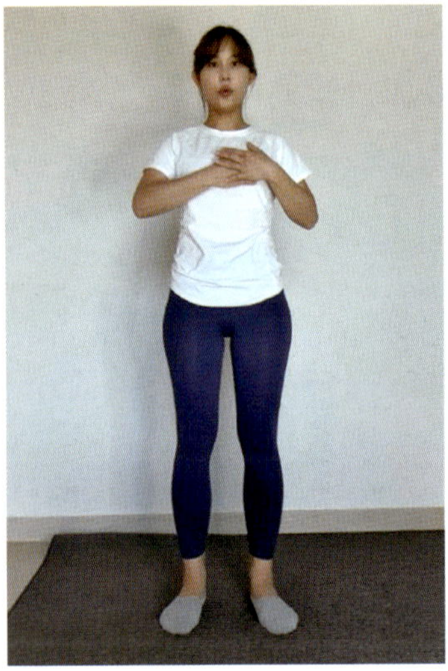

3) 편안히 누워 무릎을 세우고 양손을 머리 뒤에 대고 윗몸 일으키기를 한다.

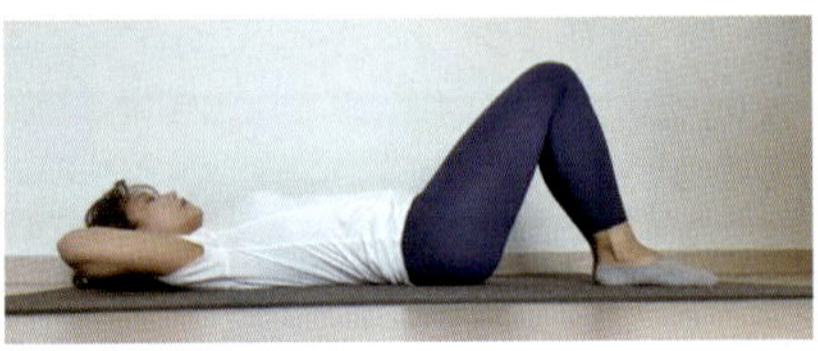

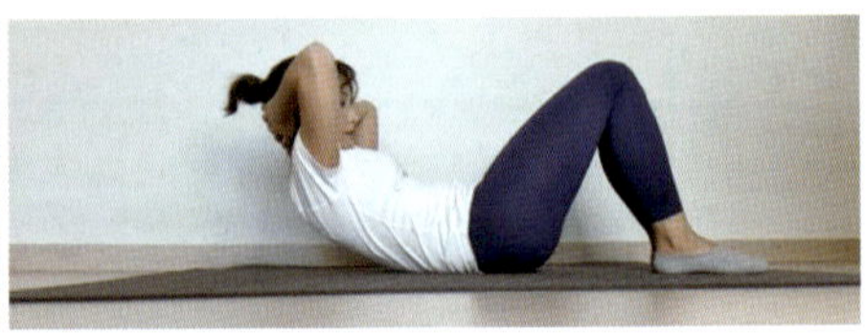

4) 편안히 누워 손바닥을 바닥에 대고 상체는 들지 않고 하체만을 들어 올린다. 이때 무릎은 펴고 발이 땅에 닿을 정도로 몸을 구부린다.

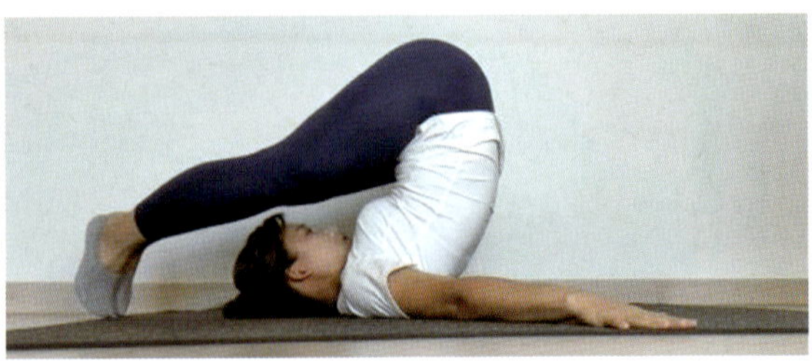

5) 엎드려 누워서 손으로 양 발목을 잡는다. 그림과 같이 손으로 발을 잡아 끌면서 몸을 젖힌 상태로 5초간 멈춘다.

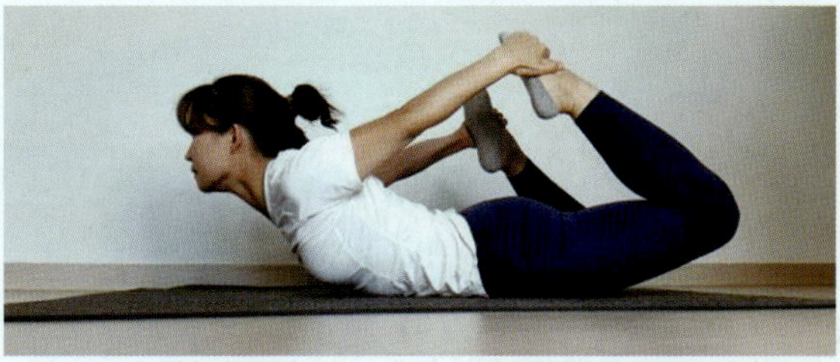

14장. 보조기

보조기를 착용할 것인가에 대한 논란이 있었습니다. 1980년대 미국에서 보조기를 착용해야 수술을 해야 할 정도까지 악화되는 것을 막을 수 있다는 주장과 보조기를 착용시키더라도 성장이 끝나고 나서 보조기를 착용하지 않으면 원래 나빠질 정도까지 나빠진다는 주장이 대립되었습니다. 아직 결론이 나지는 않았지만 저는 보조기 착용을 찬성하는 쪽입니다. 보조기를 착용했지만 악화되어 수술을 하게 된 경우도 있지만 보조기를 착용하라고 했는데 착용하지 않아 수술을 하게 된 경우도 있었습니다. 또 수술을 할 지 말 지 경계선에 있는 경우에 보조기를 채우면 성장이 마칠 때까지 악화되지 않아 수술을 하지 않아도 되는 경우를 무수히 관찰했기 때문입니다. 성장기에서 40도 이상 척추측만증은 수술의 적응이 됩니다. 40도 남짓 되는 척추측만증 학생이 서울의 대형 대학 병원에서 수술을 해야 한다고 듣고 저에게 와서 수술을 하고 싶지 않다고 해서 보조기를 착용시킨 후 성장이 끝날 때 악화되지 않아서 만족하는 부모님과 아이들을 많이 봐왔습니다. 특히 수면용 보조기만 착용시키는 경우에는 학생들의 순응도(보조기 착용을 잘 따르는 것)가 매우 높았습니다. 그래서 보조기 성공율(성장이 끝날 때까지 처음보다 5도 이상 나빠지지 않는 경우)이 상당히 높았습니다. 또한 보조기를 착용하여 각도가 나빠지지 않는다면 나이가 들어서 요통이 생길 확률도 줄일 수 있습니다. 각도가 크면 클수록 요통이 생길 확률이 커지기 때문입니다. 그래서 저는 보조기 착용 주장을 지지합니다.

1. 착용 예

척추측만증 치료에 사용되는 보조기의 종류는 상당히 많지만 기본 개념은 비슷합니다. 제일 처음 도입된 것이 밀워키 보조기인데 1946년 Blount와 Schmidt가 개발했습니다. 처음에는 수술 후 척추 외고정용으로 개발되었다가 수술하지 않는 경우에도 사용되었습니다. 그 외에 흉요추 보조기가 대표적이고 최근 동적 교정 보조기(dynamic corrective brace 일명 밴드 보조기), 견인보조기 등이 개발되었습니다. 보조기는 성장기에만 적응됩니다. 성장기가 지난 경우에 보조기 착용을 권한 경우도 있지만 이것은 당연히 돈과 시간 낭비일 뿐입니다.

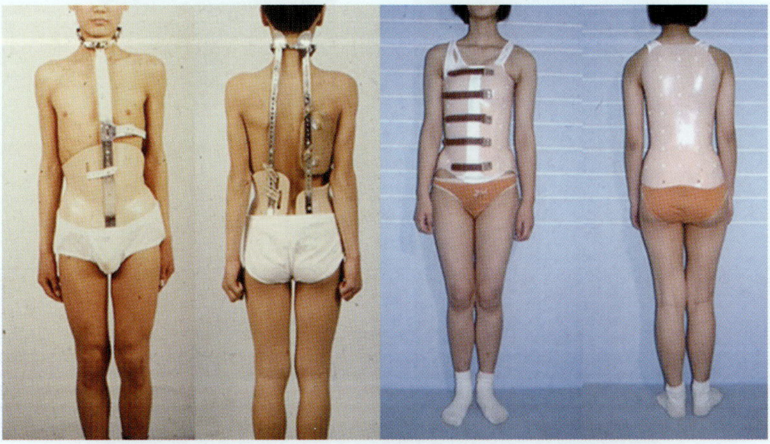

〈좌측-밀워키 보조기/우측-high profile 흉요천추 보조기〉

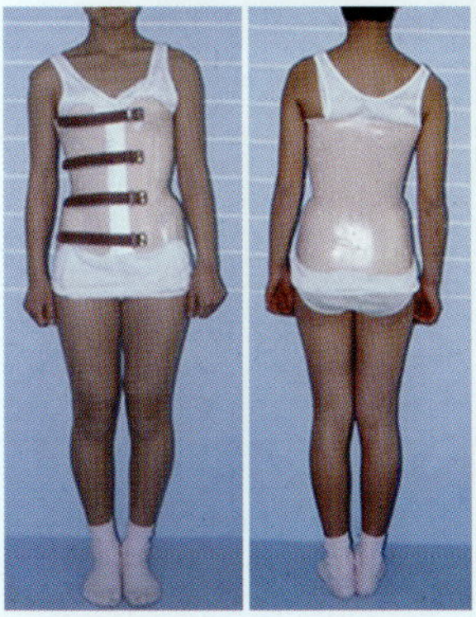

〈low profile 흉요천추 보조기〉

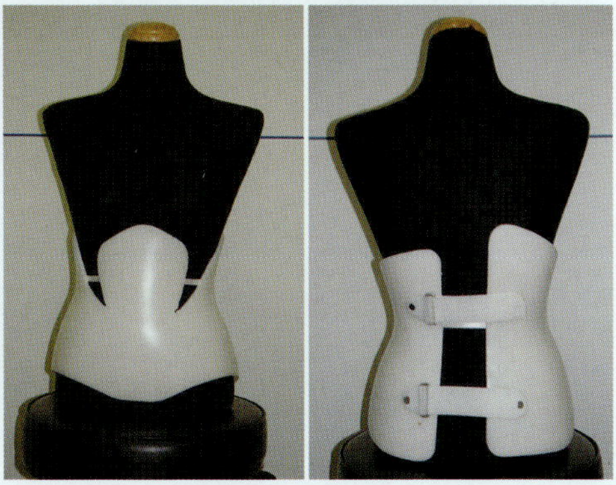

〈보스톤 보조기〉

〈흉요천추 보조기 착용의 예〉

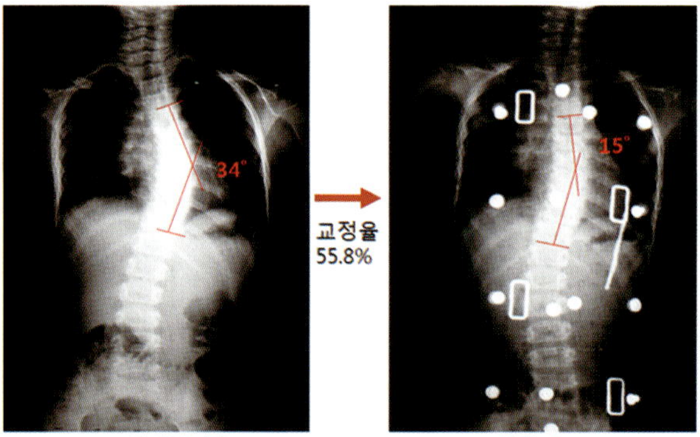

보조기 착용 전 착용 후

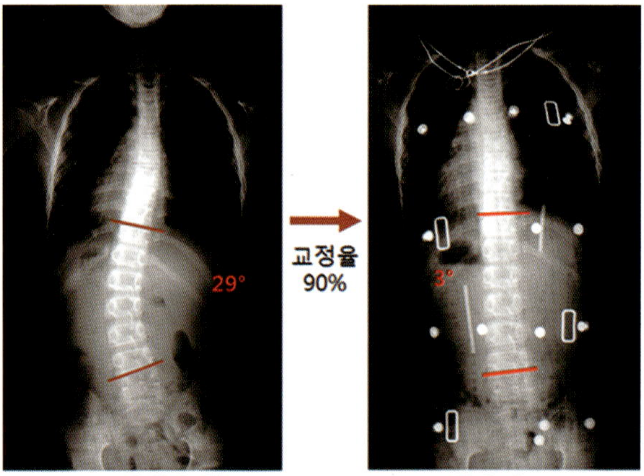

보조기 착용 전 착용 후

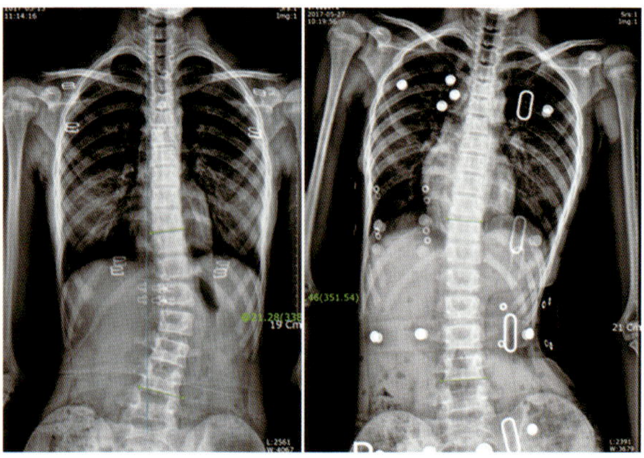

〈수면용 보조기 착용 전후 사진-요추 만곡일 경우에 효과가 더 좋고 착용 후 각도가 반대로 넘어가면 효과가 더 좋은 것 같습니다.〉

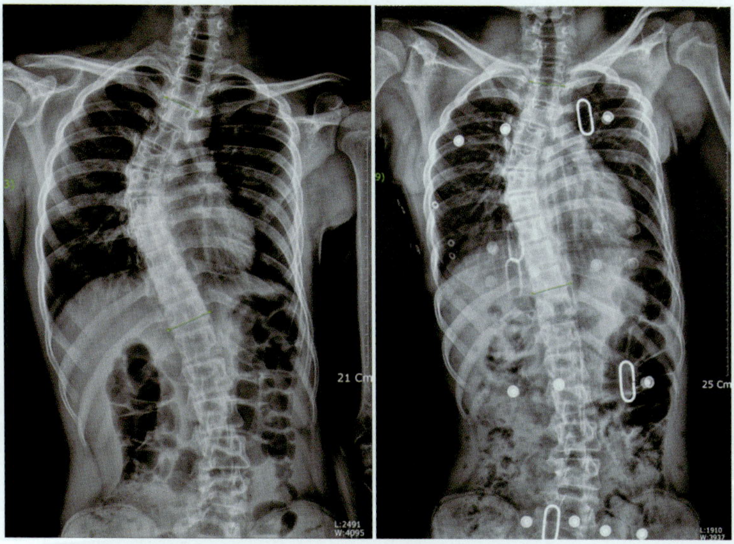

〈각도가 큰 척추측만증은 보조기 효과가 좋지 않습니다.〉

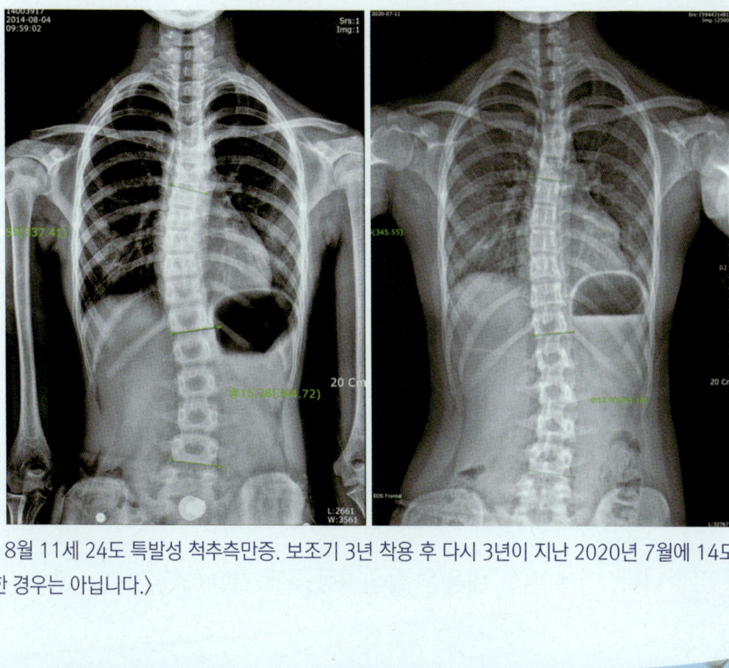

〈2014 8월 11세 24도 특발성 척추측만증. 보조기 3년 착용 후 다시 3년이 지난 2020년 7월에 14도로 호전됨-흔한 경우는 아닙니다.〉

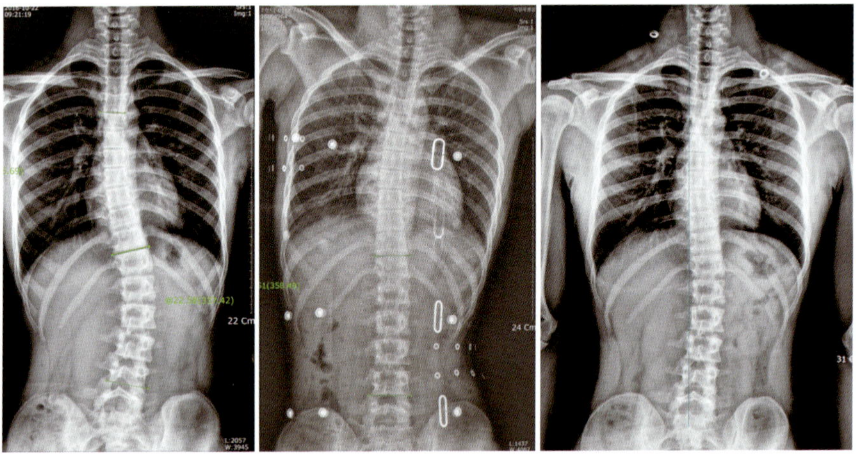

〈보조기 착용 시작 전-시작 직후-3년 6개월 후(보조기 중지 1년 후). 호전된 것이 보입니다.〉

2. 보조기 착용 방법

밀워키 보조기는 요즘 거의 착용시키지 않으므로 여기서는 흉요천추 보조기와 수면용 보조기에 대해서만 기술하겠습니다.

흉요천추 보조기는 처음 개발되어 나올 때 하루 20~23시간 착용하는 것을 원칙으로 하였습니다. 성장기에만 착용하는 것이 원칙입니다. 적응증은 특발성 척추측만증에서는 20도에서 40도 사이의 만곡이 있을 경우입니다. 보조기는 교정기가 아닙니다. 즉 교정 효과가 아니라 악화를 방지하는 것입니다. 그러나 성장이 끝나고 보조기를 완전히 졸업하고 나서 각도는 처음보다 약 10~15% 호전을 보이는 것이 일반적입니다. 10~15%는 2~6도 정도의 각도이므로 사실 상 눈에 띄게 좋아지지는 않는 것입니다. 드물게는 50% 호전을 보이는 경우도 있습니다. 흉요천추 보조기는 밀워키 보조기와 마찬가지로 체육 활동이나 목욕할 때 외에는 항상 착용하는 것이 원칙이었습니다. 그러나 악화 방지가 목적이라면 악화되는 밤 시간에만 착용하는 것이 더 편하다는 생각에 저는 10여 년 전부터 밤에만 채우고 있습니다. 이에 대한 내용은 앞의 9장-6에 기술하였습니다. 보조기는 딱딱하기 때문에 보조기 안쪽에 런닝 셔츠 같은 얇은 옷을 입기를 권합니다. 또 여름에는 덥기 때문에 매일 샤워를 하는 것이 좋습니다. 보조기를 착용하면 평소보다 조금 더 큰 바지나 치마를 입어야 합니다. 수천 명의 학생들에게 보조기를 채워 본 제 경험 상 거의 대부분의 학생들은 보조기를 잘 착용하였습니다. 보조기를 잘 착용하는 것은 학생들의 성격이 좌우하는 것 같았습니다. 보조기를 착용하는 학생들은 심한 척추측만증을 가지고 있지 않으므로 척추측만증이란 병을 잘 이해해서 본인이 심각한 상황이 아니며 보조기도 평생이 아닌 짧게는 1년, 길어도 3, 4 년 정도 착용하면 된다는 긍정적인 생각을 가진 학생들이었습니다. 물론 3, 4 년은 짧은 시간은 아니지만 수면 보조기의 경우 잠잘 때만 착용하므로 적응이 되면 오히려 착용하지 않으면 불편하다고 말하기도 합니다. 보조기는 며칠 착용하지 않아도 별 문제는 없었습니다. 정기 점진 때 보조기를 착용하지 않고 사진 촬영을 해야 악화되었는지 여부를 알 수 있는데 보조기를 착용하다가 벗자마자 바로 엑스선 촬영을 하면 보조기 효과 때문에 각도가 작게 보일 수 있습니다. 그래서 24~48시간 정도는 보조기를 착용하지 않고 병원에 와서 엑스선 사진을 찍어봅니다. 또한 수학여행을 갈 때도 보조기를 들고 가지 말라고 합니다. 보조기를 착용하는 시기는 감수성이 예민한 청소년기이기 때문에 친구들에게 보조기를 보이기 싫어하는 이유도 있지만 제 경험 상, 일 년에 몇 번, 며칠 간 보조기를 착용하지 않는다고 해서 악화되는 것 같지는 않았습니다. 보조기를 처음 착용하면 갑갑한 느낌을 느낄 수 밖에 없습니다. 그래서 처음부터 소위 찍찍이(velcro band)를 꼭 조이게 붙여서 착용하지는 않습니다. 착용 첫날은 수면 중 벗겨지지 않을 정도로 느슨하게 착용하고 일주일~열흘 사이에 점점 더 조여서 착용합니다. 착용 도중 통증이 생기는 경우가 있는데 보조기가 몸에 맞지 않아서 통증이 생긴 것이 아닌 지 확인해야 합니다. 즉 보조기의 어떤 부위가 옆구리나 갈비뼈 부위를 부분적으로 심하게 압박되면 통증이 생기는데 이런 상황은 피해야 합니다. 특정 부위가 아프다면 보조기 제작회사에 의뢰하여 보조기를 고쳐야 합니다. 고치는 부위는 담당 의사와 상의해서 정하는 것이 좋습니다. 불편한 부위를 잘라내 버리면 보조기 효과가 떨어지는 경우가 생길 수 있기 때문입니다. 또 확인해야 할 것은 보조기 원리 부분에서 설명 드렸듯이 압박 패드가 제 위치에 있는 지 확인하는 것입니다. 이것은 엑스선 사진에서만 확인할 수 있기 때문에 담당 의사가 결정해야 합니다.

3. 수면용 보조기

수면용 보조기는 말 그대로 잠 잘 때만 착용하는 보조기입니다. 수면보조기(Charlston bending brace, Night time bending brace)는 1979년 C. Ralph Hooper, Jr.에 의해 개발되었습니다. 즉 밤에 척추를 옆으로 굽힌 상태(bending)로 착용하는 보조기입니다. 앞서 기술한 흉요천추보조기는 주로 요추 굴곡과 압박에 의해 각도를 줄이는 원리이고 수면용 보조기는 척추를 측면으로 굴곡 시켜서 각도를 줄이는 원리입니다. 그래서 보조기 안쪽 면에 압박 패드를 붙이지 않는 경우도 많습니다. 수면용 보조기 효과가 흉요천추 보조기보다 효과가 좋은 경우가 많은데, 이것은 척추를 볼록한 쪽으로 측면 굴곡 시키기 때문입니다. 효과는 좋을 수 있지만 단점도 있습니다. 수면 시간 동안 척추뿐만 아니라 척추 뼈 이외의 조직도 휘어진 상태가 되므로 평소에 스트레칭을 자주 하는 것이 필요합니다. 척추측만증에서 스트레칭은 기본적으로 중요하지만 수면용 보조기를 착용하는 경우는 더더욱 필요합니다. 가능하면 아침에 일어나서 스트레칭을 하기를 권합니다. 수면용 보조기는 기본적으로 단일 만곡 혹은 이중 만곡이라도 주만곡의 각도가 많이 클 경우에만 적용된다고 알려져 있긴 하지만 각도 차이가 크지 않은 이중 만곡 척추측만증일 경우에 어느 방향으로 보조기를 측굴곡 시키느냐 하는 고민이 있습니다. 즉 2개 만곡의 각도 차이가 클 경우는 각도가 큰 만곡 위주로 측굴곡 시키는 것은 당연하지만 각도가 비슷할 경우가 문제입니다. 제 원칙은 전방 굴곡 검사(Adam's forward bending test)에서 늑골고(rib hump) 혹은 요추고(lumbar hump)가 더 큰 만곡 위주로 측굴곡 시키는 것입니다. 이마저도 비슷하다면 수면용 보조기를 채우지 않고 흉요천추 보조기를 밤에 잘 때만 채웁니다. 이중 만곡 척추측만증에서 수면용 보조기를 채우고 있다가 정기 검진을 하면 드물지 않게 큰 각도의 만곡이 각도가 작아져 원래 작았던 각도의 만곡보다 더 각도가 줄어든 경우가 있습니다. 그런 경우는 작은 각도 위주의 수면용 보조기를 추가로 제작하기도 합니다. 이때 추가 제작 보조기만 채우는 것은 아니고 2개 보조기를 번갈아 착용시킵니다. 선천성 척추측만증에서 수면용 보조기를 채울 때 어느 쪽으로 측굴곡시키는 지에 대해 신경을 써야 합니다. 선천성 척추측만증에서 보조기의 역할은 제한적이고 특발성 척추측만증의 경우처럼 수술을 하지 않도록 하는 정도는 아닙니다만 잘못된 방향으로 측굴곡시킨 보조기를 착용하는 것은 당연히 좋지 않을 것입니다. 가끔 선천성 척추측만증이 있는 일차 만곡의 각도와 일차 만곡의 아래, 위에 발생된 2차 만곡의 각도가 비슷한 경우가 있습니다. 저의 의견은 일차 만곡의 반대 방향으로 측굴곡시켜야 할 것이라는 것입니다. 그러나 아직 이에 대한 논문이나 보고는 찾지 못했습니다. 선천성 반척추로 인한 척추측만증의 경우, 일차 만곡은 3개 정도의 척추로 형성되고 2차 만곡은 길게 형성되어 눈에 잘 띄어, 2차 만곡 위주로 보조기를 측굴곡시키는 경우가 있었습니다.

〈수면용 보조기의 이론적 근거〉

1. Growing pains: are they due to increased growth during recumbency as documented in a lamb model? Pediatr Orthop. 24:726-31, 2004.

성장기 양의 경골에 센서 부착하여 실험. 결과는 성장의 90%는 누워있거나 잠을 자는 동안 이루어집니다. 이것이 성장통의 원인이 됩니다. 성장호르몬은 밤 10시~새벽 2,3시 사이에 최대로 분비됩니다. 따라서 척추 성장도 밤에 이루어질 것이며 척추측만증도 밤에 악화될 것이라는 추론이 가능해집니다.

2. Effectiveness of the Charleston bending brace in the treatment of single-curve idiopathic scoliosis. J Pediatr Orthop. Jan-Feb 2002, 22(1):84-7.

85명의 하루 8시간 수면용 보조기 착용 아이와 37명의 하루 18~22시간 흉요추 보조기 착용 아이를 평균 약 2년 간(최소 1년) 관찰한 후 비교해 보니 수술까지 한 경우는 수면용 그룹 11.8%, 흉요추 보조기 그룹 13.5%로 차이가 없었습니다. 즉 수면용 보조기는 흉요추 보조기만큼 효과가 있다는 것입니다.

4. 보조기 착용 기간

보조기는 골격 성장기 동안에만 착용합니다. 보조기는 교정기가 아니며 모든 경우는 아니지만 악화되는 것을 막아주는 역할을 합니다. 그래서 성장이 끝나면 보조기를 착용할 필요가 없습니다. 성장이 끝났는지는 여러 가지 방법으로 판단하지만 가장 흔한 방법은 골반 엑스선에서 성장판을 보는 것입니다. 100%는 아니라도 비교적 정확한 방법입니다. 성장 단계에 대한 내용은 9장의 〈진행, 악화〉란을 참고하시기 바랍니다. 4단계가 되면 성장이 많이 둔화되는데 개인 차가 크므로 5단계 가까이 될 때까지는 착용하는 것이 필요할 수도 있습니다. 이 5단계는 개인 차이는 있지만 대개 여학생은 만 14~15세, 남학생은 만 16~17세 정도에 도달합니다. 여학생의 경우 초경 연령으로 어느 정도는 판단할 수 있는데 개인 차이는 있지만 키는 초경을 한 지 2년 반~3년 정도까지 자랍니다. 제 경험 상 중학교 3학년에 졸업하는 경우도 있고 드물지만 고등학교 3학년 말까지 착용해야 하는 경우도 있었습니다. 보조기를 졸업(weaning) 할 때는 20시간 이상 착용했던 흉요천추 보조기의 경우는 단번에 중지하는 것은 아니고 첫 단계는 하교 후만 착용하다가 3개월 정도 후에는 수면용 보조기처럼 잠 잘 때(night time bracing)만 3개월 정도 착용하다가 완전히 중지합니다(어떤 책에는 10~12 개월 간 착용시간을 줄여나간다고 되어 있습니다). 처음부터 밤에만 착용했던 경우는 더 이상 짧게 착용할 방법이 없으므로(자다가 일어나서 보조기를 벗고 다시 잠 자기는 어려우므로) 바로 착용을 중지합니다. 그러나 제 경험 상 대부분의 경우에서 이렇게 바로 착용을 중지해도 별 문제는 없었습니다. 착용했던 보조기는 3~6 개월 정도는 보관하는 것이 좋습니다. 아주 드물지만 보조기 졸업을 했는데도 다시 약간 악화되는 경우도 있기 때문입니다.

5. 보조기 합병증

- 피부 착색, 궤양
- 유방 발육장애
- 역류성 식도염
- 신장 혈류 장애
- 피부 신경 압박
- 정신적 문제
- 착용 거부(0~35%)

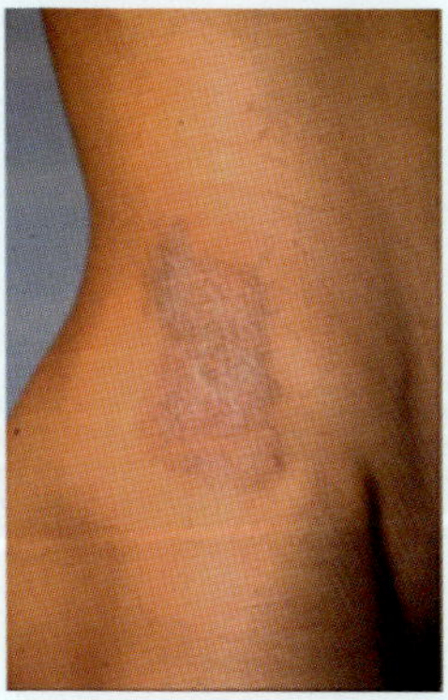

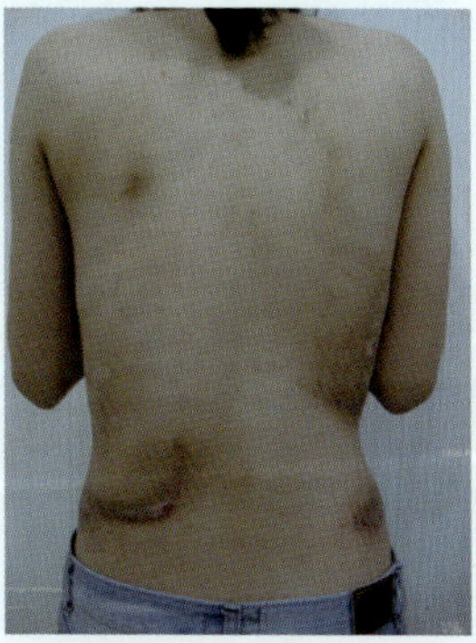

〈보조기를 너무 심하게 압박하여 생긴 상처〉

보조기를 착용하면서 부작용이 생길 수도 있습니다. 위 표에 정리가 되어 있지만 대부분은 별 문제가 되지 않습니다. 제가 경험한 것은 피부 합병증(착색, 피부염, 궤양), 정신적 문제 및 착용 거부입니다. 피부 문제 예방을 위해서는 수시로 보조기가 닿는 부분의 피부를 관찰해야 합니다. 대부분의 학생들은 피부에 문제가 생기기 전에 불편함을 호소합니다. 그러나 성격이 무던한 학생은 아파도 참기 때문에 피부 문제가 생길 수 있습니다. 그래서 의사나 부모님께서는 학생이 아프다고 하면 참으라고 말하지 말고 유심히 피부를 살펴봐야 합니다. 의사는 보조기를 착용하는 학생이 불편함을 호소한다면 흘려 듣지 말라고 보조기 회사 직원들도 교육시켜야 합니다. 예외는 있지만 피부 착색은 보조기를 졸업하고 6개월 정도 지나면 대부분 별 표시가 나지 않지만 궤양은 문제가 다릅니다. 궤양까지 발생하는 경우는 저의 경우 한 건이 있었으며 치료하는데 상당한 시간이 필요했었습니다. 또한 지체 장애가 있는 환아의 경우는 불편함을 잘 표현하지 못하는 경우가 있으므로 더욱 세심한 주의와 관심이 필요합니다. 패드의 크기가 너무 작은 경우에 보조기 압박을 심하게 하면 패드 부분의 늑골이 함몰되고 주위 늑골 부분은 그대로 있어 미용적으로 좋지 않은 경우도 있습니다

6. 보조기를 차지 않으려는 아이들

- 주로 하루 종일 착용하는 흉요천추 보조기를 착용하는 경우-

보조기를 차고 너무 잘 견디는 아이들도 있지만 그렇지 않은 아이들도 있습니다. 보조기를 차지 않으려는 주된 이유는 갑갑하고, 체육 시간에 벗어야 하는 불편함이 있고, 여름에 덥고 땀띠도 나며, 용변 보는데 불편함이 있고, 식사하고 나면 배가 아프기도 하기 때문입니다. 무엇보다도 표시가 난다는 것인데 잘 만들어진 보조기는 겉으로 봐서는 표시가 나지 않지만 그래도 만지면 딱딱하게 만져지는데 친구들이 놀린다는 것입니다. 보조기를 찬 아이의 성격이 외향적이고 무던하면 이런 상황을 잘 견디지만 예민한 성격이면 심한 정신적 스트레스를 받습니다. 저는 최근 10년 이상 동안은 학교 갈 때 보조기를 착용시키지는 않지만 예전의 제 경험 상 보조기 때문에 학생들 자신과 그 집안에 상당히 심각한 문제가 생긴 적도 있었습니다. 수업시간이나 쉬는 시간에 주위 학생들이 보조기를 만지면서 "로보캅이냐?" 하고 놀리기도 하고 " 맞아도 안 아프겠네," 하면서 때리는 경

우도 있었는데 부모님께서는 무조건 보조기를 차고 등교하라고 하니 학생 입장에서는 매우 곤란한 상황이었습니다. 보조기를 차는 학생은 소위 '왕따' 정도의 극심한 스트레스를 받아 학교를 가지 않겠다고 말하기도 했었습니다. 그 학생 이후로는 보조기를 착용해야 하는 모든 학생들에게 등교 시에는 착용하지 말라고 했습니다. 등교 시에도 착용시킬 때에 비해 착용을 거부하는 경우가 많이 줄었습니다. 요즘은 하교 후에도 학원을 가는 학생이 많은데 여기서 또 착용을 거부하는 학생이 있습니다. 학원에도 친구들이 있기 때문입니다. 저희가 어릴 때보다 요즘 학생들은 감수성이 더 예민하기 때문에 자신이 보조기를 착용하고 있다는 사실을 남이 아는 것을 싫어합니다. 이것은 수면용 보조기로 해결되었습니다. 잠잘 때만 착용하니 보조기 수용도(compliance)가 매우 좋아졌습니다. 몸을 바로 만들려고 하다가 마음이 휘어지는 것이 더 좋지 않다고 생각합니다.

-아침에 일어나 보니 보조기가 벗겨져 있다-

가끔 부모님이 아침에 학생 옆에 보조기가 벗겨져 있는 것을 발견하기도 합니다. 학생은 기억이 나지 않습니다. 잠결에 벗어버려서 기억을 못하는 것입니다. 괜히 부모님은 학생을 의심합니다. `귀찮아서 벗어놓고 거짓말 하는구나'라고 생각합니다. 그러나 대부분의 학생들은 정말 기억을 못합니다. 잠결이기 때문일 수도 있지만 벗어 던질 때는 어렴풋한 의식이 있었지만 아침에는 기억을 못할 수도 있습니다. 재미있는 꿈을 꿨는데 아침이 되니 생각나지 않는 경험을 해 보셨을 것입니다. 대부분의 학생들은 보조기를 착용해야 한다는 생각은 하고 있습니다. 그러나 무의식적으로 벗어버릴 수도 있습니다. 이럴 경우는 아래 몇 가지 경우를 생각해야 합니다.

1) 보조기 착용 거부

거의 매일 벗어버립니다. 매일 아침에 확인하고 대화를 해보면 알 수 있습니다.

2) 보조기를 너무 강하게 압박한 경우

자다가 숨쉬기가 불편해서 벗어버릴 수도 있습니다.

3) 보조기 제작의 문제

자다 보면 자세가 수십 번 바뀌는데 어떤 자세가 되면 보조기로 인해 피부 압박이 생겨 통증 때문에 벗어버릴 수가 있습니다. 아침에 일어나서 학생 피부를 살펴봐야 합니다. 벗은 지 시간이 지나면 표시가 나지 않을 수도 있습니다만 합병증 예방을 위해 중요합니다. 이런 경우는 보조기를 고쳐야 합니다. 아래 사진은, 흔하지는 않지만 보조기를 착용하지 않아서 악화되어 수술까지 한 경우입니다.

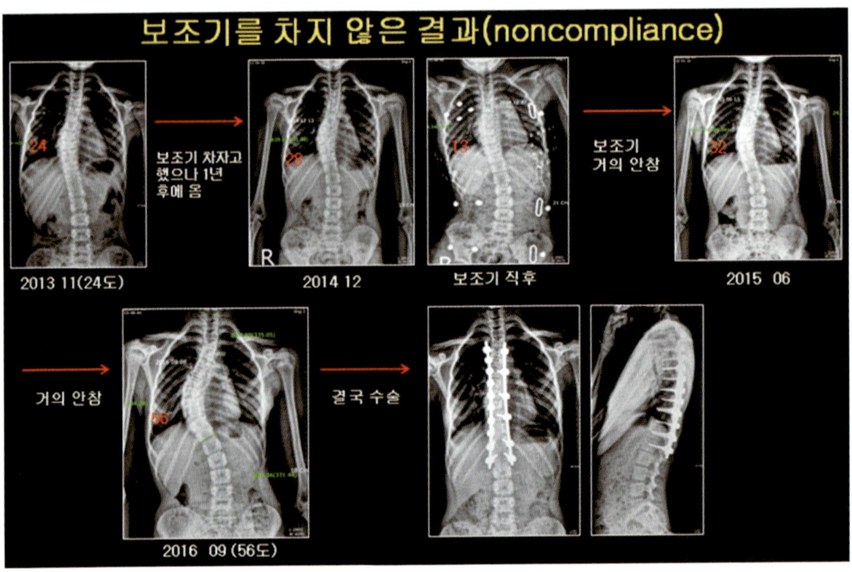

〈보조기에 대한 좀 더 전문적인 내용〉

--보조기의 역학적 이론--

(1997 Rigo)

1. Horizontal distraction(수평 견인)
2. Vertical extension(수직 연장)
3. Lateral pressure(측면 압박)

보조기의 기본적 역학(effective force)(아래 표)은 수동적 교정력과 능동적 교정력으로 나눌 수 있습니다. 수동적 교정력은 종견인력과 횡견인력 두가지인데 종견인력은 만곡의 크기가 50도 이상일 때 효과를 발휘하며 횡견인력은 50도 미만일 때 효과를 발휘합니다. 능동적 교정력은 보조기를 착용한 학생 보조기의 불편함을 이기기 위해 휘어진 척추를 바로 세우려는 무의식적인 노력(rightening reflex)입니다. 수동적 교정력 중 종견인력은 밀워키 보조기의 목링(neck ring)에서만 발생하므로 흉요천추 보조기나 수면용 보조기에서는 발생하지 않습니다. 즉 흔히 착용하는 흉요천추 보조기나 수면용 보조기는 50도 이상의 척추측만증에서는 효과가 발휘되기 어렵습니다. 일반적 보조기는 요추나 흉추의 전만을 줄이는 효과가 나도록 제작되는데 전만이 줄어들면 척추측만증 각도가 줄어들기 때문입니다.

Effective Force

1. **Passive correction force**
   Longitudinal traction > 50°
   Transverse traction < 50°
2. **Active correction force**
   : rightening reflex

--밀워키 보조기(Milwaukee brace)의 역학--

밀워키 보조기는 1946년 Blount & Schmidt가 처음 개발하였습니다. 기본 구성은 목링, 지지대(upright), 골반 몰드(거들)로 구성되며 목링은 후두 패드, 하악 안정대 등으로 구성됩니다. 그 외 보조 장치로 어깨 끈(sling), 겨드랑이 끈, 흉추 및 요추 패드로 있습니다. 목링은 근육을 능동적으로 자극하고 척추를 종견인하여 효과를 발휘하고 뒷머리 부분의 패드는 수동적 종견인에 도움을 줍니다. 골반 거들(pelvic girdle)은 요추 전만을 줄여서 흉추 및 요추의 각도를 줄이는 역할을 합니다. 흉추와 요추의 패드는 3점 압박 원리(3 points pressure principle)로 만곡 각도를 줄이는 역할을 합니다. Thomas 등(JBJS 1976)에 따르면 이런 패드가 교정력의 88%를 차지하고 종견인력은 12%의 교정력을 발휘한다고 합니다.

〈밀워키 보조기의 구성 및 역학〉

Components

- Basic
  - Pelvic mold (module)
  - Upright
  - Neck ring ; occipital pad
  - Mandibular rest
  - → Throat mold
- Auxiliary
  - Shoulder sling
  - Axillar sling
  - Thoracic pad
  - Lumbar pad

기전: 종 견인+측방 압박

Neck ring

→ Avoidance of pressure

→ Active stimulation of muscle

→ Longitudinal traction

Occipital pads

→Passive longitudinal traction

Pelvic girdle

→ Decrease of lumbar lordosis

→ Decrease of T, L scoliosis

Passive transverse corrective force (thoracic & lumbar pads)

→ 3 point pressure principle

Lateral compression (pad)

More important (88% of total correction)

cf) traction (12%) ... Thomas, 1976, JBJS

--저자와 다른 의사들의 밀워키 보조기 경험--

제가 의과대학 학생 때는 척추측만증을 치료하는 보조기는 밀워키 보조기 밖에 없는 줄 알았습니다. 이 보조기는 목까지 올라오는 칼라와 골반 지지대 및 압박 패드로 구성되어 있으며 주된 메카니즘은 견인입니다. 이는 칼라가 있기 때문에 가능한 것이며 첨단 척추(신체 중심 축에서 가장 많이 멀어진 척추)가 제 6, 7번 흉추보다 상부인 경우에 적응이 됩니다. 한 때 이 보조기 때문에 치아의 부정교합이 많이 발생하였는데 후두 몰딩으로 이 문제는 해결되었습니다. 밀워키 보조기의 가장 큰 단점은 미용적인 문제입니다. 저도 척추측만증을 공부하던 의대 교수 초창기에는 이 보조기를 채웠으나 많은 학생들이 결코 착용하지 않으려고 하여 고민에 빠진 적이 있었습니다. 계절에 관계없이 목까지 올라오는 보조기의 일부분 때문에 외모에 민감한 학생들이 차지 않으려 하는 것은 오히려 당연하다고 생각됩니다. 이런 문제 때문에 나는 최근에는 이 보조기를 아예 채우지 않고 있습니다. 또한 다행히 첨단 척추가 제 6, 7흉추보다 위인 경우는 별로 없습니다.

--흉요천추보조기의 역학--

1. 흉요천추 보조기도 밀워키 보조기와 마찬가지로 요추를 약간 굴곡시켜 전만을 감소시키는 모양으로 만듭니다. 아래 사진처럼 전만을 감소시키면 만곡의 각도가 줄어드는 효과가 있습니다. 그러나 보조기를 착용하고 있더라도 허리가 굽혀졌다는 느낌이 없을 수도 있습니다.

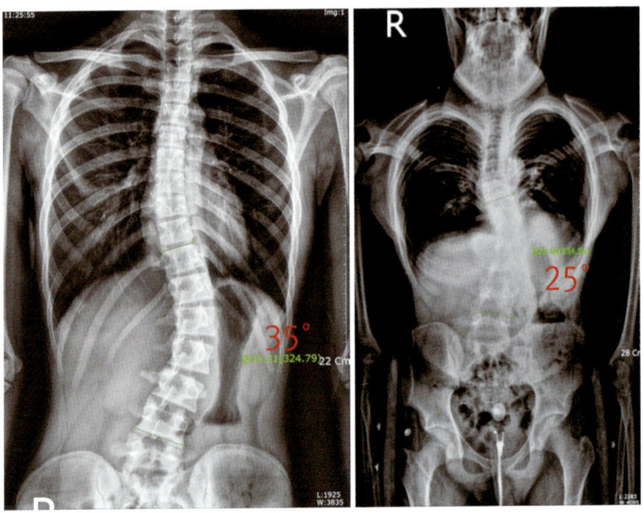

〈허리를 굽히기 전에 35도였던 만곡이 허리를 굽히니 25도로 감소함-보조기 제작 시 요추 전만을감소시키는 이유입니다.〉

2. 패드는 수동적으로 횡교정력을 만드는데 3점 압박 원리로 각도를 줄이는 효과가 있습니다.
3. 보조기는 보조기 전체와 신체 전체를 접촉시키는 접촉 피팅(total contact fit)으로 제작되며 이는 수동적 교정력(rightening reflex)을 발휘합니다.
4. 위 2, 3번의 효과로 압박되는 부위에서 신체를 떨어뜨리기 위해 의식적으로 근육을 조절하여 척추를 펴는 효과(active muscle control)도 중요합니다.

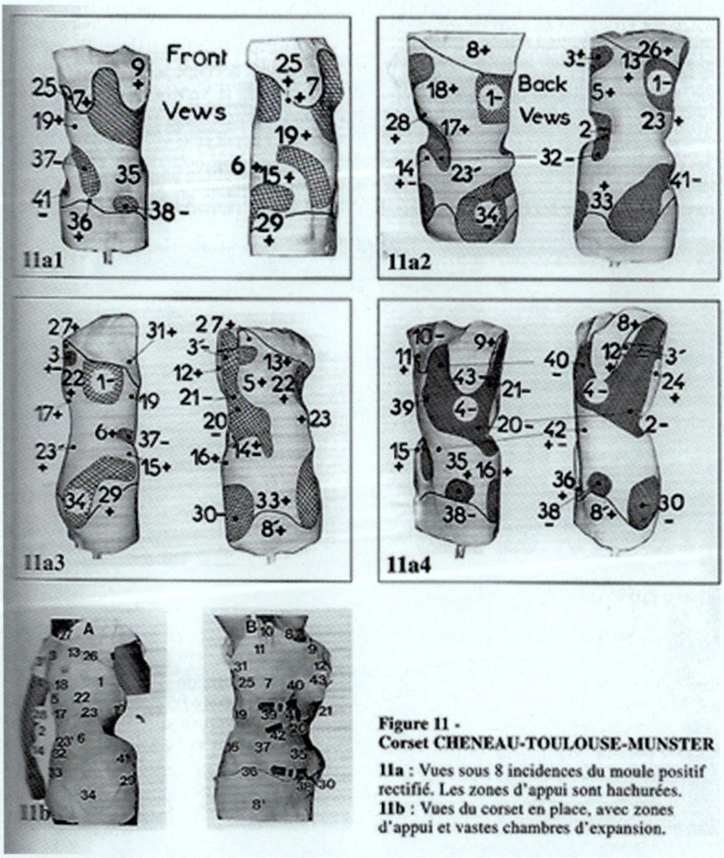

Figure 11 -
Corset CHENEAU-TOULOUSE-MUNSTER
11a : Vues sous 8 incidences du moule positif rectifié. Les zones d'appui sont hachurées.
11b : Vues du corset en place, avec zones d'appui et vastes chambres d'expansion.

〈프랑스 흉요추 보조기 이론을 보여주는 그림. 출처-SCOLIOSE IDIOPATHIQUE 183쪽 1997. 스캔〉

-흉요천추 보조기의 종류-(아래 보조기 이외에도 많은 종류가 있습니다)

Boston Brace (Hall & Miller, 1971)

Charleston night bending brace

Dupont Jacket

Miami TLSO

Newington brace

Hospital for special surgery Prenyl Jacket

Lexan jacket

Lyonese brace (Corset Lyonnaise) (France)

Riviera brace (Italy)

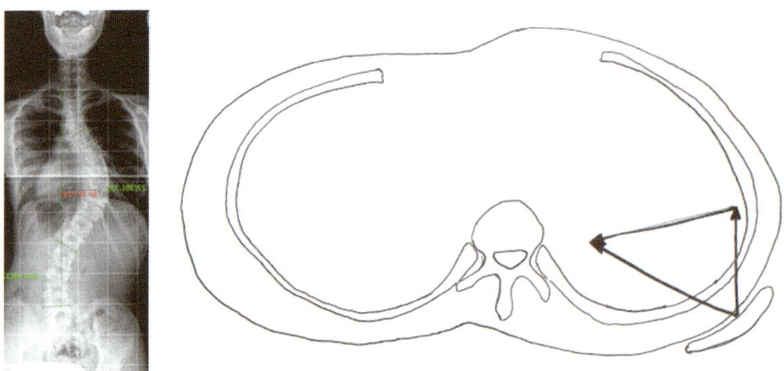

〈흉추 패드의 위치〉

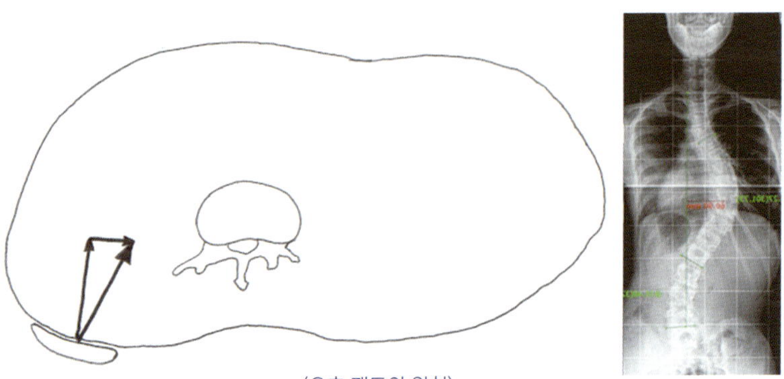

〈요추 패드의 위치〉

-저자의 흉요추 보조기(Thoracolumbosacral orthosis, TLSO) 착용시킨 경험-

흉요추 보조기는 현재까지 척추측만증 보조기의 대표라고 할 수 있습니다. 예전에 저는 대부분의 학생들에게 이 보조기를 채웠었습니다. 이 보조기를 맞출 때는 석고로 몸을 감싼 다음 석고가 마르고 난 후 다시 떼어내어 그 모양대로 플라스틱 모형을 제작합니다. 석고로 본을 뜨기 때문에 맞출 때 옷을 벗어야 한다는 것이 번거롭습니다. 3-4일 후 플라스틱 보조기가 만들어지면 늑골고가 있는 부위에 약간 단단한 스펀지 패드를 대어 늑골고를 압박합니다. 압박되는 부위는 흉추에서는 신체 중심 축에서 가장 많이 멀어진 척추(첨단 척추)에 붙어 있는 갈비뼈의 후외방부이며 요추에서는 횡돌기 부분입니다. 착용 시킨 후 엑스선 사진을 찍어 패드가 여기에 정확히 위치하는 지 확인하는 것이 중요합니다. 만약 어긋나 있으면 보조기 제작 회사에게 패드의 위치를 바꾸라고 지시를 해야 합니다. 보조기 회사에서 보조기를 제작할 때 보조기 제작 원리 상의 3점 압박 원칙만을 생각하여 이 패드 위치가 틀리는 경우가 많으므로 보조기 제작 시에는 주의가 필요합니다. 예전에 다른 지방의 보조기 상사에서 제작한 보조기를 착용한 학생이 외래로 왔었는데 학생이 늑골고가 있는 부분이 아프다고 하니 보조기 상사에서 늑골고가 있는 부분의 플라스틱을 없애버렸다고 하였습니다. 실제로 그 보조기는 압박을 해야 할 보조기의 일부분이 제거되어 있었습니다. 보조기의 기본 원리를 모르는 보조기 상사에서 그런 끔직한(?)일을 했던 것 같은데 측만증 보조기를 다루는회사는 일반 보조기와는 달리 전문적인 지식이 있어야 하고 의사는 정기적인 관찰을 통해 보조기에 문제가 생기면 보조기 회사에 고쳐야 하는 부분을 알려 주는 것이 중요합니다.

흉요추 보조기는 성장기에서 20도~40도의 척추측만증에 적응됩니다. 15도이상일 때 채워야 한다고 주장하는 의사도 있는데 나이가 갓 10세가 되었는데 20도 근처의 각도를 보이는 것처럼 악화될 가능성이 많은 경우에는 20도가 되지 않아도 채울 수 있다고 생각합니다. 성장기 신경근육성 척추측만증의 경우는 15도 이상에서 채우는 것이 권장되기도 합니다. 선천성 척추측만증의 경우 보조기 착용에 이견이 많습니다. 일반적으로 선천성 척추측만증에서는 보조기가 만 10세 이후 수술을 할 때까지 각도 악화를 최소화하기 위해 착용한다고 알려져 있습니다. 그러나 저의 경험 상 많은 선천성 척추측만증의 경우에서 보조기를 채우지 않아도 별로 악화되지 않았습니다. 선천성 척추측만증에서 보조기를 빨리 착용시키는 것이 좋은 경우는 성장기에서 선천성 반척추가 2개 이상인 경우와 편측봉이라고 하여 여러 개의 척추의 한 쪽이 붙어 각도가 심하게 악화될 가능성이 큰 경우입니다.

흉요추 보조기 제작 시 서서 석고 모형을 뜨는 것보다 척추를 견인한 상태에서 모형을 뜨면 보조기 착용 후 각도를 더 작게 할 수 있습니다. 일명 견인 보조기라는 것인데 일반 보조기와 비교한 저의 논문에서 입증한 바가 있습니다.

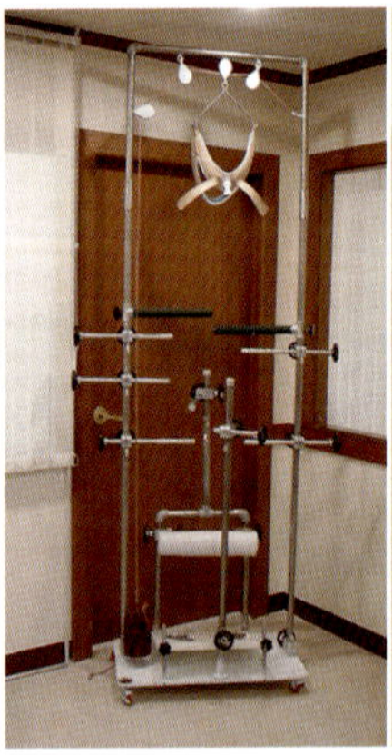

〈기립 견인 보조기 프레임〉

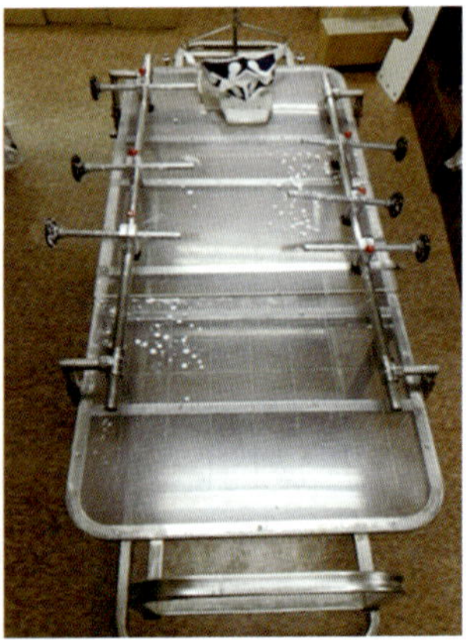

〈앙와위 견인 보조기 프레임〉

위 사진들은 보조기 모형을 만들 때 그냥 서 있는 자세에서 석고 모형을 제작하는 것보다 더 효과적인 방법들입니다. 좌측 사진은 서 있는 자세에서 견인을 하면서 모형을 제작하는 것인데 근대 보조기 제작 방법과 비슷한 모양입니다. 우측 사진은 누워 있는 자세에서 부분적으로 압박을 주면서 석고 모형을 제작하는 틀인데 서 있을 때보다 누워 있으면 척추가 더 펴지므로 좀 더 효과적일 수도 있습니다만 석고를 몸통에 감을 때 불편한 점이 단점입니다.

7. 기타 여러 보조기들

1) 밴드 보조기(Dynamic corrective brace, DCB)

2) Tria-C 보조기

3) 기타 보조기

(1) 동적 교정 보조기(dynamic corrective brace, 일명 밴드 보조기)

일명 밴드 보조기는 1980년대 캐나다 의사인 Dr. Rivad 와 Dr. Colliard가 개발하였습니다. 이 보조기의 가장 큰 장점은 교정이 가능하다는 것인데 개발자의 결과에 따르면 환자의 약 50%에서 교정 효과가 있고 40%는 악화 방지, 10%는 악화되었다고 합니다. 다른 보조기는 교정 효과가 없는데 밴드 보조기는 그런 효과가 있다는 것입니다. 그러나 아직 개발자 외의 다른 의사들의 결과에 대한 논문에서 이를 증명하고 있지 못하고 있습니다. 밴드 보조기는 성장이 많이 남은 특발성 척추측만증에서만 적응이 됩니다. 성장이 끝나가는 경우 척추의 유연성이 저하되어 밴드 보조기의 효과가 없습니다. 또 개발자는 45도까지 적응이 된다고 하는데 저의 경험 상 30도 이내에서 착용하는 것이 좋다고 생각합니다. 제 경험 상 밴드 보조기의 가장 큰 장점은 보조기를 차고 옷을 입었을 때 표시가 별로 나지 않는다는 점과 착용한 채로 운동을 할 수 있다는 것입니다. 단점은 착용하기가 간단하지 않고 여학생의 경우 소변 볼 때 불편하며 시간이 지나면 밴드의 탄력성이 저하되어 교정력이 감소된다는 것입니다. 그러나 밴드는 교환이 가능합니다. 또한 밴드 보조기는 누웠을 때 느슨해지는데 밤에 수면하는 동안 측만증 각도가 가장 많이 진행한다는 점을 고려하면 큰단점이라고 하겠습니다. 2008년

Lam 등은 세계척추측만증 연구학회(SRS)에서 '밴드 보조기는 기존의 보조기에 비해 효과가 적다'라로 발표했습니다.

Dynamic Corrective Brace (DCB)

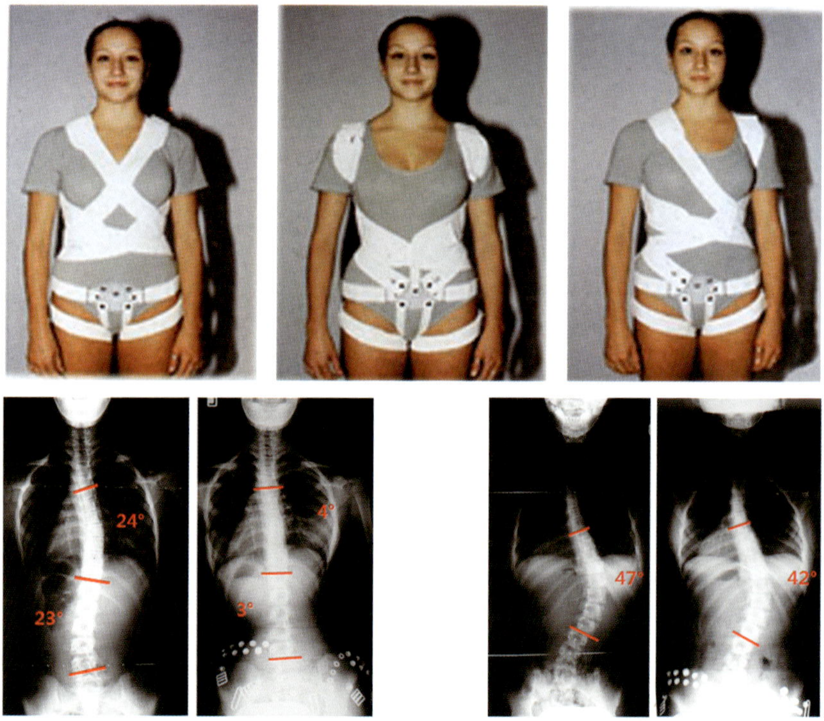

보조기 착용 전　　착용 후　　보조기 착용 전　　착용 후

〈밴드 보조기 착용 후 효과가 좋은 예〉　　〈밴드 보조기 좋지 않은 예〉

(2) Tria-C 보조기

네달란드에서 개발한 보조기로 특발성 척추측만증에만 적응되고 가장 흔한 형태인 우측 흉추 및 좌측 요추 측만증에만 적응됩니다. 일반 흉요추 보조기와 달리 플라스틱, 천 및 약간의 금속으로 만들어져 있어 밴드 보조기처럼 보조기를 착용하고 운동을 할 수 있습니다. 그러나 각도가 큰 경우 교정력이 작다는 단점이 있습니다.

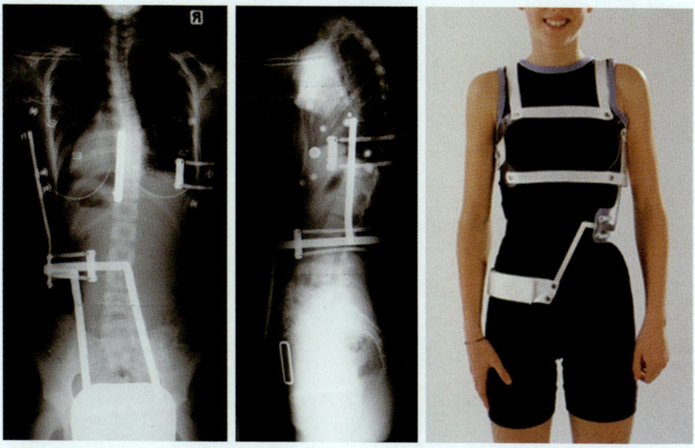

(3) VNTC 연성 보조기

주야간 보조기로 딱딱한 보조기의 여러 가지 단점을 보완하기 위해 우리나라에서 개발된 보조기입니다. 아직 임상 결과가 나올 정도로 판매가 많이 되진 않았지만 통기성이 있고 늑골고 압박이 가능한 장점이 있습니다.

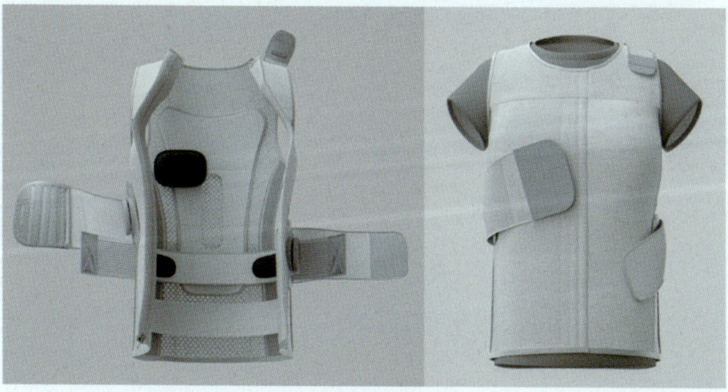

〈VNTC 연성 보조기〉

8. 보조기에 대한 저의 생각

척추측만증 보조기는 많은 국가에서 많은 종류가 개발되어 사용되고 있습니다. 우리나라도 예외는 아니어서 여러 보조기 회사들이 개발한 보조기가 판매되고 있습니다. 특허를 받은 제품들도 있고 좋은 결과를 논문으로 발표한 제품도 있습니다. 그러나 공식적으로 인증을 받으려면, 모든 과학적 논문이 그렇듯 제 3자가 같은 방법으로 실험을 했을 때 같은 결과가 나와야 합니다. 앞서 언급한 흉요추 보조기, 수면용 보조기는 전세계에서 수많은 의사들의 치료 경험 결과를 바탕으로 효과가 증명된 것입니다. 밴드 보조기는 저자가 캐나다에 가서 그 보조기를 개발한 의사의 진료도 견학했고 한국에 와서 수십 명의 학생들에게 착용시켜 봤는데 결과가 좋은 경우도 있었지만 그렇지 않은 경우가 더 많았습니다. 밴드 보조기를 개발한 의사가 발표한 논문에는 밴드보조기 효과가 좋다고 주장하였지만 같은 제품으로 치료한 다른 의사들은 효과가 없었다는 논문을 발표하였습니다. 저자가 척추측만증 학생들을 많이 보다 보니 여러 보조기 제품을 소개하러 오곤 합니다. 그러나 25년 이상 동안 보조기를 착용시켜 본 경험으로 볼 때 흉요추 보조기와 수면용 보조기만큼 효과 있는 것은 없었습니다. 수백만 원하는 보조기를 채웠는데 각도 호전이 거의 없는 보조기도 많았습니다. 또 다른 병원에서 채워 온 보조기들 중에서도 처음 보는 보조기가 여러 종류가 있었습니다. 어떤 보조기는 착용 전 후를 비교해 보니 거의 효과가 없었습니다. 그런 보조기는 대체로 가격이 비쌌습니다. 저자는 개인적으로 그런 보조기를 권하지 않습니다. 환자 입장에서는 지푸라기라도 잡는 심정으로 구입했겠지만, 모든 물건 구매가 그렇고 치료가 그렇듯 알아보고 치료를 시작하고 보조기를 구매해야 한다고 생각합니다. 또한 보조기 회사의 인터넷 광고는 가장 좋은 경우만을 광고할 가능성이 많고 효과가 좋다는 논문도 보조기 회사와 무관한, 제 3자의 검증을 거치지 않았다면 믿을 수 없다는 것이 제 생각입니다.

15-1장. 척추측만증 수술

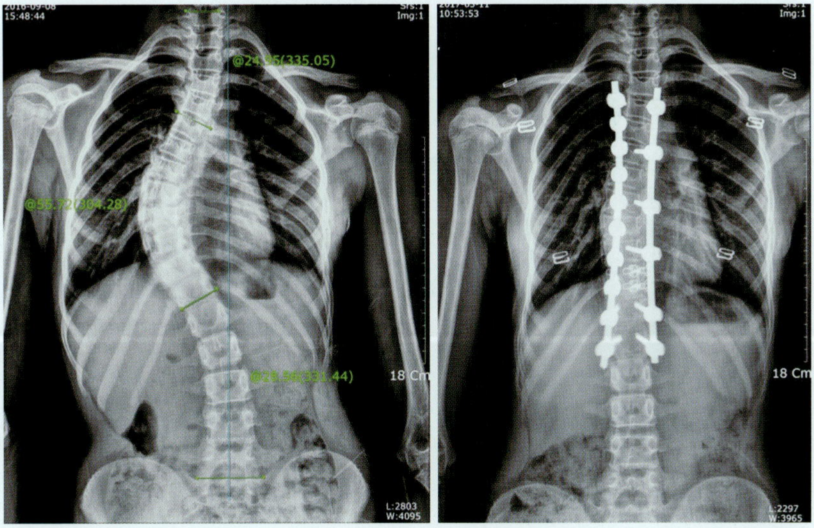

1. 척추측만증 수술의 역사

〈2장 척추측만증의 정의와 역사〉를 참고하시기 바랍니다. 여기서는 1950년대 초기 척추측만증 수술과 현대 수술을 비교해 보겠습니다.

〈1950년대와 2000년대 척추측만증 수술법 비교〉

-1950년대 수술법-

수술 전 입원하여 견인

수술 전 석고(casting)

금속 고정 없는 유합술

2주간 침상 안정(상처 회복)

6~12개월간 석고 고정하여 견인(이 기간 동안 입원하기도 했음)

6주간 교정 cast 제거 위해 침상 안정

교정률이 만족스럽지 못함

-2000년대 수술법-

금속 고정과 뼈 이식이 원칙

자기 뼈 사용 감소하고 인조뼈 사용 증가

(수술 시간 단축/ 출혈량 감소/ 흉터 감소/ 통증 감소)

미용 목적으로 흉곽성형술(늑골고 감소를 위한 갈비뼈 일부 제거) 및 흉터 최소화 노력

수술 후 석고 고정은 없어짐. 대신 보조기 2~3 개월 착용

수술 후 빠른 활동: 2~3일 내 보행

교정률 좋음(60~90%)

흉강경 및 최소 침습 수술 발전

2. 수술 방법

척추측만증 수술 방법은 측만증의 원인에 따라 조금씩 다르지만 원칙은 같다고 할 수 있습니다. 즉 휘어진 척추를 금속을 이용해서 교정한 후 뼈를 이식하는 것입니다. 뼈를 이식하는 것은 아주 중요한데 이식된 뼈가 붙지 않으면(이런 경우를 불유합이라 합니다) 결국 금속이 파손되거나 이완되어 통증이 유발되거나 수술한 부위의 각도가 진행됩니다.

1) 수술에 사용되는 기구

척추측만증 수술에 사용되는 금속은 대부분 티타늄 합금(titanium alloy)입니

다. 티타늄은 강도 면에서도 우수하고 부식되지도 않으며 녹이 슬지 않습니다. 자석에 영향을 받지 않아 MRI 촬영에 방해를 받지 않는 장점이 있습니다. 예전에는 316L 스테인리스 스틸(stainless steel)이 사용되었는데 부식될 수 있으며 알러지가 유발되기도 하며 금속탐지기에 탐지되기도 합니다. 그래서 예전에는 척추 금속 고정 수술을 한 환자들에게는 외국에 갈 때 영문 진단서를 써 주기도 했습니다. 척추 고정에 사용되는 나사는 척추경 나사라고 하여 척추의 가장 튼튼한 부위인 척추경(pedicle)에 고정됩니다. 척추경 나사는 고정할 때 기술적인 테크닉과 경험이 요구되지만 고정력이 우수하여 거의 대부분의 국가에서 사용되고 있습니다. 척추경 나사 외에 갈고리(hook)가 고정되기도 하는데 1990년대 까지도 미국이나 유럽에서는 이 갈고리가 일반적으로 사용되었으나 점점 나사못으로 대체되고 있고 요즘은 대부분의 국가에서 나사만 사용되고 있습니다. 척추측만증에서 척추경 나사의 사용은 세계적으로 석세일 교수님이 처음이었습니다. 1980년도 후반 척추경 나사를 이용한 척추측만증 수술에 대해 발표하였을 때 미국의 유명 대학 교수들이 심하게 반박하였으며 심지어 crazy man 이라는 표현을 쓰기도 하였습니다. 나사가 잘못 고정될 경우 신경을 다칠 수 있다는 우려 때문이었습니다. 그러나 갈고리도 휘어진 척추를 교정할 때 회전력에 의해 신경을 다치게 할 수 있다는 것이 알려져 있었는데 시도해 보지도 않고 비판만 한다는 것에 대해 저는 그들을 비판하고 싶습니다. 척추경 나사를 이용한 척추측만증 수술의 가장 큰 장점은 고정이 튼튼해서 수술 후 활동이 자유롭고, 갈고리를 사용한 경우 수술 후 보조기를 꼭 착용해야 하지만 나사로 고정한 경우는 조심스럽게 행동한다면 보조기를 아예 차지 않을 수도 있습니다. 즉 고정력이 우수하다는 것입니다.

〈나사(screw) 혹은 갈고리(hook)〉

나사 혹은 갈고리가 척추에 직접 고정되는데 1980년도 후반까지는 거의 대부분 갈고리가 사용되었습니다. 그러나 갈고리는 드물지만 척추를 교정할 때 갈고리가 회전되면서 신경을 다치게 할 수 있다는 단점이 있어서 회전되지 않는 갈고리가 개발되었습니다. 1980년도 후반에 당시 서울대학교에 계시던 석세일 교수님이 세계 최초로 흉추 척추측만증 수술에 나사를 사용하였습니다. 나사 고정은 갈고리보다 기술적인 면이 더 요구되지만 고정력과 교정력이 좋아 요즘은 미국에서도 나사가 점점 더 보편적으로 사용되고 있습니다. 현재 척추측만증 분야에서 가장 인정받는 의사 중 한 사람인 미국의 Dr. Lenke도 척추측만증 수술에 갈고리는 쓰지 않고 나사만 사용합니다.

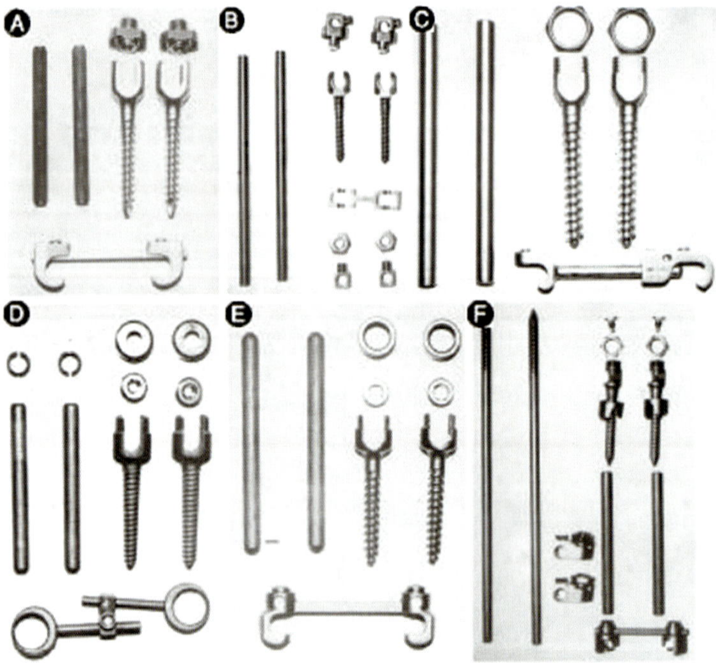

각종 척추경나사못기기들.
A. Cotrel - Dubousset 기기 B. TSRH 기기 C. PWB 기기
D. Diapason 기기 E. WSI 기기 F. Universal spine system

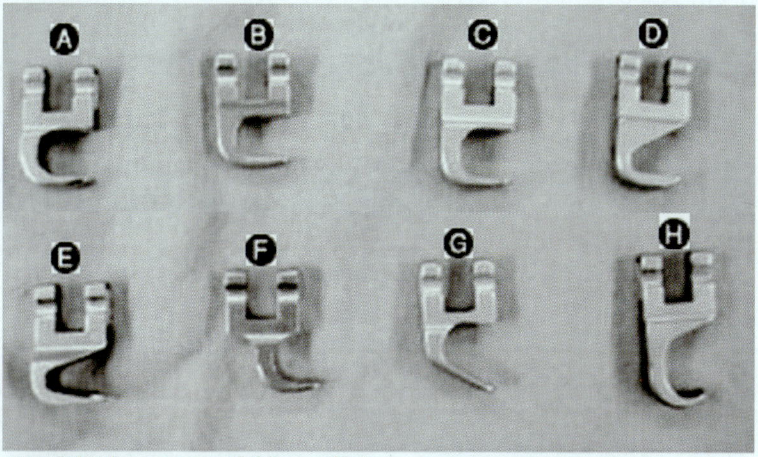

TSRH에서 모양, motch, blade에 따른 hook의종류

A. laminar hook
B. narrow laminar hook
C. elevated laminar hook
D. laminar thoracic hook
E. pedicle hook
F. transverse process hook
G. cranial angled hook
H. caudal angled hook

〈척추 고정에 사용되는 나사, 갈고리 및 강봉)(출처: 척추외과학 1판-수술 술기, 박원욱 저〉

2) 수술 전 검사

척추측만증 수술을 하기 전에는 다른 수술과 마찬가지로 여러 가지 검사를 해야 합니다. 짧지 않은 시간 동안 엎드려 있는 상태에서 수술을 받고 출혈이 많을 수도 있기 때문입니다. 기본적으로 빈혈 유무, 백혈구 수 등을 알려주는 전체 혈구 계산(CBC, Complete blood count), 혈액 응고 검사, 간기능 및 신장 기능 검사(LFT & RFT, liver function test & renal function test) 심전도, 폐 엑스선 사진 등이 필요하며 추가로 폐 기능 검사와 심장 초음파가 필요합니다. 또한 신경 계통에 이상이 있는 경우 수술이 위험할 수 있기 때문에 자기공명영상 촬영(MRI)이 필요합니다. 최근 각도가 심하지 않은 특발성 척추측만증에서도 신경계 이상이 드물지 않다는 보고도 있는데 이것은 척추측만증 환자에서는 기본적으로 MRI 촬영이 필요하다는 것을 의미합니다. 전산화 단층 촬영(CT), 특히 3차원 CT는 뼈의 모양을 잘 볼 수 있습니다. 선천성 혹은 신경섬유종 측만증에서는 필수

적으로 CT 촬영을 해야 하고 다른 측만증에서도 척추의 회전 정도를 알기 위해 CT 촬영이 필요한 경우가 많습니다. CT는 나사의 방향을 결정하는데 많은 도움을 주는데 나사를 정확한 방향으로 고정해야 신경 손상을 예방할 수 있기 때문입니다. 폐기능 검사는 아주 중요한데 가장 중요한 FEV1.0(들이 마신 숨을 1초 동안에 내뿜는 비율)이 40% 이내인 경우는 수술 전에 호흡 훈련이 필요하며 30% 이내인 경우는 마취 자체가 위험할 수 있습니다. 그래서 수술 직후 본인이 호흡하기 곤란한 경우가 있으므로 기관지에 구멍을 내어 기계 호흡을 하는 경우도 있습니다. 2003년에 제가 수술했던 130도 신경섬유종 척추측만증 9세 남아의 경우 폐기능이 19%에 불과했으나 수술 후 아무 문제없이 잘 깨어났고 수술 전 숨이 차서 계단 10개를 올라가기 힘들었으나 수술 후 4개 층을 쉽게 올라갈 수 있게 되었습니다. 즉 수술 후 폐기능이 좋아진 것입니다. 심장 초음파 검사는 보통 수술을 받는 학생들에게는 별로 필요하지 않지만 척추측만증 수술을 받는 학생들에게는 척추측만증으로 인해 심장 문제가 있을 수 있기 때문에 검사를 받는 것이 좋습니다.

3) 수술은 어떤 경우에 하나? (적응증)

(1) 특발성 척추측만증

특발성 척추측만증 수술의 적응증

- 각도 〉 40도{성장 완료 전}
  50도(성장 완료 후)
- 심각한 미용 문제
- 흉추 전만
- 심한 통증

앞서 언급했지만 척추측만증 수술은 처음 발견할 당시부터 각도가 40도 이상이거나 성장기에서 각도가 점점 증가하여 40도 이상일 경우 적응됩니다. 성인에서는 50도 이상일 경우 수술이 적응됩니다. 이 기준은 의료보험 급여가 되는 기준이기도 합니다. 의학적으로는 이런 기준에 흉추전만증(정상적은 20~50도 후만), 통증이 증가하는 경우(성장기에서는 거의 없습니다), 심한 신체 불균형, 심폐기능 저하 증이 추가됩니다. 이런 각도 기준에 부합되지 않는 경우에는 우리나라에서는 수술을 받을 수 없습니다. 우리나라 의료 제도는 미용적 문제 외에는 병명 코드가 있는데 병명 코드가 있는 경우는 순수 본인 부담으로 수술을 받을 수 없습니다. 만약 의료 보험 적응증이 안되는 척추측만증을 환자 본인이 원하여 수술할 경우 의료 기관은 환자로부터 받은 치료비 금액의 5배를 과징금으로 내야 하기 때문입니다.

(2) 선천성 척추측만증

선천성인 경우도 수술의 적응증은 특발성과 큰 차이가 없습니다. 그러나 선천성인 경우 신체 균형이 맞지 않는 경우가 많아 각도가 크지 않더라도 수술이 적응되는 경우가 있습니다. 이와는 반대로 각도는 50도 이상이지만 외형상으로 별 문제가 없고 심폐 기능에 별 문제가 없는 경우 수술을 하지 않을 수도 있습니다. 선천성 척추측만증에서 가장 흔한 형태인 반척추의 경우 흉추부에 이 반척추가 있는 경우는 수술하는 경우가 많지 않지만 요추부로 내려갈수록 수술할 확률이 높으며 아래 사진처럼 제 5요추와 골반 뼈의 일부인 천추 사이에 생긴 반척추의 경우 신체 균형이 많이 틀어지기 때문에 대부분 수술을 받게 됩니다.

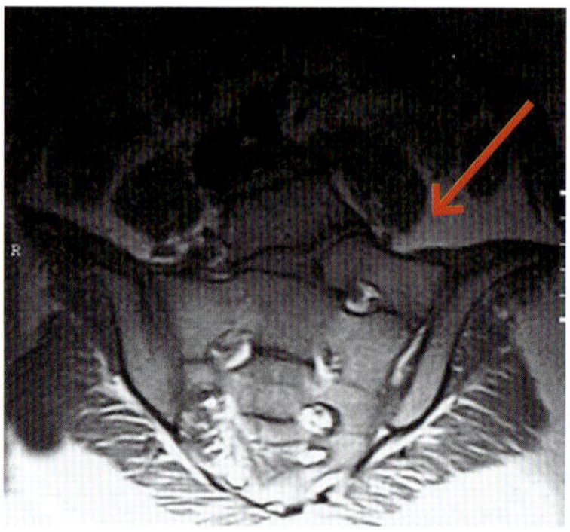

〈요추와 천추 사이의 선천성 반척추. 이런 경우는 심한 신체 변형이 나타납니다.〉

(3) 신경섬유종 척추측만증

신경섬유종은 유전병으로 약 25%의 환자에서 척추측만증이 발생합니다. 수술의 적응증은 특발성과 비슷한 40도 이상에서 적응됩니다. 55~60도 이상의 경우에는 전방 및 후방 모두 수술을 해야 합니다. 그 이유는 수술 후 뼈가 잘 붙지 않고(불유합율 30% 내외) 진행이 잘 되기 때문입니다. 이 병의 수술 자체가 상당히 까다로운데 나사를 고정할 척추경이 매우 얇아져 있는 경우가 많기 때문입니다(아래 그림). 또한 신경섬유종 척추측만증에서는 특발성보다는 출혈이 많으므로 수술 시 세심한 주의가 필요합니다.

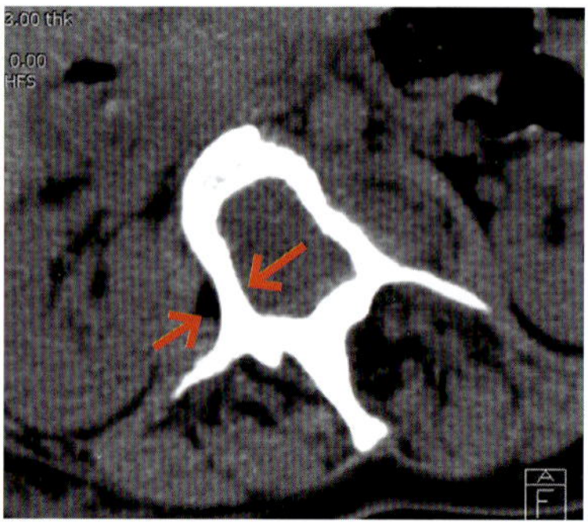

〈신경섬유종 척추측만증에서 얇아진 척추경. 나사 고정하기가 거의 불가능함〉

(4) 신경근육성 척추측만증

신경근육성 측만증은 각도가 30~40도 이상인 경우 수술이 적응됩니다. 특히 바로 걷거나 앉기 힘든 경우나 심폐기능에 문제가 크거나 통증이 심한 경우 수술이 적응됩니다. 골반 균형이 맞지 않는 경우가 많아 골반까지 고정해야 하는 경우가 많습니다. 또한 신경근육성 측만증에서는 폐기능이 저하된 경우가 많은데 폐기능이 정상의 30%가 되지 않을 경우는 수술을 하지 않는 것이 좋으나 수술을 꼭 해야 하는 경우에는 수술 후 장기간 인공 호흡이 필요할 수도 있으므로 기관지 절개술(tracheostomy)을 해야 하는 경우도 있습니다.

(5) 기타 척추측만증

다른 여러 원인의 척추측만증도 적응증은 비슷합니다. 중요한 것은 수술 전 환자의 상태를 정밀하게 파악하여 수술 중 혹은 수술 후 생길 여러 가지 문제를 미리 대비하는 것입니다.

4) 수술 방법

앞서 언급했듯이 수술의 기본적인 방법은 휘어진 척추를 금속을 이용하여 바로 잡고 뼈를 이식하여 고정하는 것입니다. 금속을 이용하여 교정하는 몇 가지 방법이 있습니다. 자세한 내용은 전문적인 내용이라 아래에 별도 기술하였습니다.

좀 더 전문적인 이야기

〈척추측만증 교정 기술〉

A. 압박-신연법(Compression-Distraction technique)

이것은 가장 오래된 단순한 방법입니다. 볼록한 쪽은 압박하여 척추 간격을 줄이고 오목한 쪽은 척추 사이 간격을 늘려 교정하는 방법인데 편평배 증후군을 야기하기 때문에 요즘은 사용하고 있지 않습니다. 편평배 증후군은 수술의 합병증 부분에서 기술하겠습니다. 편평배 증후군이 생기면 몸의 중심이 맞지 않아 쉽게 피로해지고 다른 척추에 나쁜 영향을 끼치며 미관상으로도 좋지 않습니다.

B. 탈회전법(Derotation technique)

탈회전법은 1980년대 초 프랑스 의사인 Cotrel과 Doubossett이 개발하였습니다. 쇠막대를 90도 회전시켜 척추측만증을 교정하는 방법으로 요즘엔 가장 흔하게 쓰이는 방법입니다. 척추측만증을 3차원적으로 교정하는 방법으로 척추의 측면(sagittal) 상에서 흉추 후만, 요추 전만을 만들어 주어 편평배 증후군이 나타나지 않게 하는 획기적인 교정방법입니다. 대부분 좋은 결과를 보이지만 가끔 강봉을 회전시킬 때 척추도 같은 방향으로 회전하여 흉추 늑골고가 더 악화되는 경우가 있습니다.

C. 전이법(Translation technique)

미리 정상 척추 모양으로 구부린 쇠막대에 척추를 접근시켜 측만증을 교정하는 방법입니다. 각도가 큰 척추측만증에서 탈회전법에 주로 사용하는 매우 강한 금속봉을 사용할 경우에는 이 방법이 적용될 수 없습니다. 저자의 경험 상 적절한 각도와 강봉의 강도를 사용하면 탈회전법 수술 후 발생될 수 있는 늑골고 악화가 많이 예방될 수 있습니다.

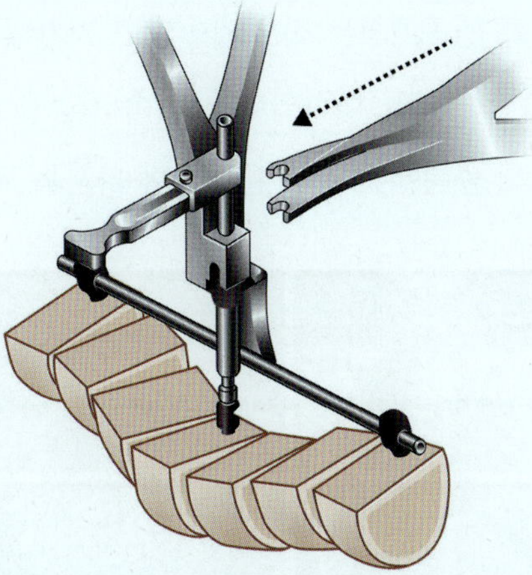

D. 직접 척추 회전법(Direct Vertebral Rotation, DVR)

석세일 교수님 등이 개발한 방법으로, 탈회전법으로 교정할 때 발생할 수 있는 늑골고 악화를 예방할 뿐 아니라 거의 대부분에서 늑골고가 좋아집니다. 단점은 뼈가 약할 경우 척추경 골절이 발생될 수 있다는 것이지만 수술 받는 환자가 노인이 아닐 경우는 대부분 문제가 없습니다.

E. 직접 척추 회전법+전이법(Direct Vertebral Rotation and Translation, DVRT)

저자가 주로 쓰는 방법으로 위에 기술한 두 가지 방법을 상황에 맞게 수술 도중 혼용하는 방법입니다. 저자의 경험 상 늑골고를 많이 줄일 수 있는 방법입니다.

F. 270도 철부 역회전법(270 degree convex reverse derotation technique, CRD)

1998년 IMAST 학회에 제가 최초로 보고한 방법으로 탈회전법의 반대 방향으로 강봉을 회전시켜 늑골고를 많이 줄일 수 있는 방법입니다. 270도를 회전시킴으로 인해 흉추가 일시적으로 전만으로 되었다가 다시 정상인 후만으로 됩니다. 그래서 각도가 큰 만곡에서는 적응되지 않고 저자의 적응증 기준은 청소년기형 특발성 척추측만증 70도 이하입니다. 금속 강봉은 강한 것이 좋으며 철부(convex side, 만곡의 볼록한 쪽)는 모든 척추에 나사를 고정해야 합니다.

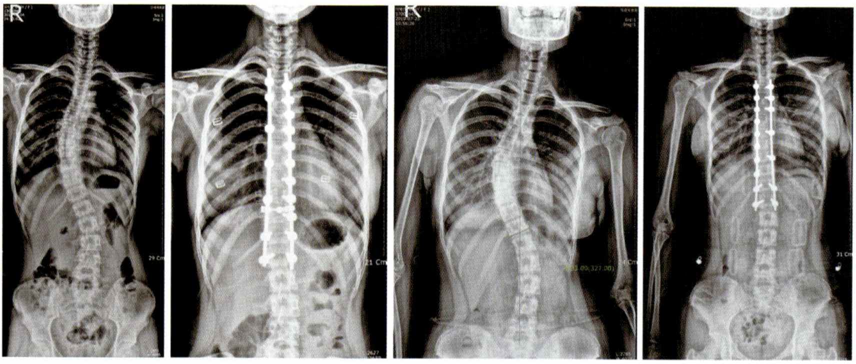

〈좌측 사진 2장은 기존 탈회전법 수술 전후 사진이고 우측 사진 2장은 제가 개발한 270도 철부 역회전법(CRD)으로 수술한 사진입니다. 전체 척추에 나사를 고정-segmental fixation 하는 쪽이 서로 반대입니다.〉

3. 내시경 척추측만증 수술

흉강경을 이용한 척추 수술(Video Assisted Thoracoscopic Surgery, VATS)는 흉추의 염증, 디스크 등에 사용되어 오다가 1990년 후반부터 척추측만증 수술에도 사용되기 시작했습니다. 만곡의 볼록한 쪽(convex side)에서 접근하며 늑골 사이 공간에 1.5 cm 크기의 구멍 4~5개 정도를 뚫어 기구와 나사, 강봉을 삽입하여 수술합니다. 물론 척추뼈 사이의 디스크를 제거하고 빈 공간에 뼈 이식은 필수입니다. 내시경 척추측만증 수술은 1990년대 미국에서 시작되었습니다. George D. Picetti, III(2001), Peter O Newton(2003), Wong HK(2004) 등에 의해 2000년대 들어서 결과가 발표되었습니다. 이 수술의 장점은 출혈이 적고 흉터가 작으며 입원 기간이 단축된다는 것입니다. 그 외에도 전방 절개 수술에 비해 흉강에 발생하는 문제점도 감소시키고 그에 따라 폐기능도 유지된다는 것입니다. 그러나 내시경 수술을 할 정도면 대부분 전방 절개 수술이 적응되지 않기 때문에 폐기능도 유지된다는 것은 장점이라고 하기는 어려울 것 같습니다. 흉추의 측면 후만곡(sagittal profile, normal thoracic kyphosis) 회복에 도움이 된다는 논문도 있으나 저자의 경우 강봉의 회전이 어려워 항상 좋지는 않았습니다.

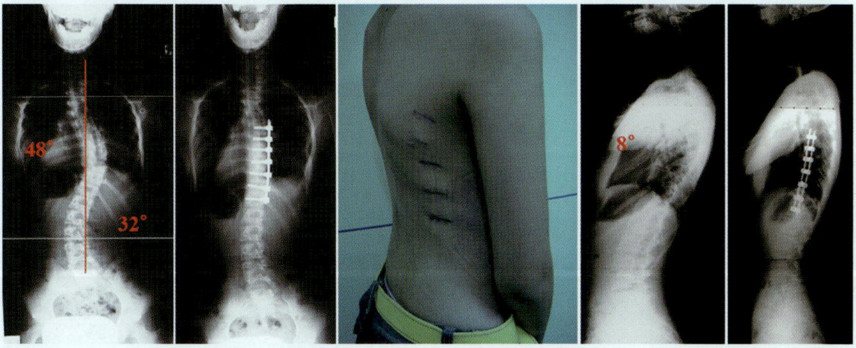

〈흉강경 척추측만증 수술 전후 사진〉

〈저자의 내시경 척추측만증 수술의 경험〉

부산의대 교수로 재직하던 시절 1999년 처음으로 내시경 척추측만증 수술을 시도하여 성공시켰습니다. 이 내용은 1999년 9월 13일 국제신문에 보도되었습니다(다음 장 사진).

당시는 전방 나사 고정까지는 아니었고 각도가 심한 척추측만증은 전방 및 후방 수술을 해야 하는데 이전까지는 전방 수술은 큰 절개를 한 후 갈비뼈를 잘라내어 수술하는 방식이었습니다. 내시경 수술은 갈비뼈 사이로 내시경을 넣어서 흉추 디스크를 제거하고 뼈를 이식하는 방법이었고 절개 수술에 비해 출혈, 수술 후 통증이 매우 감소되었습니다. 그 이후 저자는 내시경으로 나사와 강봉까지 고정하여 내시경 만으로 척추측만증 교정 수술을 하게 되었습니다. 이 결과는 2000년대 초반 PASMISS라는 국제 학회에 몇 번 발표하였습니다. 위에 언급했듯이 이 수술은 흉강 내에서 나사에 얽혀진 강봉을 회전시키기가 어렵다는 것인데 저자는 흉강 내에서 강봉을 회전시키는 기구를 개발하여 사용하였습니다.

'굽은 등뼈' 흉강경 수술로 교정

부산대병원 수술 성공

부산대병원 비디오흉강경 척추수술팀은 최근 지역에서는 처음으로 중증의 「성인척추측만증」을 앓고 있던 40대 여자 환자에게 흉강경을 이용한 교정수술을 실시, 성공했다고 밝혔다.

부산대병원(정형외과 박원욱, 흉부외과 김영대교수 등) 척추수술팀에 따르면 이 환자는 10대 초부터 척추측만증을 앓아 등뼈가 옆으로 70도 정도나 굽었으나 비디오흉강경 교정수술로 현재 보행을 원활히 하는 등 매우 좋은 상태를 보이며 회복하고 있다는 것.

척추측만증은 척추가 옆으로 굽는 병으로 정상적인 척추가 앞이나 뒤에서 보았을 때 일직선을 이루는 반면 마치 S자처럼 옆으로 굽어 보이는 질환이다.

특히 18세 이상 성인이 되어 가면서 나타나는 척추측만증은 증세가 진행됨에 따라 인체에 심각한 문제점을 야기시킨다. 차츰 미용상 심폐기능상 신경학적 장애로 발전하게 되고 환자는 신체적 심리적 압박감과 사회적 활동을 제한받는 중증 척추기형 장애이다.

기존의 외과적 수술요법은 교정부위의 앞뒷쪽 부위를 2~3주 정도의 시간적 차이를 두고 따로따로 절개해 굽은 등뼈를 바르게 맞춰 교정하는 것으로 비교적 큰 흉터와 비용 신체적 부담 회복시간이 많이 걸리는 등 부작용이 있었다.

그러나 비디오흉강경 수술요법은 기존의 수술법에 비해 앞뒷쪽 수술기간이 1주일 정도로 줄어들 뿐 아니라 수술후 합병증이 적고 수술부위가 작아 흉터가 적은 것은 물론 입원기간 단축과 회복이 빨라 치료비용도 절감된다는 것. 따라서 척추측만증을 앓고 있는 환자들에게는 상당한 도움이 될 것으로 보여진다.

박교수는 『척추측만증을 제때 치료하지 않고 방치할 경우 심폐기능이 저하되고 심할 경우 수명이 단축되는 원인을 유발하기 때문에 전문의의 조기진단을 통해 반드시 치료하는 것이 무엇보다 중요하다』고 밝혔다. 문의 240-7240. /주진태기자

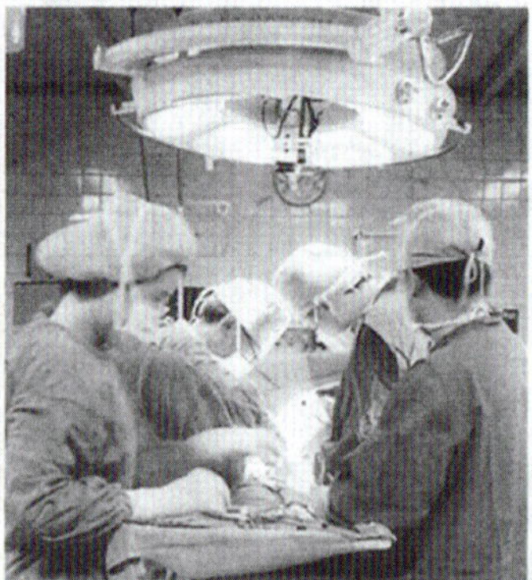

비디오흉강경 척추측만증 수술은 수술부위가 작고 입원기간이 짧아 회복이 빠른 이점이 있다(사진은 흉강경 수술 모습).

〈1999년 9월 13일자 국제신문 보도)〉

〈내시경 수술의 우리나라 상황〉

2000년대 초반에 전국의 몇 군데 병원에서 내시경 척추측만증 교정 수술이 시도 되었습니다. 저자는 당시 부산 센텀병원에 근무 중이었는데 다른 병원은 전부 대학병원이었습니다. 서로 경쟁하면서 발전할 수도 있는 상황이었는데 요즘은 이 수술을 하는 병원이 거의 없습니다. 저자가 센텀병원에 근무할 당시 이 수술의 개발자 중에 한 명인 미국의 George D. Picetti, III을 초청하여 수술을 한 적이 있었습니다. Dr. Picetti 는 미국 사크라멘토 시의 개업 의사인데 저의 여러 척

추측만증 스승 중에 한 분입니다. 그 분이 수술을 해도 6시간 내외가 걸리는데 처음 수술을 하는 의사는 10~12시간 이상이 소요되었습니다. 저자는 나중에 7시간 정도로 단축되었지만 수술 부위 바로 옆에 대동맥이나 하대 정맥 등 대혈관이 지나가고 폐가 위치하고 있으며 심장 박동이 보이는 상황에서 수술을 하므로 각별한 정신 집중이 필요하여 수술을 마치면 녹초가 되곤 했습니다. 이렇게 수술을 해도 당시 척추측만증 기본 수가 70여만원 뿐이었습니다. 저자가 미국에 수술을 견학하러 갔을 때 이런 수술을 하면 병원 매출이 얼마나 되는 지 물어보았는데 재료비, 수술비, 입원비 등등 합하여 4억원 정도 된다고 하였습니다. 당시 우리나라의 경우는 500만원이 채 되지 않았었습니다. 100배 가까이 차이가 나는데 현재도 별반 다르지 않습니다. 현재 우리나라에서는 이 수술이 별로 행해지지 않는 이유는 시간과 노력이 많이 드는데 비해 의료 수가 보상이 너무 작기 때문으로 생각됩니다. 같은 시간에 다른 환자 수술을 하는 것이 훨씬 수익성이 좋기 때문입니다. 그래서 우리나라 환자는 이 수술을 받으려면 미국에 가서 엄청난 치료비를 지불해야 합니다.

4. 최소 침습 척추측만증 수술

2000년대 이후, 흉터, 출혈 문제로 최소 침습 척추측만증 수술이 발전하였습니다. 내시경 수술은 기본적으로 척추 전방 쪽으로 접근하여 디스크를 제거하고 나사를 고정하여 교정하는 수술인데 저자가 1990년도 후반에 시도했던 것처럼 척추 전방은 내시경으로만 수술하고 후방은 최소 절개로 나사를 고정하는 방법도 발표되었고 후방으로 뼈까지 이식하는 방법도 개발되었습니다. 이런 방법은 많은 장점이 있지만 각도가 크지 않은 경우에만 적용이 가능하고 각도가 큰 경우는 절개 수술을 해야 하는 경우가 많습니다.

5. 뼈 이식

척추측만증 수술에서 매우 중요한 과정입니다. 뼈 이식이 잘못되거나 이식을 했는데도 뼈가 붙지 않으면 측만증 수술이 실패할 가능성이 높습니다. 뼈는 자신의 뼈가 제일 잘 붙기 때문에 환자의 장골(골반뼈의 일부분으로 허리 옆에 만져집니다)에서 채취하는 경우가 많지만 흉터가 한 개 더 생기고 뼈를 떼어 낸 부위에 통증이 생길 수 있는 것이 단점입니다. 자신의 뼈가 모자라거나 흉터를 만들기 싫은 경우에는 인조 뼈를 쓸 수 있는데 흉터가 생기지 않는다는 장점이 있으나 추가 경비가 든다는 단점이 있습니다. 최근 많은 종류의 인조 뼈가 개발되어 있는데 DBM, BMP 등이 있습니다.

6. 흉곽성형술(Thoracoplasty)

흉곽성형술이란 늑골의 일부를 절제(없애는 것)을 말합니다. 척추측만증에서 이 과정의 목적은 늑골고를 줄이는 것입니다. 척추측만증 수술의 주된 목적은 신체 균형을 맞춰주고 폐같은 내장 장기의 압박을 완화시켜주는 것입니다만 미용적 목적도 큽니다. 실제로 많은 환자들이 척추측만증 자체보다는 늑골고 때문에 더 스트레스를 받고 있습니다. 늑골고가 생기는 원인은 두 가지 때문인데 1) Euler's buckling principle 2) 늑골 변형입니다. 이에 대한 설명은 앞서 한 바 있습니다. 늑골 전체를 없애는 것은 아니고 늑골고의 가장 튀어나온 부분의 늑골 일부(2~4 cm)를 제거하는데 대개 4, 5개 늑골에 대해 절제를 합니다. 절개를 따로 하는 것은 아니며 이미 절개된 부분을 통해서 시행됩니다. 그러나 최소침습수술을 할 경우는 이 수술을 추가할 수 없을 수도 있습니다. 흉곽성형술은 모든 척추측만증 수술에 동반되는 것은 아니며 경사측정기(inclinometer)로 측정하여 경사도가 10도 이상이거나 늑골고 측정기(scoliometer)로 좌우 높이 차이가 3 cm 이상일 때 적응됩니다. 절제되는 늑골의 길이는 맨 위와 맨 아래는 좀 짧게,

중간은 길게 절제하는 것이 원칙인데 이는 절제된 부분이 미용적으로 움푹 들어가게 보이는 것을 막아주기 때문입니다. 이 수술을 하는 도중 드물게 늑막이 손상되어 기흉(pneumothorax)이 발생하기도 하는데 흉관(chest tube)를 삽입해야 하는 경우도 있습니다. 그러나 대개 별 문제없이 치유됩니다. 가끔 흉곽성형술 후 등의 감각 저하가 발생하기도 하는데 기능적으로는 이상이 없습니다.

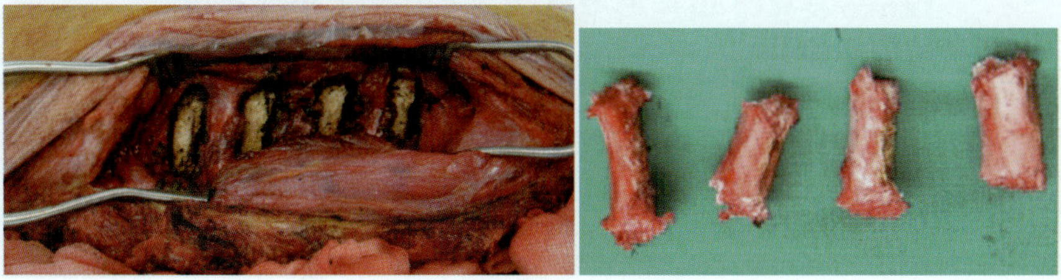

〈흉곽성형술 장면 및 제거한 늑골〉

7. 배액관(hemovac)

수술 부위 봉합 후에도 수술 부위 내부에 출혈은 생깁니다. 수술 부위 내부에 출혈이 너무 많이 차면 통증도 생기지만 염증이 생길 수도 있습니다. 척추협착증 수술같이 신경이 노출되는 수술은 배액관을 필수로 넣어야 합니다. 그러나 대부분의 척추측만증 수술은 신경이 노출되지는 않으므로 출혈이 많지 않으면 배액관을 고정하지 않는 경우도 있습니다. 저자의 경우 한 때 배액관을 넣지 않았으나 수술 부위에 조금씩 나온 혈액이 차면서 비정상적인 통증을 호소하는 경우가 몇 번 있어서 그 이후로는 배액관을 고정시키고 있습니다. 배액관으로 하루에 50cc 이하로 배액되면 제거합니다. 50cc 정도의 양은 저절로 흡수되기 때문입니다.

8. 수술 범위

척추측만증의 수술 범위는 많은 척추측만증 관련 의사들의 지대한 관심사였고 수많은 논문들이 발표되었었습니다. 많은 저자들이 특발성 척추측만증 분류법을 발표하였는데 수술 범위 결정을 위한 분류라고 해도 과언이 아닙니다. 10여년 전부터 주로 사용되고 있는 분류법은 Lenke 분류법으로 우리나라뿐 아니라 대부분의 국가에서 사용되고 있습니다. 이 분류법에 따른 수술(유합) 범위는 아래와 같습니다.

Lenke 분류에 따른 특발성 척추측만증의 수술 범위

Types	Sub type	Fusion	Fusion Level	
			UIV**	LIV***
1	A,B	MT(STF*)	EV+1	SV
	C	MT(+TL/L)	EV+1	same Lk 1A,B/ (TL/L 경우 : L3 or L4)
2	A,B,C	PT+MT	T2 or T3	SV
3	A, B, C	MT(+TL/L)	T3, 4, 5	L3 or L4
4	A, B, C	PT+MT+TL/L	T2 or T3	L3 or L4
5	C	TL/L	EV (+1,2)	EV (+1)
6	C	(MT+)TL/L (가끔 TL/L only)	T3, 4, 5	L4 (L3)

*STF : Selective thoracic fusion

**UIV : Upper Instrumentation vertebra

***LIV : Lower Instrumentation vertebra

(녹색 칸) : only ant. fusion 가능

〈특발성 척추측만증의 형태에 따른 후방 교정술 수술 범위〉

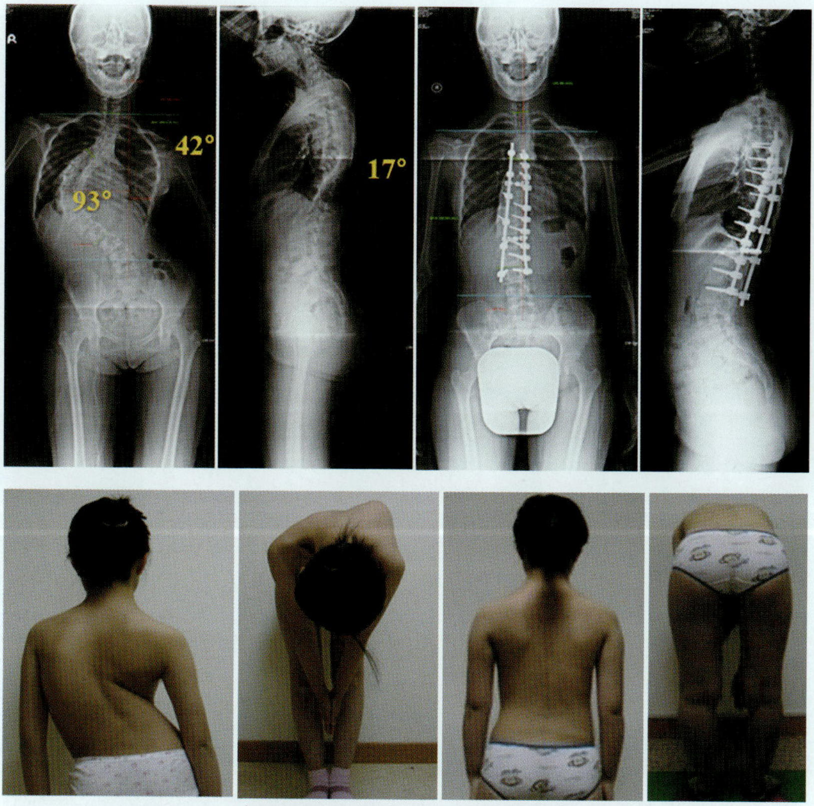

〈93도 특발성 척추측만증 수술 전후 사진〉

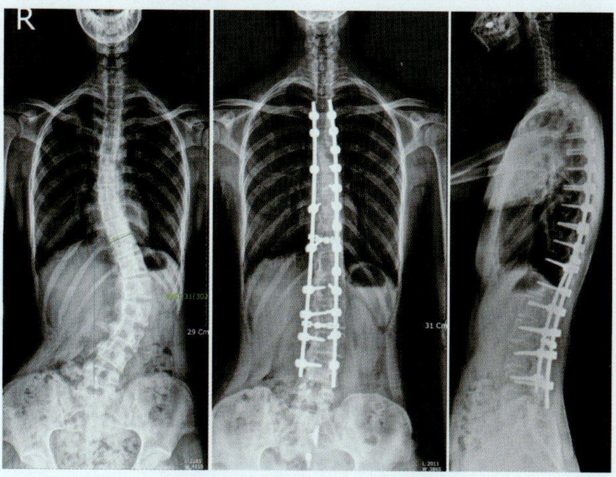

〈Lenke 5형 특발성 척추측만증 수술〉

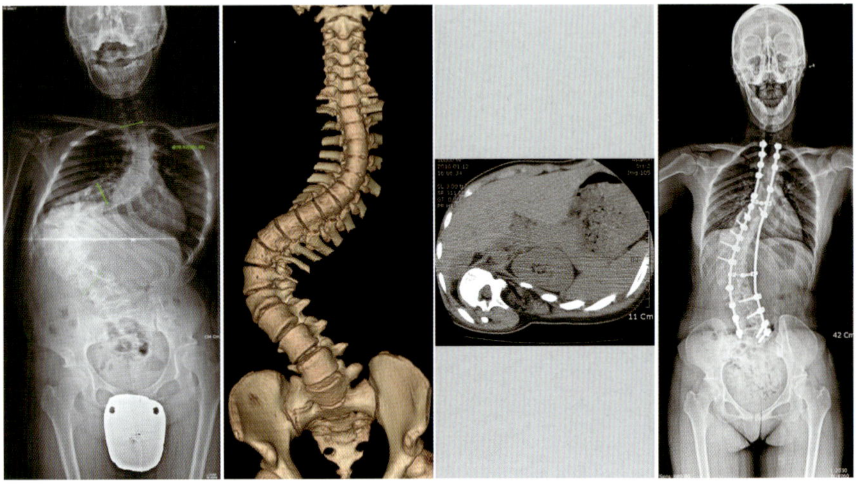

〈신경근육성 척추측만증 수술. 수술 전에 척추가 폐를 심하게 압박하고 있음〉

특발성 척추측만증 수술에서 흉추와 요추의 각도가 비슷한 경우, 일반적으로 요추까지 수술합니다. 그러나 요추까지 수술하는 경우 요추 운동 제한이 발생하는 단점이 있습니다. 그렇다고 요추까지 고정해야 하는 변형인데 흉추만 수술하면 신체 균형이 맞지 않게 될 수도 있습니다. 수술 전 검사에서 요추의 유연성이 좋고 요추 만곡 각도가 흉추에 비해 약간 작은 경우는 흉추만 수술할 수도 있는데 전문적인 영역이라 구체적으로 기술하지는 않겠습니다. 아래의 예는 흉추와 요추 만곡의 크기 차이가 나지 않는 경우지만 흉추만 수술해서 비교적 좋은 결과를 얻은 경우입니다. 이런 경우 흉추만 수술해도 요추가 상당히 좋아지기 때문입니다. 그러나 요추가 예상보다 많이 호전되면 약간의 신체 불균형이 발생하기도 합니다.

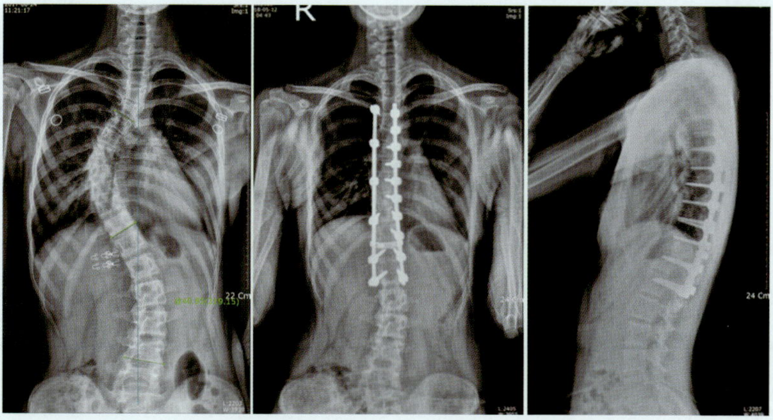

〈Lenke 1형 특발성 척추측만증 수술. 요추가 40도지만 흉추 각도가 더 큰 경우는 고정하지 않아도 좋아집니다〉

9. 선천성 척추측만증 혹은 조기 발현성 척추측만증 수술

1) 선천성 척추측만증 수술

선천성 척추측만증 수술은 특발성 척추측만증 수술보다 까다롭습니다. 선천성은 특발성과 달리 대부분 급격한 만곡이고 나사를 고정하는 부분인 척추경의 변형도 심하고 심지어 척추경이 없는 경우도 있기 때문입니다. 또 척추 일부분을 제거해야 하는 경우도 있고 만곡의 유연성이 없어서 교정 자체가 되지 않는 경우도 있습니다. 이런 이유 때문에 수술 도중 혹은 수술 후 마비가 올 가능성도 특발성에 비해 상당히 크다고 할 수 있습니다. 모든 척추측만증 수술 시에는 신경감시장치(cord monitoring)로 신경 손상에 대해 모니터링 하면서 수술을 하게 됩니다. 이 장비는 100% 정확하다고는 할 수 없지만 상당히 믿을 만합니다. 선천성 척추측만증은 어릴 때 심해질 수도 있기 때문에 다른 원인의 척추측만증 수술보다 환자가 더 어릴 때 수술을 받기도 합니다. 그러나 5세 이전에 수술을 받는 경우는 흉곽 발달이 저해되어 치료되지 않는 호흡기 문제(thoracic insufficiency syndrome)가 발생할 수 있기 때문에 이 시기는 지나서 수술하는 것이 권장되고 있습니다. 선천성 척추측만증 수술은 특발성과 다른 몇 가지 방법이 있습니다.

(1) 단순 유합술(in situ fusion)

성장을 함에 따라 변형이 심해질 것을 대비하여 변형이 있는 척추 부분에 뼈이식만 하거나 뼈이식 후 고정을 할 수 있습니다. 교정효과가 있을 수도 있지만 더 나빠지지 않게 하기 위한 목적도 있습니다.

(2) 일반적 후방 수술(교정 및 금속 고정술)

특발성 척추측만증 수술과 비슷한 방법으로 나사 고정 후 신경 손상이 없을 정도의, 가능한 많은 교정을 한 후 뼈이식을 하는 방법입니다. 선천성 변형이 있는 척추 마디의 유연성이 작아 특발성 척추측만증에 비해 교정율은 작지만 아래의 방법에 비해서는 안전합니다.

(3) 반척추제거술(hemivertebrectomy)

직접적으로 반척추를 제거하는 방법입니다. 선천성 반척추로 인한 척추측만증에서 가장 교정율이 높은 수술 방법입니다. 그러나 척추 뼈 뿐만 아니라 아래 위 디스크도 모두 제거해야 하기 때문에 수술을 하는데 의사의 실력과 경험이 필요하고 조심스럽게 수술을 해야 합니다. 척수 신경의 짧은 부분을 급격히 교정하기 때문에 신경 마비가 발생할 확률도 상당히 높은 편입니다. 어떤 척추 교과서에는 마비 발생율이 50%에 이른다는 내용도 있습니다. 그래서 교정을 많이 하는 것이 꼭 좋다고만 할 수는 없습니다. 수술 도중 교정이 어느 정도 되면 만족하고 빈 공간이 남으면 뼈이식을 하는 것이 안전한 방법입니다. 이 이후는 나사못 고정, 추가 교정 등 다른 척추측만증 수술과 같습니다.

사실 이 방법은 척추후측만증의 원인인 선천성 1/4 척추(congenital quadrant vertebra) 교정 방법입니다. 후만증이 동반되지 않고 척추측만증만 동반된 선천성 척추측만증이 있을 때는 척추의 전방까지 제거해야 하므로 좀 더 세심한 주의가 필요합니다. 이 수술은 척추후만증에서 행해지는 후방 전체 척추 재건술(posterior vertebral column resection or reconstruction, PVCR)과 유사한 방법이지만 선천성 척추측만증에서는 제거한 척추체 부위에 전방 지지를 위한 인공물(cage)을 넣지 않는 점이 다릅니다.

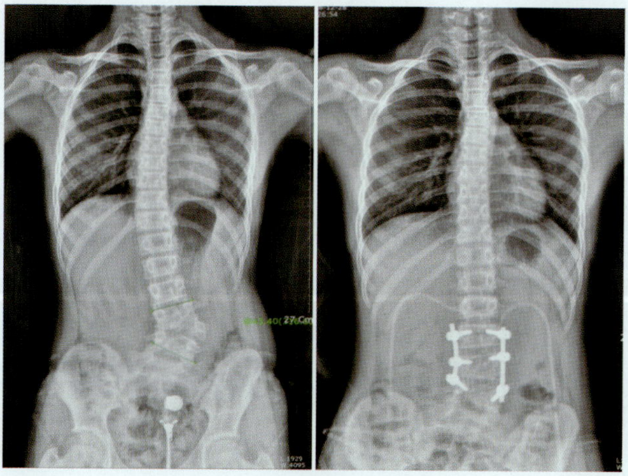

〈선천성 반척추 절제술 전후 사진〉

(4) 척추절제술(vertebral column resection)

변형이 매우 심하거나 복잡 기형이 있는 경우는 위의 방법만으로는 교정 효과가 별로 없을 수가 있습니다. 이런 경우에 변형된 한 개 이상의 척추 전체를 제거하는 수술입니다. 척추 수술 중 최고로 어려운 수술 중 하나입니다. 신경 손상의 위험성도 상당하고 출혈이 많을 수도 있기 때문에 경험이 많은 척추전문 의사에 의해 행해져야 합니다.

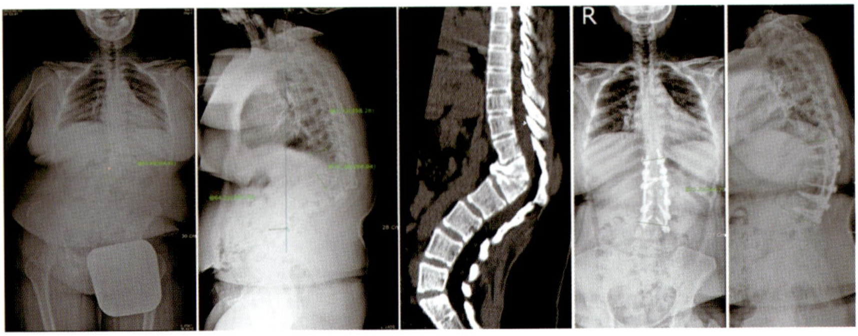

〈2개 연속인 선천성 쐐기 척추로 인한 선천성 후측만증에 대한 척추체 제거술〉

(5) 외측봉 절골술(lateral bar resection)

선천성 외측봉(congenital lateral bar)은 심한 변형을 일으킵니다. 척추의 한 쪽이 길이 성장을 거의 하지 않기 때문입니다. 그래서 수술 범위가 커질 가능성이 많고 그나마도 교정이 잘 되지 않습니다. 드물게 이 외측봉을 자르는 시도도 되고 있는데 위험성이 있는 수술입니다. 아직 정식으로 보고된 적이 없는 것으로 알고 있습니다.

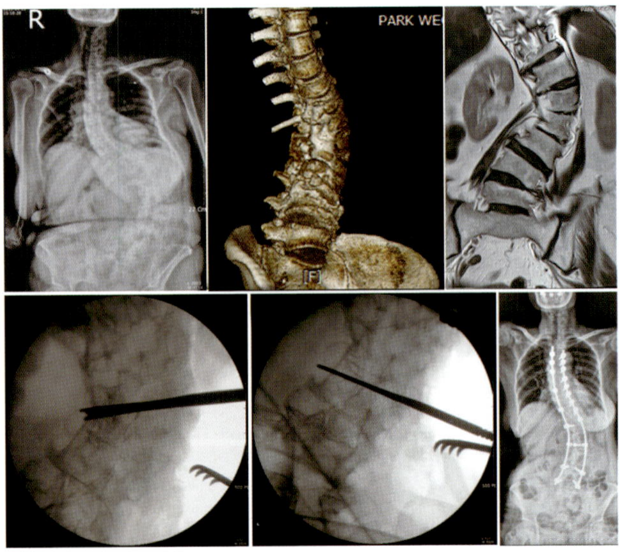

〈편측 외측봉으로 인한 선천성 척추측만증에서의 외측봉 절골술〉

2) 조기 발현형 척추측만증 수술

10세 이전, 특히 5세 이전에 척추측만증 수술을 하면 상체 발육이 저하되어 상하체 비율이 맞지 않아 미용적으로도 문제가 되지만 폐 발육에 문제가 생겨 정상적인 생활을 하기가 힘들게 됩니다. 또한 crankshaft 현상이라고 하여 척추 후방이 고정되어 성장이 안되고 전방만 자라면 척추측만증이 재발하는 현상이 생길 수 있습니다. 이런 합병증을 예방하기 위해 보조기, 심지어 석고 고정을 시키면서 가능한 키가 더 크도록 수술을 연기시키지만 이런 비수술적 방법이 실패해서 각도가 급속히 진행될 경우는 수술을 빨리 하게 됩니다. 이 시기의 수술은 10세 이후 수술과 달리 뼈 이식을 하지 않아 뼈 유합이 되지 않게 하는 것이 특징입니다. 즉 일시적으로 고정을 해서 각도도 줄이고 악화되는 것을 방지하는 것입니다. 환아가 성장을 하면 척추의 길이 성장에 방해되지 않게 고정된 금속을 조정하여 길이를 늘리는 것입니다. 금속 조정은 3~6개월 간격으로 간단한 수술을 반복하여 10세가 넘어가면 일반 척추측만증 수술처럼 최종 교정을 한 후 뼈이식을 하여 유합시키는 것입니다. 이런 방법에 사용되는 기구에 인위적으로 금속봉의 길이를 늘일 수 있는 telescoping rod(growing rod, VEPTR)라는 것이 있습니다. 이 방법은 보통 6회 이상의 수술이 필요하기 때문에 여러 질환을 가지고 있을 가능성이 큰 소아에게 부담이 되며 감염의 위험성도 커집니다. 그래서 체외에서 자기장을 쏘아서 체내의 금속봉의 길이를 늘릴 수 있는 자기장 조절 성장 금속봉(magnetic controlled growing rod, MCGR)를 사용하는 방법도 있지만 상당히 고가입니다.

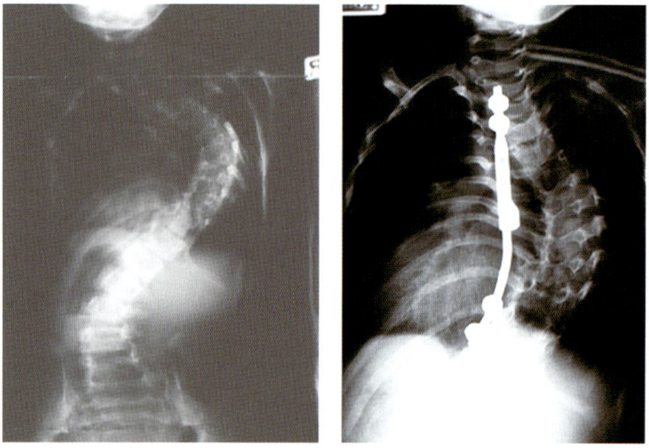

〈조기 발현형 척추측만증에서 telescoping rod 수술〉

10. 척추측만증 수술 후 금속 제거

척추측만증 수술 후 고정된 금속은 제거하지 않는 것이 원칙입니다. 그러나 통증 지속, 감염, 금속 알러지, 불유합 및 그로 인한 금속 파손, 정신적 문제 등으로 제거하는 경우가 있습니다. 불유합과 금속 파손의 경우는 제거와 동시에 새로운 금속을 삽입해야 하므로 논외로 하겠습니다. 감염의 경우는 금속을 제거해야 할 정도면 상당히 심한 감염이 있을 경우인데 뼈가 다 붙지 않았다면 다시 금속 고정을 해야 합니다. 여기서 언급할 내용은 뼈가 다 붙은 후 금속을 제거할 경우의 결과에 대한 것입니다.

2009년 Potaczek, Zarzycki 등이 Orthop Traumatol Rehabil 11(6):501-12에 발표한 내용을 보면 특발성 척추측만증 수술 후 금속 제거 후에 흉추는 13.3%, 요추는 17.5% 악화되었다고 합니다. 감염이 있었던 경우는 21% 악화를 보였다고 합니다. 통증이 있었던 경우는 환자의 70%에서 호전되었으며 고정 수술 후 2년 이후에 제거 수술한 경우가 2년 이전에 제거 수술한 경우보다 덜 나빠졌다고 합니다. 사실 약 20%의 악화는 크다고는 할 수 없습니다. 첫 고정 수술 후 남은 각도가 20도일 경우 20%가 악화되더라도 24도가 된다는 뜻이므로 겉으로 보기엔 별 표시가 나지 않을 것입니다. 그러나 우리나라에서는 제거하고 싶다고 해서 의료보험으로 제거할 수는 없습니다. 우리나라 의료보험 기준에서는 특별한 상황이 아니면 금속 제거는 의료보험에서 허가되지 않기 때문입니다.

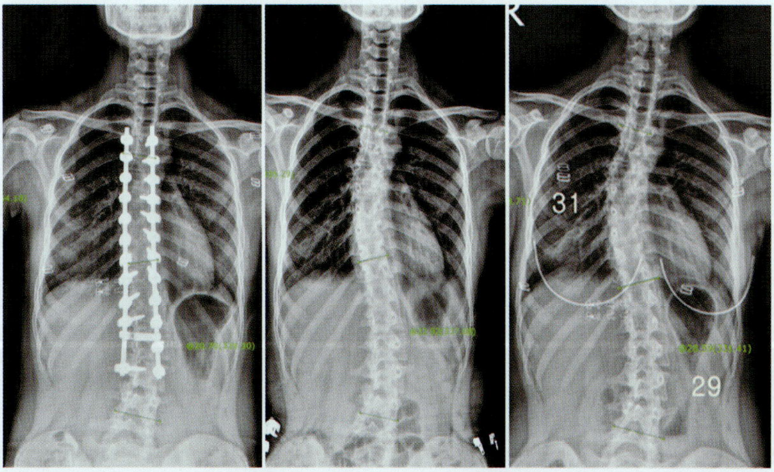

〈서울 모 대형 대학병원에서의 첫 수술 2년 이후 금속 제거한 경우입니다. 중간 사진은 제거 직후이고 우측 사진은 금속 제거 5개월 후의 사진입니다. 각도가 증가했지만 생활에 아무런 문제가 없었습니다.〉

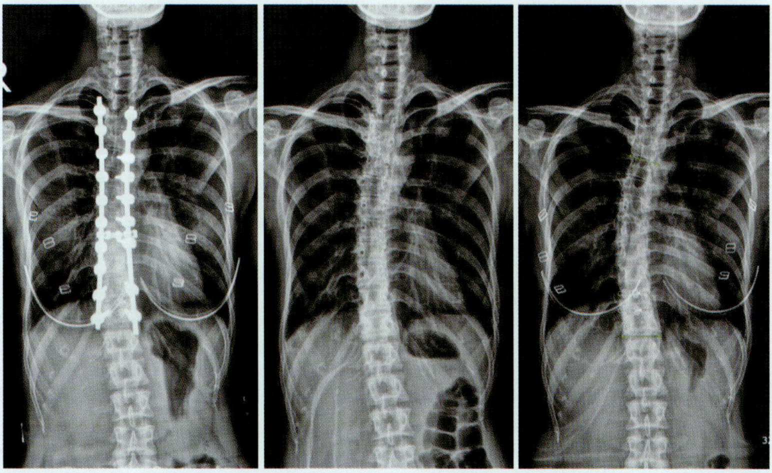

〈첫 수술 11년 후 지연 감염이 의심되어 금속 제거 후 완치된 환자였습니다. 중간 사진은 금속 제거 직후 이며 우측 사진은 제거 16개월 후입니다. 각도는 거의 악화되지 않았습니다.〉

11. 척추측만증 수술비

우리나라는 의료 수가라는 것이 정해져 있어서 척추측만증의 기본 수술비는 병원이나 지역, 의사에 따라 차이가 나지 않습니다. 다만 의료기간 종별에 따라 의원(15%) 병원(20%) 종합병원(25%) 상급종합병원(30%)가 가산됩니다. 최종 금액은 아래 표에 정리되어 있습니다. 수술비는 상급종합병원과 의원이 비슷하고 병원이 제일 저렴합니다. 그 이유는 표 아래를 보시면 수가 점수 당 단가가 의원이 병원 이상보다 상당히 높기 때문입니다. 척추측만증 뿐 아니라 모든 수가에 동일하게 적용됩니다. 의료 수가 면에서는 병원의 치료비가 가장 적게 듭니다.

수가명	기본 수가금액	의원	병원	종합병원	상급종합병원
전방 7구간 미만	1,775,110	2,298,563	2,130,132	2,218,888	2,307,643
전방 7구간 이상	2,155,880	2,791,614	2,587,056	2,694,850	2,802,644
후방 7구간 미만	1,394,590	1,805,822	1,673,508	1,743,238	1,812,967
후방 7구간 이상	1,733,430	2,244,593	2,080,116	2,166,788	2,253,459

* 기본 수가= 종별 점수당 단가 X 점수
* 2020년 점수당 단가- 의원 : 85.8원, 병원 이상 : 76.2원

이 금액 중 본인 부담금은 전체의 20%이므로 수술비 자체의 본인 부담금은 아래와 같습니다. 역시 병원에서 치료 수술 받을 때의 본인부담금이 제일 적습니다.

	본인부담금			
수가명	의원	병원	종합병원	상급종합병원
전방 7구간 미만	459,713	426,026	443,778	461,529
전방 7구간 이상	558,323	517,411	538,970	560,529
후방 7구간 미만	361,164	334,702	348,648	362,593
후방 7구간 이상	448,919	416,023	433,358	450,692

가장 많이 행해지는 수술이 후방 7구간 이상 수술이므로 이 경우의 본인 부담 수술비는 45만원 내외입니다. 제가 1990년 후반 미국에 척추측만증 연수를 갔었을 때 순수 수술비(의사 기술료)는 얼마냐고 물어보니 당시 한국 돈으로 약 5천만

원 정도라고 들었습니다. 미국과 비교할 수는 없지만 우리나라 의료비는 참 저렴합니다. 6시간 전후가 걸리는 척추측만증 수술의 총 기술료 220만원 전후에는 의사 인건비뿐 아니라 간호사 3명(스크럽 간호사, 마취간호사, 도우미 간호사-옆에서 있다가 필요한 물품을 가져다 주고 필요한 전화도 하는 간호사), 수술 조수(2명), 방사선 기사(1명) 등의 인건비도 포함되어 있고 생리식염수, 뼈 지혈제, 봉합사 등 환자에게 돈을 받을 수 없는 소모품 재료비도 전부 포함되어 있습니다. 나사가 잘 고정되어 있는 지 확인하는 C-arm이라는 영상장비는 사용하고도 돈을 받을 수 없게 되어 있습니다. 물론 수술실 운영비(장비 감가상각, 전기, 수도료)도 포함되고 의료 물품을 쓰면 거기에서 나오는 포장지 같은 의료 폐기물 처리비까지 포함되어 있습니다.

척추에 고정되는 나사 등 금속의 의료 수가는 모두 의료 보험이기 때문에 병원에서는 단돈 1원도 남길 수 없습니다. 2020년 기준 나사는 1개 당 254,380원이며 강봉은 길이와 무관하게 개 당 97,070원이며 이는 의원이나 대학병원 등 모든 병원의 가격이 동일합니다. 만약 나사를 15개 고정했다면 (254,380×15)+(97,070×2)=4,009,840(원), 즉 약 400만원 정도가 됩니다. 본인부담금은 20%이므로 환자 부담은 80만원 정도입니다. 마취료는 따로 책정되어 있습니다. 병원 기준 한 시간 당 118,300원 정도인데 이는 마취과 의사 인건비 정도라고 보시면 됩니다. 6시간 내외가 걸리는 척추측만증 수술 기술료 220만원은 시간 당으로 계산해보면 220만/6=366,667(원)입니다. 숙련된 전문가 의사를 포함한 7명의 인건비로는 정말 저렴합니다. 저렴이라는 말은 원가 이상이라는 뜻이 포함되는데 사실 수술비는 병원 입장에서 보자면 저렴의 개념이 아니라 엄청난 적자입니다. 의료 보험이 되는 재료에서는 한 푼도 남길 수 없고 수술 기술료는 인건비 원가에 비하면 너무 적기 때문입니다. 그러면 병원은 적자를 보면서 수술을 할 수는 없기 때문에 비급여 재료를 사용할 수 밖에 없습니다. 비급여 재료에는 인조뼈, 지혈제 등이 포함됩니다. 사실 이런 비급여 재료를 급여로 전환시키는 소위 문재인케어가 전면적으로 실시되면 모든 병원에서의 척추측만증 수술은 적자로 돌아섭니다. 척추측만증 수술뿐 아니라 다른 수술도 다르지 않습니다. 병원도 많은 사람들의 직장이므로 직원 월급을 줘야 하고 장비, 시설에 돈이 들어갑니다. 수술을 할 수록 적자가 난다면 병원 입장에서는 환자에게 좋은 재료를 쓰지 않을 것입니다. 실제로 대만에서 포괄수가제라는 제도를 시행했었는데 이는 무슨 검사를 하든, 어떤 재료를 쓰든, 입원을 얼마 동안 하든, 환자 한 명 당 병원에 지불되는 치료비 총책을 정한 제도입니다. 정부 입장에서는 과잉 진료를 막고 의료비 증가를 조절할 수 있는 장점이 있었습니다. 대만의 병원들은 어떻게 대처를 했을까요? 당연히 병원은 정말 꼭 필요한 검사만 하고, 아니면 그것도 최소한으로 했고, 치료 재료도 가장 저렴한 것만 찾아서 사용하였으며, 입원도 최소한으로 줄이기 위해 환자가 걸을 만 하면 퇴원을 종용했습니다. 즉 결국 의료비를 줄이려는 제도가 국민의 건강을 위협하게 되었습니다. 아주대 이국종 교수의 말처럼 치료를 할 수록 본인은 병원 적자의 원흉이 되었다는 것이 우리나라 의료의 현실입니다.

15-2장. 수술 후 관리

척추측만증 수술 후 관리는 다른 척추 고정 수술 후 관리와 크게 다르지는 않습니다. 그러나 10~20대 환자들은 회복도 빠르고 뼈도 잘 붙는 편이라 수술 후 관리가 어렵다고 할 정도는 아닙니다.

1. 입원하고 있는 동안의 관리

노인이 아닌 경우 입원은 수술 후 약 2주 내외이며 입원하는 동안 수술 부위에 염증이 발생하는 지, 폐 등 다른 장기에 문제가 생기는 지를 관찰하게 됩니다. 수술 상처의 발사(실밥을 제거하는 것)는 대개 수술 후 2주 후에 하지만 어린 환자의 경우는 상처가 빨리 아물기 때문에 며칠 빨리 제거할 수도 있습니다. 상처에 별 문제가 없고 수술 부위 통증이 거의 없으며 혈액 검사에서 염증이 없다고 확인되면 퇴원할 수 있습니다.

2. 흉터 관리

성인을 제외한 대부분의 척추측만증 수술을 마치고 피부 봉합을 할 때는 흉터를 최소화하기 위해 지퍼 모양처럼 피부를 봉합하지 않고 피하 봉합(subcuticular suture)를 한 후 테이프를 붙여 놓습니다. 수술 후 2주가 지나서 상처가 아물고 염증 소견이 없으면 흉터를 줄이기 위해 흉터개선 연고를 바르는 경우가 많습니다. 예전에는 이런 연고가 없었기 때문에 그냥 두고 봅니다. 흉터개선 연고는 흉터 크기를 줄여주지는 못하는 것 같지만 옅게 만드는 효과는 있는 것 같습니다. 수술 후 시간이 지나면서 살이 찌게 되면 흉터 부위가 팽창되면서 흉터가 커져 보일 수도 있습니다. 흉터를 줄인다고 박피 시술을 하는 경우도 있는데 오히려 보기가 더 좋지 않게 되는 경우가 많았습니다.

3. 보조기 착용

척추 수술 후 보조기 착용은 일반적으로 팔 다리 뼈 골절에 깁스를 차는 것과 비슷합니다. 즉 수술 후 보조기 착용은 뼈를 붙이기 위함이라는 것입니다. 수술 후 보조기 착용은 수술할 정도가 아닌 척추측만증에서 보조기를 착용하는 것과는 다른 상황입니다. 수술 전 보조기를 착용했었다고 하더라도 수술 후에는 체형이 바뀌었고 보조기의 목적이 다르기 때문에 완전히 별개의 보조기를 착용해야 합니다. 수술 후 보조기는 일반적으로 흉요추 보조기인데 비수술 척추측만증 학생들이 착용하던 흉요추 보조기와는 다른 보조기입니다. 앞서 언급했듯이 수술 후 보조기 착용은 뼈를 붙이는 유합을 위한 것이며 보통 수술 후 3개월 정도 착용합니다. 저자의 경우에는 어린 학생들의 경우는 2개월만 착용시키는데 어린 나이에는 뼈가 빨리 붙기 때문입니다. 20세가 넘는 경우는 3개월을 착용시킵니다. 보조기는 누워있거나 수면 시에는 착용하지 않아도 되지만 일상 상황에서는 꼭 착용하는 것이 좋습니다. 목 가까이까지 수술이 된 경우는 일반 보조기보다는 아래 사진처럼 목 위로 올라오는 보조기를 착용해야 합니다.

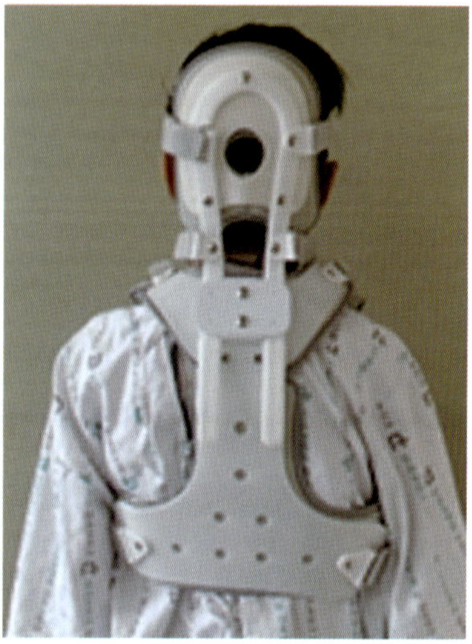

〈경추 가까이 수술한 경우에 착용하는 Minerva 보조기〉

4. 활동

1) 보행 및 의자 사용

수술 다음 날은 통증이 있고 몸에 수액 라인과 배액관(hemovac, 넣지 않는 경우도 있음)이 연결되어 있어 보행이 쉽지 않습니다. 그러나 수술 후 2~3일 후에는 보행 보조기구(워커)나 수액 폴대를 잡고 걸을 수 있습니다. 걸을 수 있으면 잠시 의자에 앉는 것도 가능할 것입니다.

2) 샤워

옛날에는 실밥 제거 후 샤워하도록 하였으나 요즘은 방수 반창고를 붙이고 수술 1주 후부터는 샤워를 할 수도 있습니다. 혼자서 샤워하는 것은 처음에는 쉽지 않으므로 보호자가 도와주는 것이 좋습니다. 수술 후 한 달 정도 후부터는 보조기 없이 가볍게 허리를 숙일 정도가 되므로 허리를 많이 굽히지 않을 정도로 혼자서도 가능합니다.

3) 승차

퇴원을 할 때는 대부분 차를 타야 합니다. 너무 흔들거리는 도로가 아니라면 차를 타는 것은 무리가 없습니다.

4) 등교

저자의 경우는 수술 후 3~4주 후에는 등교해도 된다고 말합니다. 그러나 통증이 심할 경우는 수술 후 6주 후에 등교하라고 하기도 하지만 학생들의 경우는 거의 대부분 한 달 안에 등교가 가능하였습니다.

5) 보조기를 벗은 후(수술 후 2~3 개월)

보조기를 벗는다는 것은 뼈가 어느 정도 붙었다는 뜻입니다. 그래서 충격이 가거나 척추가 뒤틀리는 상황이 아닌 동작은 가능합니다. 성인에서는 수술 3개월까지 보조기를 착용하는 것을 권합니다.

6) 수술 후 3개월

10 kg 정도까지 물건을 들어도 되고 자전거를 탈 수도 있습니다. 그러나 넘어지지 않게 조심해야 합니다. 볼링, 테니스 등도 가능하지만 심하게 하는 것은 좋지 않습니다. 몸이 부딪히는 운동은 아직 하면 안됩니다.

7) 수술 후 6개월

이 때부터는 제약을 받을 운동이나 동작은 없습니다. 뛰어도 되고 농구같이 몸이 부딪히는 운동도 가능합니다.

주의 사항: *위에 기술된 것은 정상적으로 치유되어 가는 과정일 때를 가정한 것입니다. 만약 동작을 하면서 통증이 발생한다면 그 동작을 지속해서는 안되며 통증이 지속된다면 수술한 의사를 찾아가야 합니다.*

8) 수술 후 외래 정기 검진

정기 검진 시기는 의사들마다 좀 다릅니다. 저자의 경우는 퇴원 2~3주 후 한 번 방문하고 수술 후 2개월이 되었을 때 방문하며 그 이후로는 3개월마다, 수술 1년 이후에는 6개월마다, 3년이 지나면 일 년에 한 번 정도 방문하기를 권하고 있습니다.

15-3장. 수술의 합병증

모든 수술이 그렇듯 척추측만증 수술도 합병증이 발생할 수 있습니다.

1. 신경 손상

척추측만증 수술에서 가장 걱정되는 것은 하반신 마비일 것입니다. 심하게 휘어진 척추를 단 번에 바로 잡는 조작을 하면 신경 조직에 견인력이 발생하여 신경 손상이 생길 수 있습니다. 심하지 않은 척추측만증에서 하반신 마비가 발생할 확률은 0.1% 정도로 보고되어 있습니다. 그러나 특발성이 아닌 척추측만증에서 각도가 클 경우는 확률이 커질 수 밖에 없습니다. 수술을 여러 번으로 나눠서 조금씩 교정하면 마비가 생길 확률이 작아질 수도 있지만 수술은 한 번에 해야 하므로 의사가 조금이라도 더 좋게 교정 해주려다 마비가 오는 안타까운 경우가 있습니다. 드물게는 고정되는 나사에 의해서도 마비가 발생했다는 보고도 있습니다.

〈수술 중 신경 감시 장치(intraoperative cord monitoring)〉

척추측만증 수술 시에 머리와 다리 쪽에 전극을 부착하여 지속적으로 척수 신경 기능이 잘 유지되는 지 파악하는 장비입니다. 미국에는 의무적으로 사용해야 하지만 아직 우리나라는 의무적은 아닙니다. 의료보험도 되는데 병원에 신경과 혹은 재활의학과 전문의가 상주해야 하는 조건이 있습니다. 척수 신경 기능이 실시간으로 파악되는 것은 아닙니다. 예를 들면 나사를 고정한 후 전극을 통해 자극을 주면 금방 이상 유무가 확인됩니다. 그러나 6% 내외로 위양성(이상이 없는데도 이상이 있다고 나타나는 경우) 혹은 위음성(신경 손상이 왔는데도 정상이라고 나타나는 경우)도 있다고 보고되어 있습니다.

2. 감염

감염은 모든 치료 과정에서 생길 수 있는 일반적 합병증입니다. 낫지 않는 경우는 거의 없다고 할 정도입니다. 발생 확률은 1%를 넘지 않는데 대부분 환자가 고령이 아니기 때문에 저항력이 강해 감염의 가능성이 작습니다. 척추측만증 수술처럼 절개가 크면 오히려 주위 근육의 혈액 순환 장애가 덜 발생하여 감염 확률도 더 작을 수도 있습니다. 좁은 절개창을 통해 많은 조작을 하면 주위 근육을 과도하게 견인해야 하는 경우가 생겨 감염이 더 커질 수 있는데 절개가 크면 그런 위험성이 오히려 줄어든다는 것입니다. 감염이 생기더라도 항생제 치료로 대부분 조절되고 아주 드물게 금속을 제거해야 하는 경우도 있습니다. 일반적으로 감염은 수술 직후 발생하지만 수술 후 3년 이후에 나타나는 지연형 감염도 있습니다. Clark와 Shufflebarger는 수술 1년 이후에 나타나는 경우를 지연형 감염이라고 하였습니다. 2004년 Muschik, Luck등(Eur Spine J 13:645-651)은 937명의 척추측만증 수술 후 발생한 45명의 지연형 감염 환자를 조사해 보니 수술 후 평균 3.5년에 약 5%의 환자에서 발생하였다고 하였습니다. 이런 경우는 금속을 제거하면

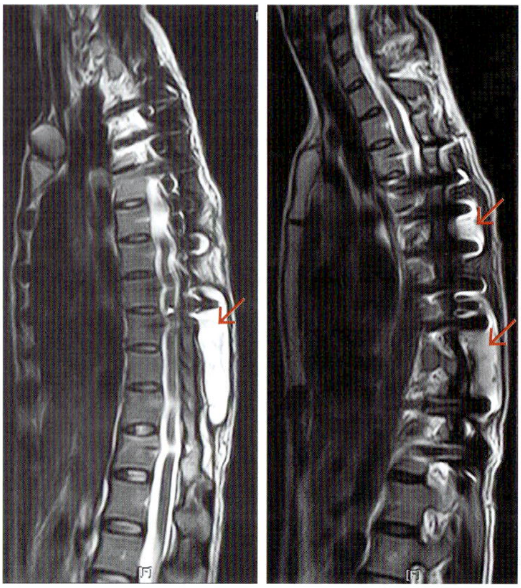

〈지연형 감염의 예. 나사 고정 부위에 농양이 보입니다.〉

대부분 치유되었지만 어떤 경우는 만곡이 심해져 다시 고정하는 경우도 있었다고 하였습니다.

3. 수술 후 만곡의 변화

1) 대상 실조(Decompensation)

대상 실조란 수술 후에도 몸의 균형이 맞지 않는 현상을 말하는데 수술 직후 나타날 수도 있지만 몇 년 혹은 그 이상이 지나서 나타나기도 합니다. 이것은 수술(유합) 범위 때문에 발생하는 것으로 수술 범위를 짧게 혹은 길게 했기 때문입니다. 그렇다고 의사가 잘못했다고 볼 수도 없습니다. 유합 범위 결정은 아직 결론이 나지 않았고 환자마다 다를 수 있기 때문입니다. 수술 후 대상 실조는 수술 부위가 아닌 수술하지 않은 부위의 각도가 커지는 것입니다. 대상 실조는 과교정에 의해서도 발생할 수 있습니다.

 # 과교정, overcorrection: *척추측만증 수술은 무조건 많이 교정한다고 좋다고 할 수는 없습니다. 수술 부위만 보면 매우 좋아 보이지만 수술하지 않은 부위 때문에 신체 균형이 맞지 않게 될 수도 있습니다. 성인의 경우는 척추 유연성이 작기 때문에 과교정이 잘 생기지는 않습니다. 척추 유연성이 좋은 청소년의 경우는 과교정이 생길 수는 있지만 성장을 하면서 균형이 맞아지는 경우도 경험하였습니다. 1990년도 후반에는 일부러 과교정을 하는 것이 좋다는 이론도 있었지만 설득력이 없어졌습니다. 수술 중 엑스선 촬영을 해 볼 수는 있지만 전체 척추를 한꺼번에 다 볼 수 있는 장비는 개발되어 있지 않기 때문에 유연성이 좋은 경우 수술 도중 과교정을 의사가 알아차리기가 어렵습니다. 과교정은 꼭 수술 부위만을 말하는 것은 아닙니다. Lenke 1형에서 흉추 수술만 한 경우, 요추도 상당부분 교정이 되는데 너무 교정이 잘 된 경우는 가벼운 불균형이 발생하기도 합니다.*

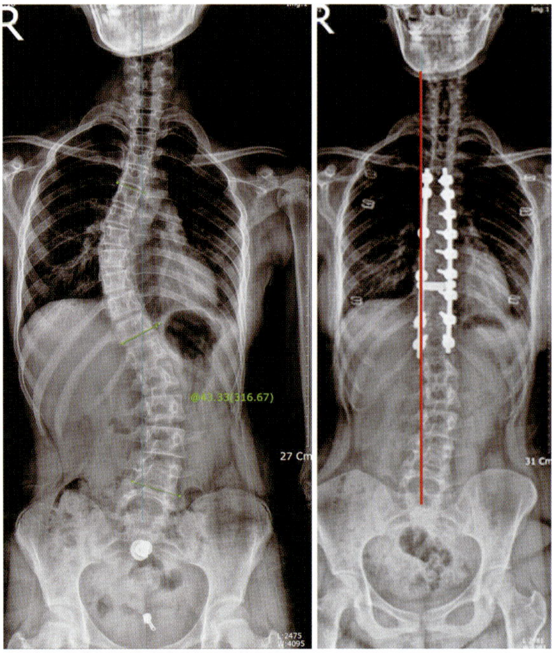

〈수술 후 요추 교정이 너무 잘 되어 약간의 불균형이 발생〉

〈제 3요추 경사〉

합병증이라고 까지 말할 정도는 아니지만 수술 후 제 3요추의 기울기는 10도 이내로 만드는 것이 좋습니다. 그 이상이 되면 요추의 퇴행성 변화가 빨리 올 수 있기 때문입니다. 이런 문제는 요추의 각도가 커서 제 3요추까지 수술하는 형태의 척추측만증에서 비교적 흔하게 발생합니다. 이런 문제를 회피하려면 제 4요추까지 고정하면 되지만 그렇게 하면 결과적으로 요추의 가동 척추 분절이 2마디 밖에 남지 않기 때문에 활동에 많은 제약이 생길 수 있습니다. 이런 문제에 대한 많은 논문이 있지만 역시 정확히 확립되지는 않았습니다. 이런 상황이 생기면 심하지는 않지만 불균형이 생길 수 있습니다.

2) 추가 측만 현상(adding-on phenomenon-저자의 한글 명칭)

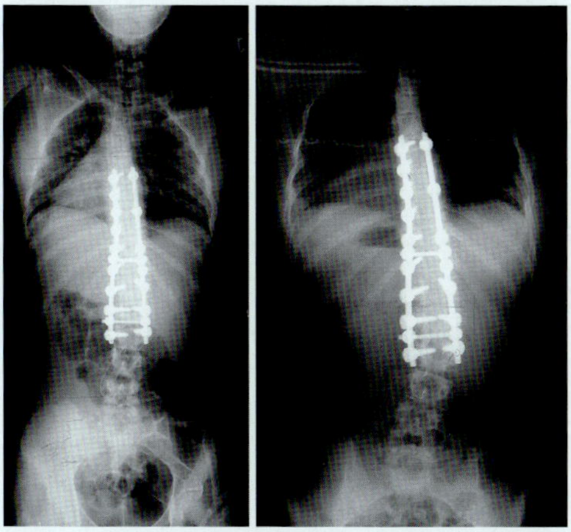

〈Adding on 현상. 수술하지 않은 요추부의 각도 증가.〉

수술(유합)하지 않은 부위의 척추가 수술 후에도 만곡이 남은 유합 부위에 합해지면서 수술하지 않은 척추가 휘어지는 현상입니다. 대부분 수술을 짧게 했기 때문인데 수술 직후에는 나타나지 않는 경우가 많습니다. 이 합병증을 예방한다고 수술을 길게 하면 수술 직후 대상실조의 합병증이 생길 수 있고 불필요하게 고정 분절이 많아 척추 기능 저하의 우려가 있습니다.

3) 크랭크샤프트 현상(crankshaft phenomenon)

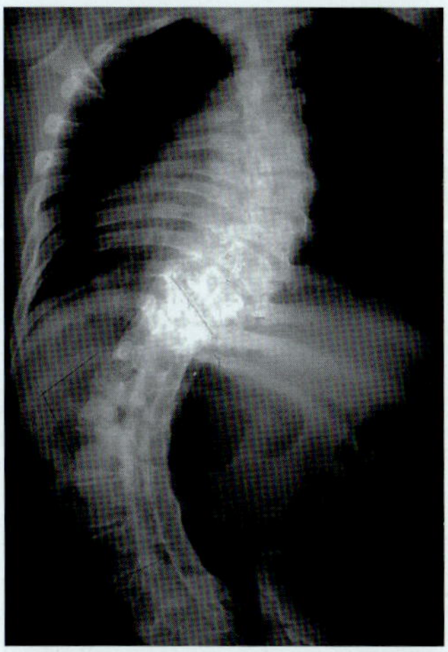

〈Crankshaft 현상. 어릴 때 소아마비 척추측만증으로 후방 골이식술을 받은 후 성장하면서 척추 전방만 성장하여 척추가 다시 휘어지는 현상.〉

성장이 많이 남은 환아에게 후방 척추측만증 수술을 하면 척추 후방은 성장을 하지 않는 데 반해, 척추 전방은 성장을 하게 되어 이에 따라 변형 각도가 악화되는 것을 말합니다. 수술 후 최소 몇 년이 지나서 발생합니다. 이것은 수술한 부위 내에서 발생하는 것이며 성장이 진행된 환자에서는 발생하지 않습니다. 최근에 척추경 나사 고정으로 수술한 경우는 잘 생기지 않는다고 보고된 논문도 있습니다. 즉 척추경 나사는 척추의 앞쪽까지 삽입되기 때문에 앞쪽만 성장할 수 없다는 것입니다.

4) 불유합 및 금속 파손

불유합이란 뼈가 붙지 않는 것입니다. 뼈가 붙지 않으면 나사가 흔들려서 통증이 생길 수 있고 심하면 금속이 파손될 수도 있습니다. 불유합은 환자가 수술 후 관리를 잘 하지 못해서 발생할 수도 있고 수술 시 이식된 뼈의 양이 적거나 이식할 부위에 피질골을 제대로 제거(decortication)하지 못해 발생할 수도 있습니다. 불유합은 수술 맨 위 쪽 혹은 맨 아래쪽에 잘 발생한다고 알려져 있습니다. 통증이 심하면 재수술을 하여 뼈를 이식할 수도 있습니다. 불유합이 되면 수술 부위 각도가 증가하지 않는 경우도 많지만 금속에 문제가 될 수도 있습니다. 다른 척추측만증보다 신경섬유종 척추측만증에서 흔히 발생할 수 있다고 알려져 있습니다. 소아에서는 피질골을 제거하지 않고 뼈이식만 해도 유합이 될 수 있다고 알려져 있으며 척추 골막만 제거해도 뼈가 유합되는 경우도 있습니다.

4. 편평배 증후군(Flatback syndrome)

편평배 증후군이란 척추를 옆에서 봤을 때 S자 형태를 이루는데 일자로 된 경우를 말합니다. 측면에서 척추가 S자 형태로 되는 이유는 보행할 때 스프링 역할을 하기 위함입니다. 측면에서 척추가 일자로 되면 보행 시나 뛸 때 척추에 무리가 갈 수 있고 고정되지 않은 척추에도 좋지 않은 영향을 줍니다. 흉추가 일자로 펴지면 심장과 폐가 압박될 수 있으며 요추가 일자로 펴지면 퇴행성 변화가 빨리 오고 요통의 원인이 될 수 있습니다. 척추측만증 초기 수술 방법인 Harrington 기기술은 처음 개발되었을 때는 대단한 의학적 발전이라고 생각했었습니다. 그러나 정면에서 보면 척추가 펴지지만 측면에서도 척추를 너무 일자로 펴지는 편평배 증후군이 생겨서 이젠 더 이상 사용되고 있지 않습니다. 그러나 최근의 수술법을 사용해도 이런 경우는 생길 수 있는데 사용되는 강봉의 강도가 너무 약할 경우 발생되기도 합니다. 합병증이라고는 하지만 대부분 별 증상을 느끼지는 않습니다.

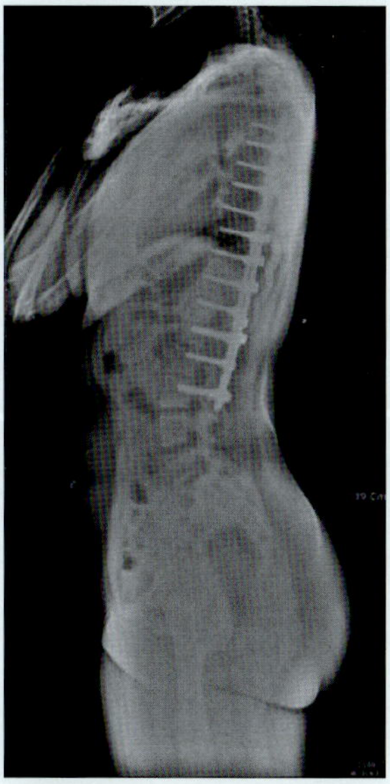

〈수술 후 합병증 중에 하나인 편평배의 모습.〉

5. 기타 합병증: 나사 cap 이탈, 금속 알러지

나사와 강봉을 연결하는 cap이 빠지는 경우가 가끔 발생합니다. 원인은 덜 조아서 그럴 수도 있고 환자가 보조기를 착용하지 않고 활동했기 때문일 수도 있습니다. 뼈가 붙지 않아서 발생될 수도 있습니다. 대부분 별 문제가 없지만 불편감이 생기면 약간의 절개를 통해 다시 고정할 수도 있습니다.

요즘 사용되는 금속은 대부분 티타늄 합금으로 알러지가 생기지 않습니다. 그러나 예전에 사용되었던 stainless steel은 드물게 알러지가 생깁니다. 저자는 2명을 경험하였습니다. 수술 전에 금속 알러지가 있는 지 유무는 MELISA 검사로 알 수 있습니다만 요즘 나오는 금속은 알러지가 거의 생기지 않으므로 이런 검사를 미리 하지는 않는 것 같습니다. 금속 알러지가 있는 환자는 탄소 코칭 금속을 사용하는 경우도 있는데 아직 우리나라에는 없는 것으로 알고 있습니다.

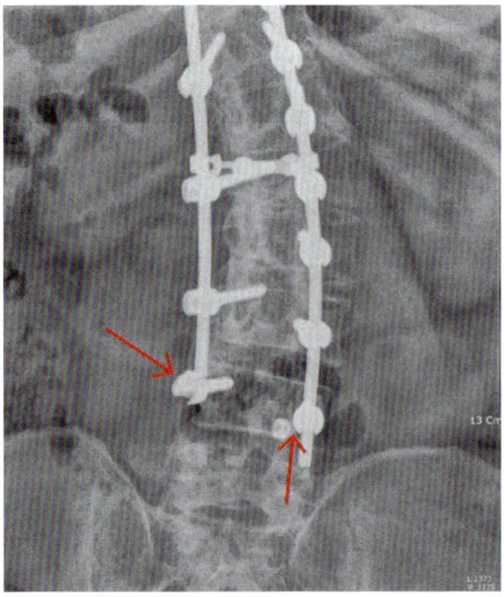

〈요추 4번 좌측 나사 cap이 빠졌고 우측은 강봉이 나사에서 탈거, dislodgement 되었음. 제 3-4요추의 불유합으로 인해 발생하였을 것으로 추정됨. 증상이 없으면 추가 수술할 이유는 없음.〉

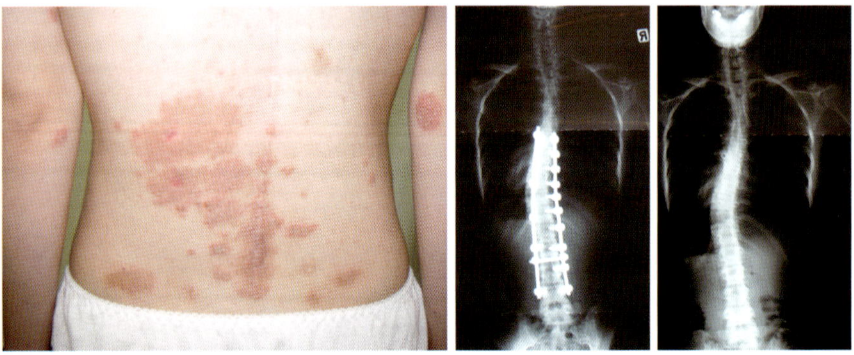

〈척추측만증 수술 2년 후 발생한 금속 알러지. 사용된 기구 재질은 stainless steel 이었음. 금속 제거 후 피부병은 사라짐.〉

16장. 선천성 척추측만증

태어날 때부터 척추 기형으로 인한 척추측만증을 가지고 있는 경우입니다. 특발성 척추측만증 다음으로 흔합니다(Moe는 8.9%라고 보고함). 태아 1,000명당 0.01~1명 정도에서 선천성 척추 변형이 있다는 보고가 있습니다. 여아에서 1.5~2.5배 정도 더 많이 발생한다고 알려져 있습니다만 한국에서는 좀 다른 것 같습니다. 이 내용은 통계에서 말씀 드리겠습니다. 태아 시절, 척추 발생은 임신 3주경에 시작되는데 7주가 되면 척추체에 3개의 연골화 중심(chondrification center)이 생기고 9주경에 일차 골화 중심(primary ossification center)이 나타납니다. 즉 선천성 척추변형은 임신 3~9주 사이에 발생한다는 뜻입니다.

1. 원인

임신 3~9주 사이에 왜 척추에 이상이 나타나는 지에 대해서는 알려져 있지 않습니다. 그러나 다른 부위의 이상이 없이 단독으로 척추 변형이 나타나기도 하지만 심장, 신경, 비뇨기계 등 타 부위의 기형과 동반되는 경우가 흔한 상황으로 볼 때 여러 환경적 요인과 유전적 요인이 원인일 수도 있다고 할 수 있겠습니다. 환경적 요인은 일산화탄소 중독, 저산소증이 중요한 원인이며 그 외에도 산모의 알코올 섭취, 항간질제 복용, 엽산 결핍, 임신성 당뇨 및 산모의 인슐린 의존성 당뇨병이 원인이 될 수 있다고 알려져 있습니다.

'선천성'이란 말은 '유전성'과는 다른 뜻입니다. 선천성은 태어날 때 가지고 태어난다는 뜻이며 유전이 되지 않는 경우도 많습니다. 선천성 척추측만증은 오랜 기간 동안 유전성은 없다고 알려져 왔습니다. 실제로 선천성 척추측만증은 산발적으로 발생해 왔습니다. 그러나 척추 형성과정에 관계된 몇 개의 유전자 이상으로 인해 다발성 기형이 가족적으로 발생하기도 합니다. 또한 이 다발성 기형 환자의 5~10%에서는 형제에서도 나타난다는 보고도 있습니다. 결론적으로 다발성 기형이 있는 경우는 유전성이 일부 있다고 할 수도 있으나 태아 시절의 환경적 영향이 더 클 것으로 추정되고 있습니다.

2. 분류

가장 흔하게 사용되는 분류법은 Winter 등, Nascar 등이 제안했고 1999년에 McMaster & Ohtsuka가 수정한 분류 방법입니다. 2009년에 Kawakami 등이 제안한 분류는 이전 분류에 넣지 않는 후방구조물 기형도 포함하여 변형을 3차원적으로 분류한 방법이나 너무 복잡해서 잘 사용되고 있지 않습니다. 후궁에 대한 기술이 포함된 Burnei-Gavriliu 분류법도 있으나 Winter 분류법과 대동소이하여 별로 사용되고 있지 않습니다.

1) 형성 부전

척추의 발생 과정에서 정상적으로 만들어져야 할 부분이 만들어지지 않아 생기는 것으로 나비 척추, 쐐기 척추, 반척추 등이 있습니다. 반척추는 아래, 위의 척추에 반척추에 대응하는 변형이 있어 전체적으로 척추측만증이 없는 감돈형(incarcerated)과 아래 위 척추 변형이 없어 척추측만증을 발생시키는 비감돈형(unincarcerated)형으로 나뉩니다. 또한 반척추가 아래 위 척추와 떨어져 있는지 여부에 따라 미분절, 반분절, 완전분절 반척추로 나뉩니다. 서로 반대 방향의 반척추가 있어 척추 전체의 균형은 유지되지만 아래와 위의 척추 축이 옆으로 비껴 난 반분절 전이(hemimetameric shift)도 있는데 반척추 사이에 존재하는 정상 척추의 개수에 따라 반분절이 아니라 척추체 폭 이상으로 척추의 축이 어긋나는 경우도 있습니다.

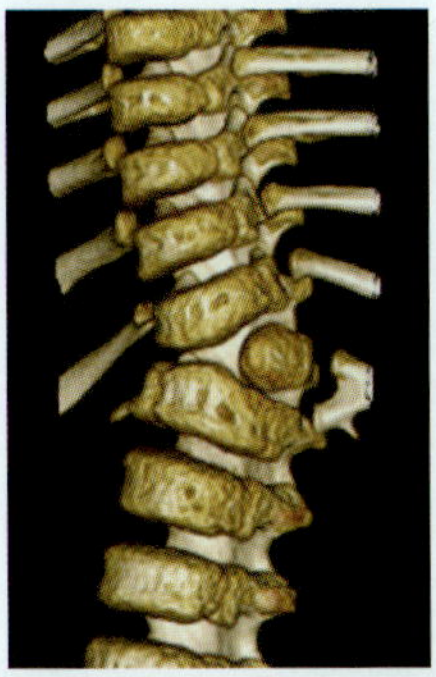

〈선천성 반척추-unincacerated fully segmented〉

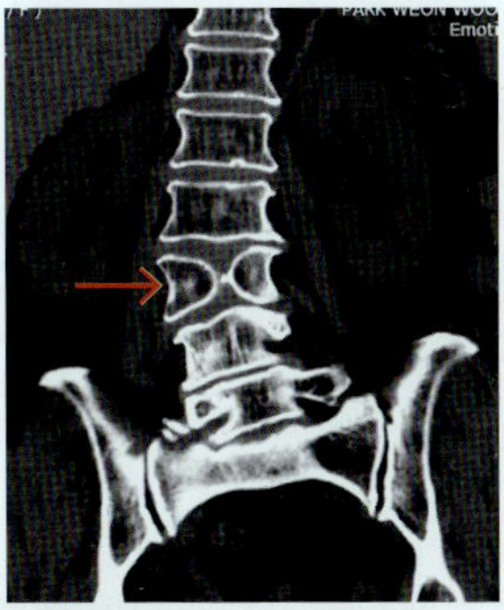

〈선천성 나비 척추〉

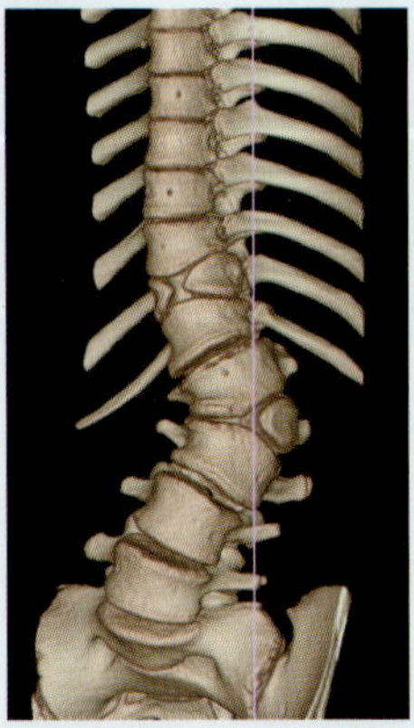

〈선천성 나비 척추와 1/4 척추의 복합 변형〉

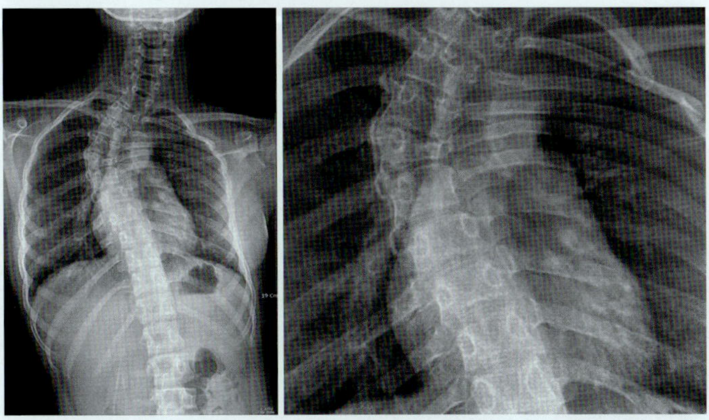

〈선천성 쐐기 척추, wedge vertebra로 인한 선천성 척추측만증, 우측은 확대 사진〉

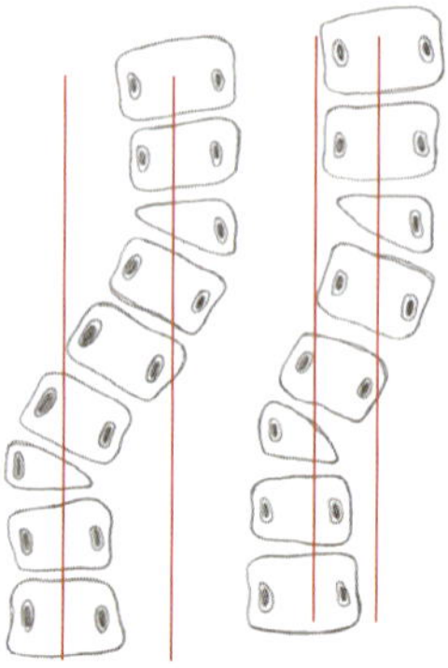

〈반분절 전이, hemimetameric shift의 예. 반대 방향의 2개의 반척추 사이에 있는 정상 척추의 개수에 따라 척추의 축이 어긋나는 정도가 달라집니다.〉

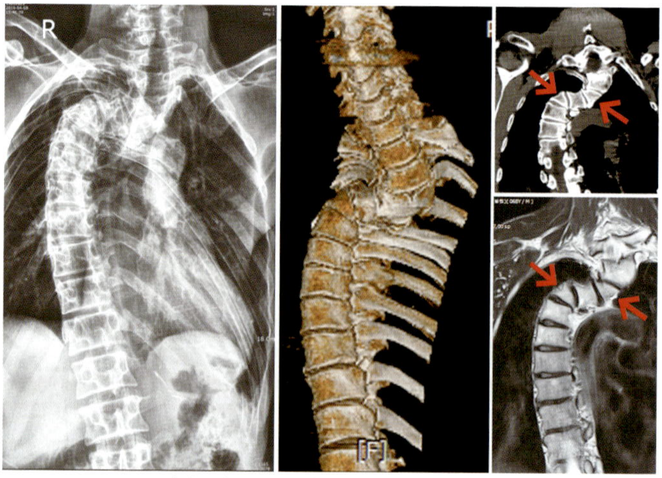

〈반분절 전이의 선천성 척추측만증의 예.〉

선천성 반척추 중에서 가장 심한 변형을 일으키는 경우는 경추와 흉추 사이 혹은 요추와 천추 사이에 반척추가 있는 경우입니다.

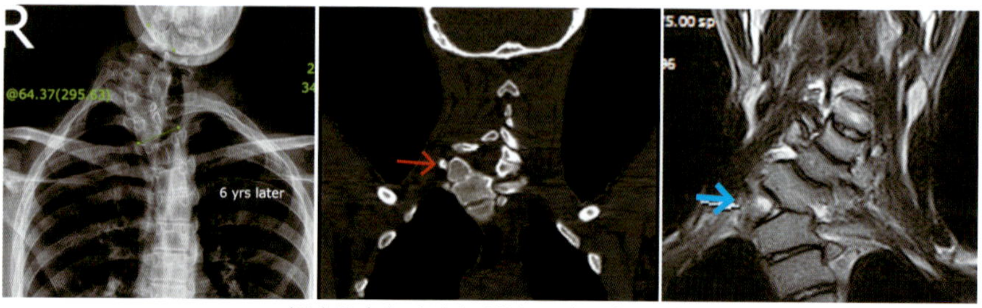

〈경추와 흉추 사이의 반척추–심한 변형 야기)〉

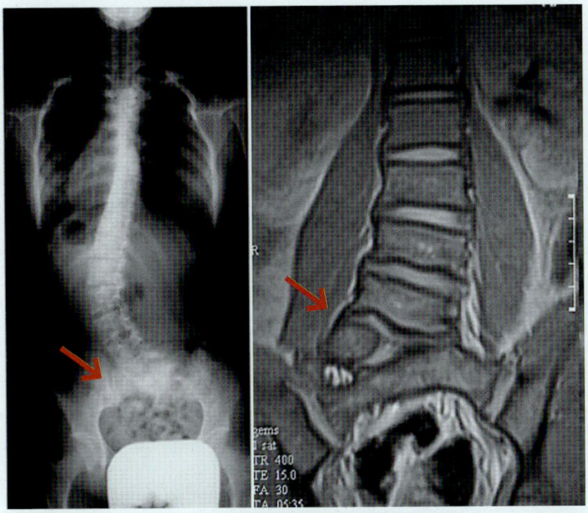

〈요추와 천추 사이의 반척추-심한 변형 야기〉

2) 분절 부전

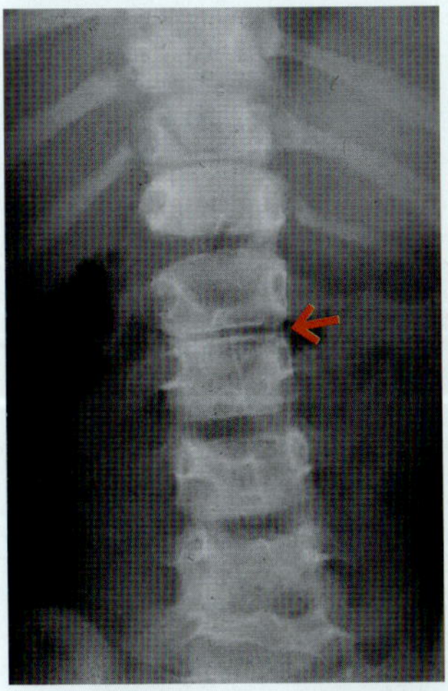

〈변형이 발생하지 않는 선천성 척추 융합〉

척추의 발생 과정에서 분리되어야 할 부분이 분리되지 않아 생기는 것으로 척추의 일부 혹은 전부가 붙어 있는 경우를 말합니다. 전부가 붙어 있으면 선천성 척추 융합(block vertebra)라고 하여 척추측만증이나 후만증이 발생하지 않습니다. 척추의 일부가 붙어 있는 경우를 미분절봉(unsegmented bar)이라고 하여 심한 변형을 야기합니다. 붙는 부분은 척추체의 전후좌우가 모두 가능하며 드물게 횡돌기가 유합되기도 하며 요천추 이행척추(lumbosacral transitional vertebra)에서 한 쪽이 유합되어 척추측만증이 발생하기도 합니다.

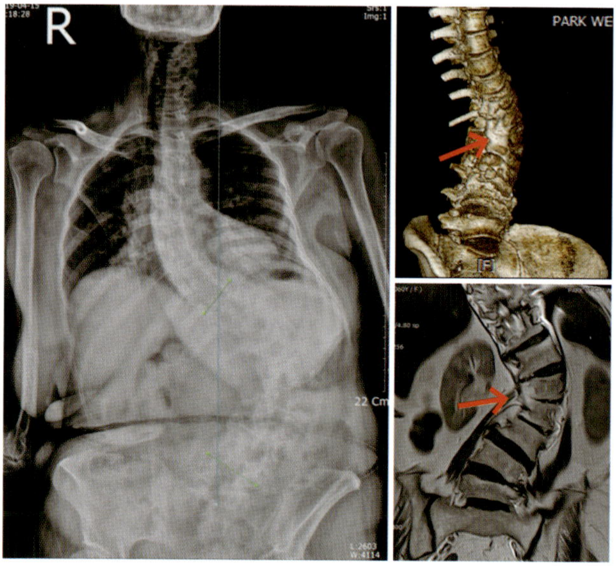

〈편측 미분절 봉으로 인한 선천성 척추측만증의 예〉

3) 복잡 기형

형성 부전과 분절 부전이 같은 환자에 있는 경우입니다. 가장 심한 변형을 야기할 수 있습니다.

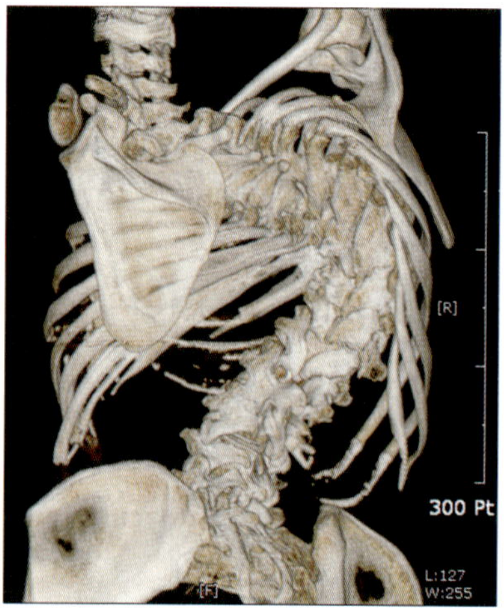

〈복잡 기형으로 인한 선천성 척추측만증〉

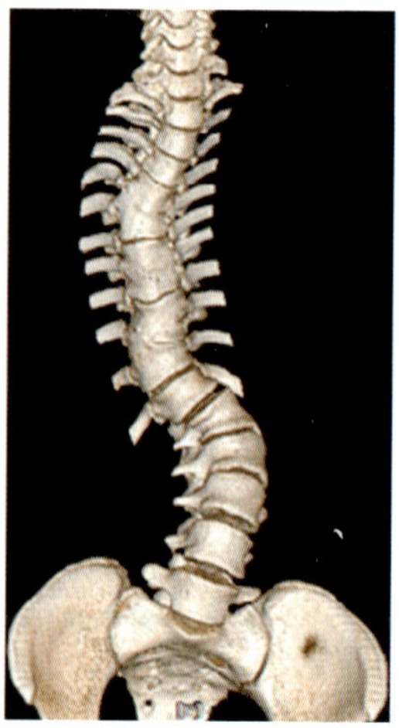

〈다발성 척추 융합과 쐐기척추의 복잡 변형〉

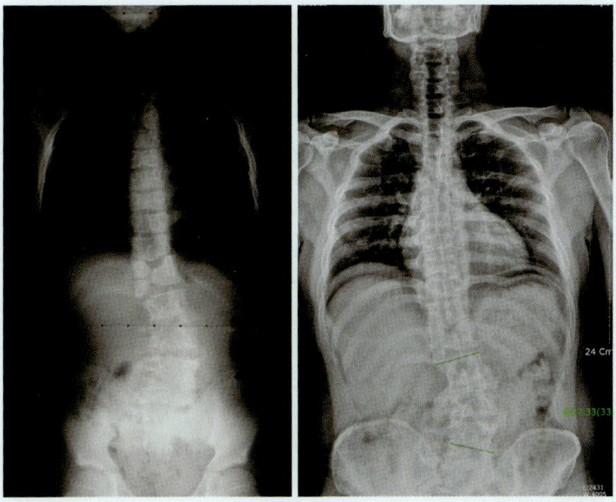

〈척추 융합 및 반척추로 인한 복합 선천성 척추측만증. 1999년과 2020년 사진. 복합 변형이라고 해서 항상 악화되는 것은 아닙니다. 외측봉이 아닌 반척추나 척추 융합은 거의 악화되지 않습니다〉

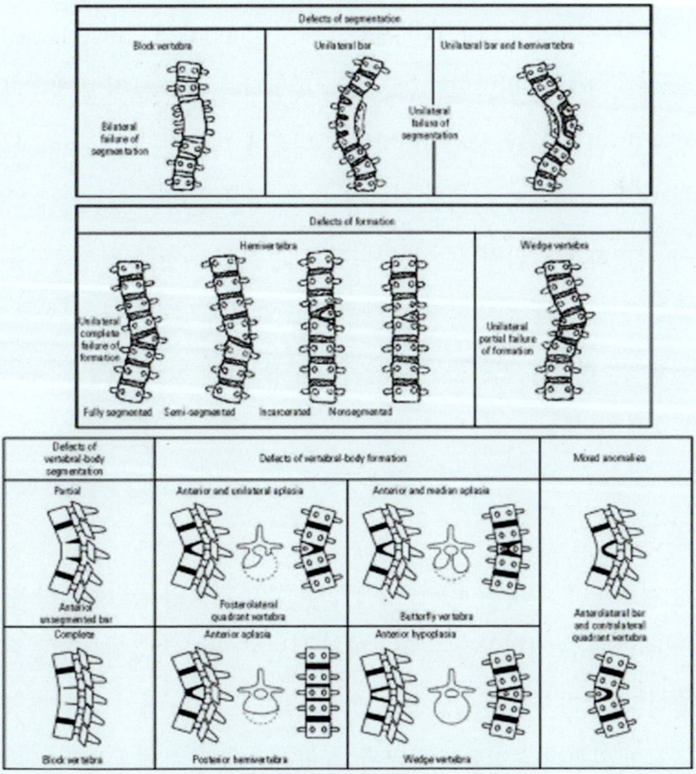

〈선천성 척추측만증의 Winter 분류〉

3. 자연 경과

선천성 척추측만증은 특발성 척추측만증에 비해 매우 광범위한 경과를 보입니다. 저자의 경험 상 성인이 될 때까지 20년 이상 관찰을 해도 치료가 전혀 필요 없는 경우가 있는가 하면 5세 전후에 수술이 필요한 경우도 있습니다. 척추의 성장 속도는 5세까지 및 10~14세의 성장 시기에 가장 빠른데 이 시기에 변형도 가장 심해집니다. 척추의 아래와 위에 디스크가 있다는 것은 척추가 정상적으로 성장을 한다는 뜻인데 만약 반척추 아래위에 디스크가 존재한다면(완전 분절 반척추, fully segmented hemivertebra) 성장함에 따라 반척추도 성장하여 각도가 점점 심해진다는 뜻이며, 한 쪽 디스크만 있다면(반분절 반척추, semisegmented hemivertebra) 변형이 진행하기는 하지만 많이 심하지는 않다는 뜻이고 아래 위에 디스크가 없는 반척추(미분절 반척추, nonsegmented hemivertebra)일 경우는 성상을 해도 변형이 변화되지 않는다는 뜻입니다. 완전분절 반척추가 2개 연속으로 있으면 변형은 더 심해질것이며 반대쪽에 미분절봉(unsegmented bar)이 있다면 변형은 최고로 심해질 것입니다. 즉 어떤 변형이 있느냐에 따라 악화의 정도가 극명하게 달라진다는 것입니다. 대부분의 선천성 척추측만증은 변형이 흉요추부에 있을 때 진행이 가장 빠르다고 알려져 있습니다. 악화를 떠나 초기부터 가장 큰 변형을 보이는 경우는 위 〈분류〉란에 있는 경흉추 혹은 요천추 반척추의 경우입니다.

4. 동반 질환

선천성 척추 변형 환자의 40~61%에서 타 장기 기형이 동반된다고 알려져 있습니다. 척추의 복잡 기형이 있는 경우에서 동반 기형이 73%에서 발견된다고 알려져 있습니다. 선천성 척추측만증은 발생학적으로 같은 시기 혹은 배엽에서 발생하는 조직의 기형이나 질환이 동반될 수 있습니다. 흔하게 동반되는 변형 혹은 질환은 선천성 심장병, 선천성 비뇨기계 기형, 신경계 기형 세 종류입니다. 심장 문제는 선천성 판막증이 가장 흔하고 비뇨기계는 한 쪽 콩팥이 없는 등 기형이 동반될 수 있으며 신경계 기형은 척수공동증, 척수사슬증, 아놀드-키아리 변형 등이 있습니다. 선천성 척추 변형 환자로 진단이 되면 전체 척추 MRI, 심장 및 복부 초음파 검사가 필수입니다

1) 척추 이상(18~38%)

선천성 척추측만증 환자는 신경학적 진찰이 필수입니다. 척수수막류가 있는 경우에 허리 쪽 피부 문제가 동반될 수 있으므로 허리 피부도 살펴 봐야 합니다.

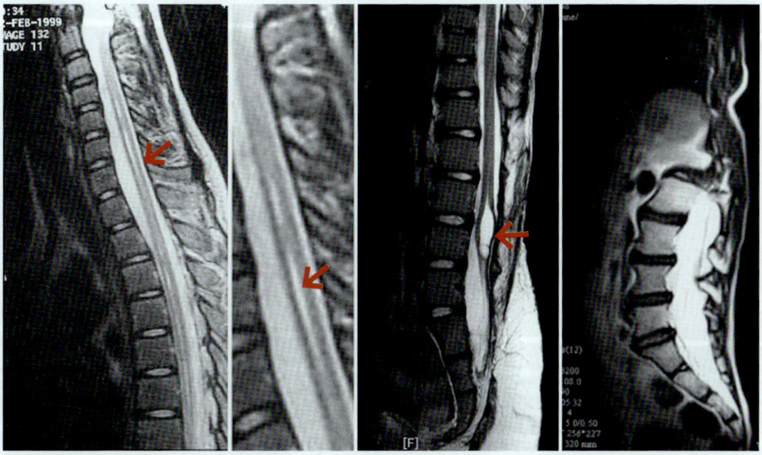

〈선천성 척추측만증과 동반된 변형 혹은 질환. 왼쪽부터 척추공동증, 척추사슬증, 경막확장증〉

2) 비뇨생식기 이상(23~40%)

여러 변형이 있을 수 있지만 무증상인 경우가 많습니다. 저자의 경우 일측 신장 무형성인 경우가 있었는데 증상은 없었지만 한 개 뿐인 신장에 병이 생기거나 다치지 않도록 조심시켰습니다.

3) 심혈관 이상(10~13%)

선천성 척추측만증 환자는 심장 기형이 동반될 수 있기 때문에 심장 초음파 검사를 꼭 하는 것이 좋습니다. 심장판막증이 가장 흔하게 동반됩니다.

4) 폐기능 저하

척추측만증 환자에서 폐 기능 검사는 중요합니다만 선천성 척추변형이 있는 경우에서는 흉곽 발달에 문제가 있을 수 있으므로 더욱 더 신경을 써야 한다고 알려져 있습니다.

5) 기타 동반 질환

식도-기관 기형, 항문-직장 기형, 구개열 및 근골격계 기형이 동반될 수 있습니다.

5. 특이한 형태의 선천성 척추측만증

위에서 언급한 세가지 형태 외의 문제로 선천성 변형이 생기는 경우가 있습니다. 대부분 매우 드문 경우입니다.

1) 비정상적으로 1번 늑골이 길어져서 생기는 척추측만증

척추 자체에는 이상이 없으나 1번 늑골이 길어서 그 늑골이 들어서는 공간이 확보되기 위해 척추가 휘어지는 경우입니다. 매우 드문 경우입니다. 흉곽인성(thoracogenic) 척추측만증의 일종일 수도 있겠습니다.

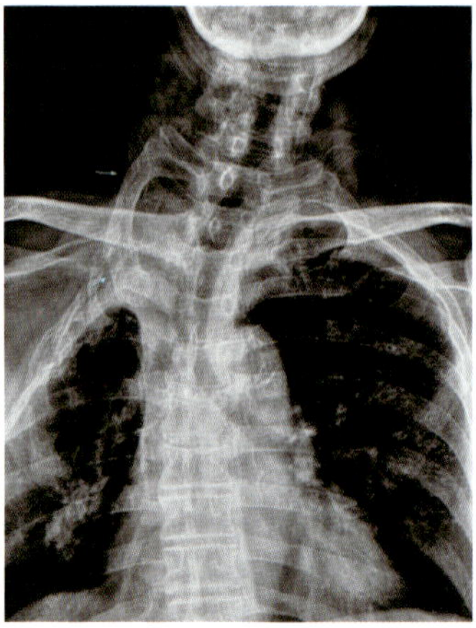

▲1번 늑골이 길어지는 기형으로 발생된 척추측만증

2) 선천성 척추경 형성 부전증(congenital absence or hypoplasia of lumbar pedicle)

척추의 앞뒤를 연결하며 척추 나사 고정을 할 때 고정되는 부분인 척추경이 태어날 때부터 아예 없거나 작은 경우 척추측만증이 발생할 수 있습니다. 이런 경우도 상당히 드문 경우입니다.

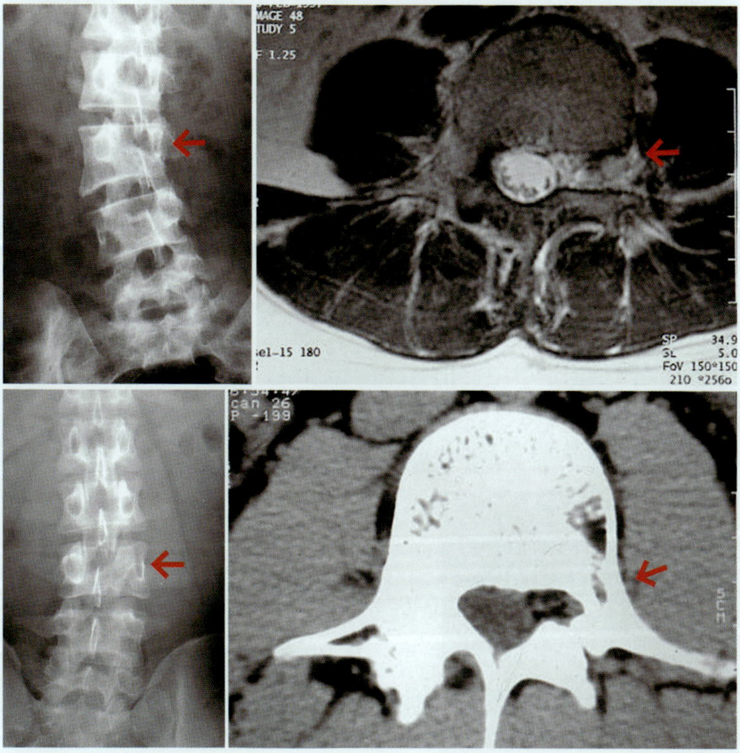

▲선천성 척추경 형성 부전증과 동반된 요추 척추측만증 2예

3) 횡돌기 선천성 융합으로 인한 척추측만증

역시 아주 드문 경우로 융합된 부분이 성장이 방해되고 반대편은 정상 성장함으로써 발생하는 척추측만증입니다. 변형은 그리 심하지 않아 특별한 치료는 필요하지 않습니다.

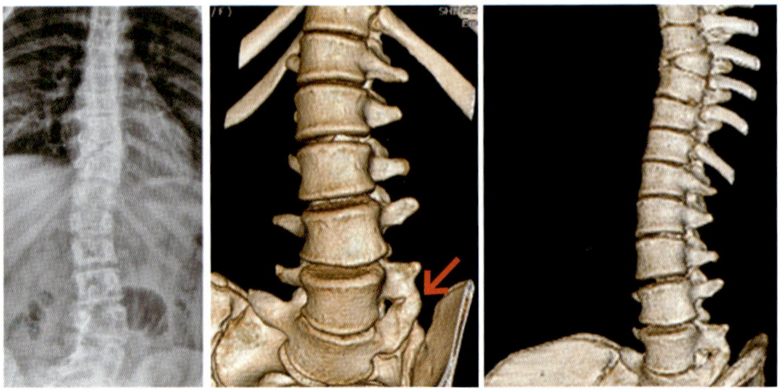

▲나비 척추 및 선천성 횡돌기 융합으로 인한 척추측만증

제가 발표했던, 총 57명의 선천성 척추측만증 환자를 대상으로 한 2001년 대한척추외과학회지 8(3) 202-209. 에 발표한 논문에 따르면 남녀비는 32:25로 남자가 조금 많았지만 의미는 없었고 키는 해당 나이의 84 백분위수(percentile)로 좀 작은 편이었습니다. 형성 부전이 40명(70%)로 많았으며 분절 부전이 11명(19%), 복합 변형이 6명(11%)이었습니다. 동반된 변형 혹은 질환은 총 26(45.6%)명이었는데 선천성 심장병이 4명(8.7%)이었으며 이중에서 오른쪽에 심장이 있는 우심증(dextrcardia) 환아가 2명이 있었습니다. 비뇨기계 기형은 2명(3.5%)이 있었는데 한 쪽 신장이 없는 경우와 잠복 고환이 각 1명이었습니다. 신경 기형은 5명(8.8%)으로 척수공동증 2명 등이었습니다. 근골격계 동반 기형은 12명(21%)으로 가장 흔했는데 선천성 늑골 융합 5명, 짧은 목이 특징인 클리펠-페일 증후군(Klippel-Feil syndrome) 3명, 고관절 이형성증 2명

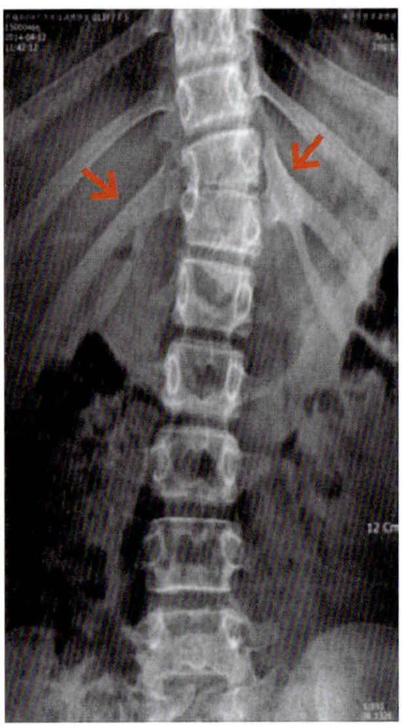

〈선천성 척추측만증에서 흔히 동반되는 늑골 유합〉

등이었습니다. 늑골 기형은 대부분 늑골 융합이었으며 선천성 변형이 있는 척추(흉추)의 해당 늑골에서 대부분 발생하였습니다.

선천성 척추측만증이 발견될 경우는 척추 외의 다른 부위에 대한 조사와 함께 아래와 같은 검사를 하는 것이 좋습니다.

=전체 척추 및 하지 엑스선 촬영

=심장 초음파 검사

=복부 초음파 검사

=전체 척추 MRI

=전체 척추 3차원 CT

6. 선천성 척추측만증에서 인접 분절 문제

인접 분절 문제란 척추에 나사 고정을 한 후 몇 년 이상의 시간이 지나면 그 아래 위 마디에 퇴행성 변화가 와서 증상을 일으키는 문제가 발생되는 것을 말합니다. 요추 고정 수술 후 10년이 지나면 약 20% 정도에서 발생한다고 알려져 있습니다. 인접 분절 문제는 퇴행성 변화만 오는 경우(Adjacent segment degeneration)와 증상이 발생하는 경우(Adjacent segment disease)로 나눕니다. 발생 원인은 고정이 되면 아래 위 척추 마디의 움직임이 더 커져서 온다는 것과 수술 시 아래 위 마디의 척추 관절이 손상되기 때문이라는 것이라고 알려져 있는데 아직 확실하지는 않습니다만 선천성 척추측만증에서도 드물지 않게 발생하는 것으로 보아 제 개인적으로는 척추 유합 자체로 인해 인접 분절 문제가 발생하는 것으로 생각하고 있습니다.

▼선천성 척추측만증에 동반된 인접 분절 퇴화(ASD) F/39

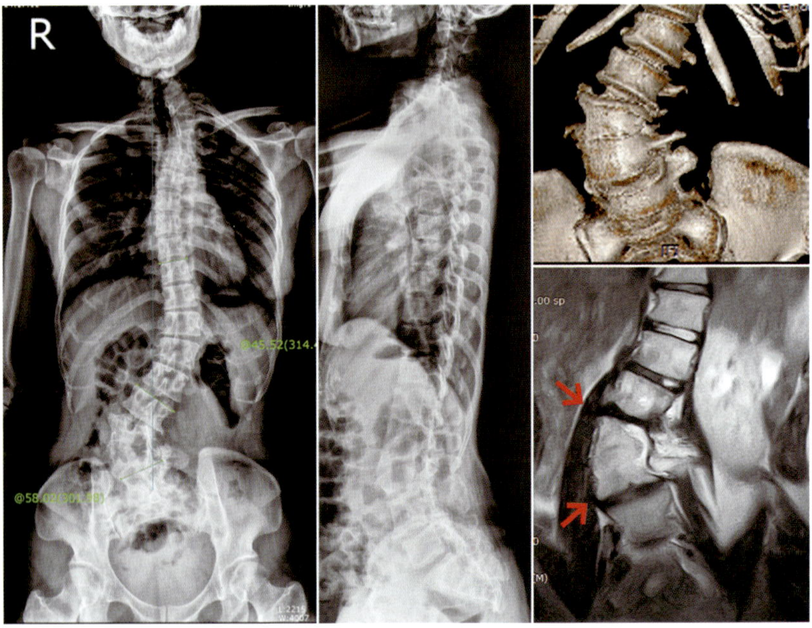

▼ 선천성 척추측만증에 동반된 인접 분절 퇴화(ASD). 추간판 내장증에서 발생하는 모딕 변화(Modic change)까지 발생된 경우. M/48

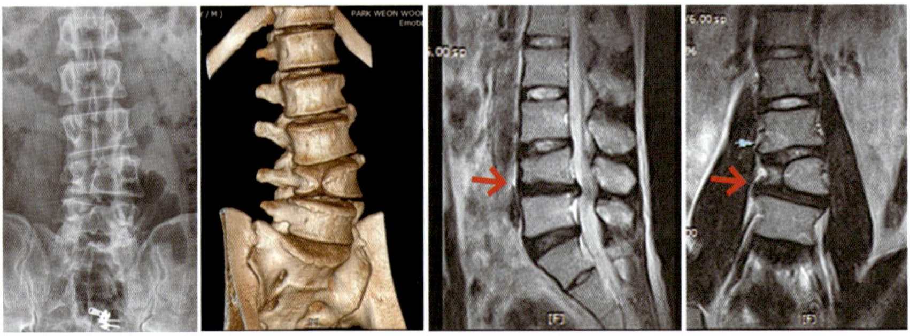

▼ 비감돈 반분절 반척추 선천성 척추측만증에 동반된 인접 분절 퇴화(ASD) F/53

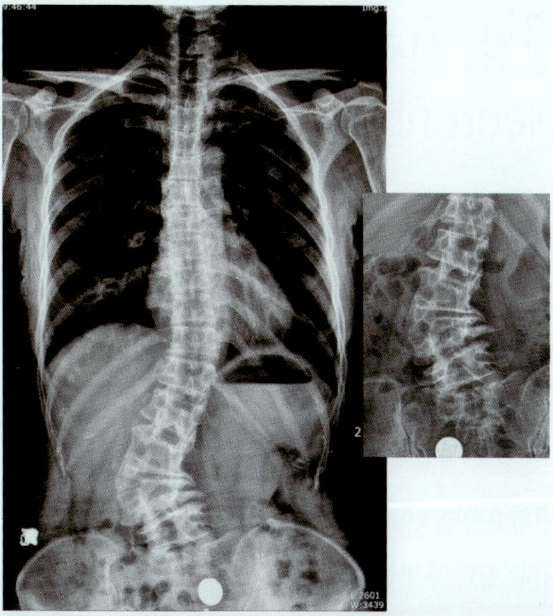

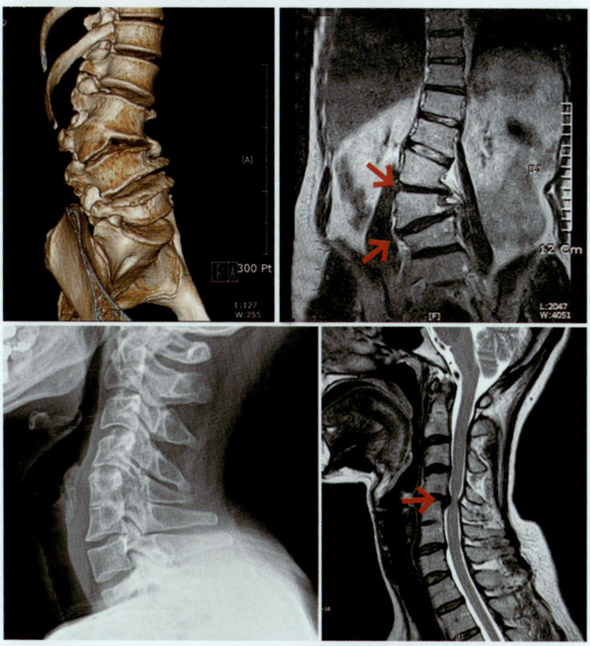

〈경추의 선천성 척추 융합으로 인한 인접 분절 문제〉

17장. 신경섬유종성 척추측만증 (Neurofibromatosis Scoliosis)

신경섬유종(neurofibromatosis, von Recklinghausen disease)은 피부와 장기에 다발성 종양이 생기는 상염색체 우성인 유전성 질환입니다. 즉 신경섬유종성 척추측만증은 100% 유전이라는 뜻입니다. 2,500~3,000명에 한 명 정도 발생한다고 보고되고 있으며 척추측만증은 환자의 10~25%에서 발생한다고 알려져 있습니다. 심한 변형은 2~3%에서 생기는데 척추측만증 중 가장 심한 변형을 야기시킬 수 있습니다. 심한 후만증도 동반될 수 있는데 이럴 경우 하반신 마비도 발생할 수 있으므로 조기 치료가 필요할 수 있습니다. 2가지 형태가 있는데 NF-1과 NF-2 입니다. NF-2에서는 척추측만증이 별로 나타나지 않고 상염색체 17번 이상이 원인인 NF-1에서는 약 25%에서 척추측만증이 나타나는 등 골격계 이상이 많이 나타납니다. 신경섬유종의 특징은 몸에 커피색 반점이 나타난다는 것입니다. 1개만 있어도 신경섬유종인 것은 아니며 성인에서는 1.5 cm 이상 크기 반점이 6개 이상, 소아에서는 0.5 cm 이상이 6개 이상이 있을 때 커피색 반점이라고 진단합니다.

1. 진단 기준

NF-1: 염색체 17번 이상(아래 항목 중 2개 이상이 있으면 진단)

① 소아에서는 5 mm, 성인에서는 15 mm 이상의 커피색 반점이 6개 이상

② 섬유종 2개 이상 혹은 망상 신경 섬유종(plexiform neurofibroma) 1개이상

③ 액와 혹은 서혜부에 주근깨(freckling)

④ 눈 홍체 과오종(hamartoma): Lisch 결절 2개 이상

⑤ 특징적인 골 변형: 피질골 얇아짐, 장골의 가관절, 척추측만증

⑥ 부모형제의 NF-1

NF-2: 염색체 22번 이상

·양측성 뇌신경 Ⅷ 종양

·가족 중에 NF-2가 있고 뇌신경 8번 편측 종양 혹은 아래 것들 중 2개 이상이 있으면 진단.

① 진피 혹은 피하신경섬유종

② 網狀 신경섬유종(plexiform neurofibroma)

③ 신경초종(schwannoma)

④ 신경교종(glioma)

⑤ 수막종(meningioma)

⑥ Juvenile posterior subcapular lenticular opacity(연소기형 후낭하 백내장)

2. 분류

1) 특발성형(비이영양성, nondystrophic)만곡

특발성 척추측만증과 구분이 잘 안됩니다. 대부분에서 우측 만곡(right convex)형태입니다. 가끔 종양과 동반되어 있어서 특발성이 아닌 신경섬유종으로 진단되기도 합니다. 그러나 아래에 기술할 이영양성으로 변하는 경우가 많은데 65%에 이른다고 알려져 있습니다. 이렇게 변하는 것을 변조(modulation)라고 합니다. 변조는 7세 이전에 측만증이 발생한 환자의 75%에서 일어난다고 합니다.

2) 이영양성(dystrophic)

측만증 각도가 매우 커질 수 있고 짧고 급격한 만곡도 발생될 수 있습니다. 각각의 척추에도 여러 변형이 올 수 있습니다. 신경섬유종에 의해 뼈가 부분적으로 없어지기도 하고 뼈가 압박되고 닳아서 변형이 올 수도 있습니다. 즉 척추체가 조개껍질 모양(scalloping)으로 변하기도 하고 척추경, 늑골이 가늘어지기도(penciling) 하며 횡돌기가 가늘어지는 방추형(spindling) 변화를 보이기도 합니다.

〈신경섬유종성 척추측만증 이영양성 만곡에서의 척추 형태 변화〉

만곡: 짧고 급격한 만곡, 심한 만곡

척추체의 변형: 쐐기형 변형, 조개껍질형 변형

뼈의 가늘어짐: 척추경, 늑골, 횡돌기

확장: 신경공, 척추관(뼈의 가늘어짐에 의해 2차적으로 확장)

3. 치료

1) 보조기

비이영양성에서 적응되며 적응 각도, 착용 방법은 특발성 척추측만증의 경우와 같다고 생각하면 됩니다. 그러나 신경섬유종성 척추측만증은 변조가 되어 급격히 나빠질 수 있으므로 면밀한 관찰이 필요합니다. 이영양성 신경섬유종성 척추측만증에서는 보조기가 효과가 없습니다.

2) 수술

비이영양성 신경섬유종성 척추측만증 수술은 특발성 척추측만증의 경우와 같습니다. 이영양성 신경섬유종성 척추측만증 수술은 척추측만증 수술 중에서 가장 어려울 수 있습니다. 각도도 크고 만곡이 급격하게 휘어져 있기도 하며 나사 고정을 해야 하는 척추경이 가늘어져 있어 나사 고정이 불가능할 수도 있기 때문입니다. 갈고리(hook) 사용도 매우 어려워 수술 자체가 난맥상이 될 수도 있습니다. 더군다나 출혈도 많아 수술의 위험성도 작지 않습니다. 수술이 잘 마쳤다고 해도 뼈가 잘 붙지 않습니다. 이것을 불유합이라고 하는데 30% 이상이라는 보고도 있습니다. 그래서 완전히 뼈가 붙을 때까지 보조기를 착용해야 합니다. 제 경험 상 수술 후 4년이 지나서 금속 파손이 와서 불유합이 진단된 경우도 있었습니다.

〈▼특발성형 신경섬유종성 척추측만증〉

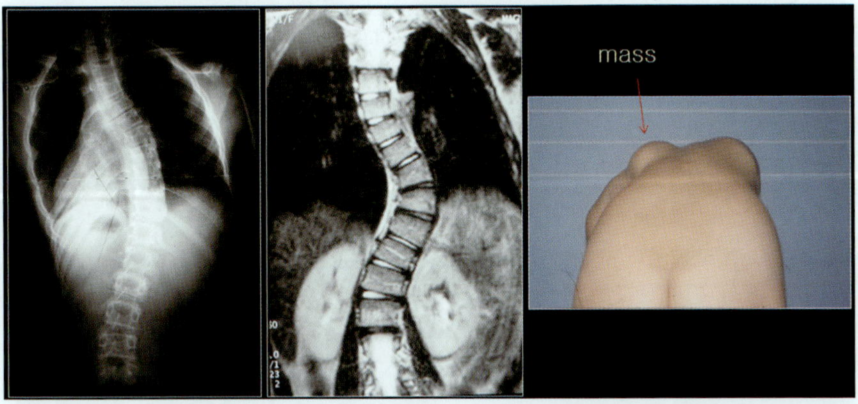

〈▼커피색 반점이 보이는 심하지 않은 비이영양성 신경섬유종성 척추측만증〉

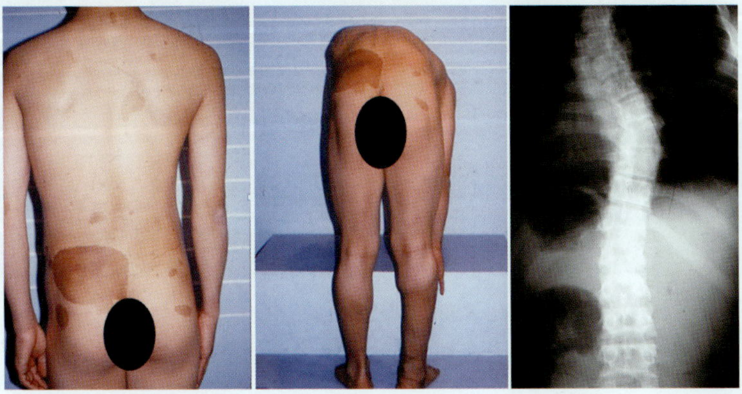

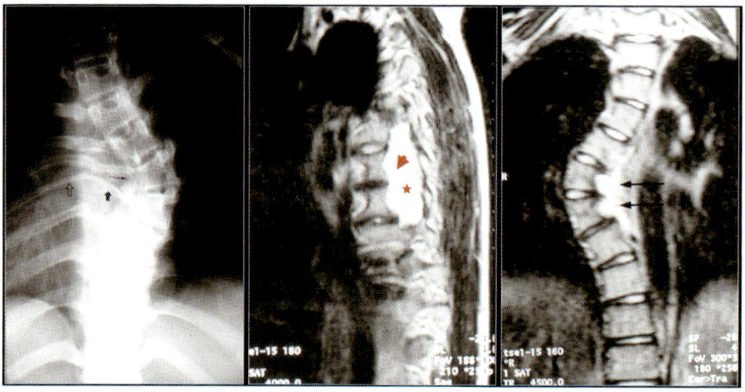

〈이영양성 신경섬유종성 척추측만증. 늑골이 급격하게 꺾이고 얇아지며 척추체가 결손되는 모양을 보임〉

NF scoliosis – dysplastic type

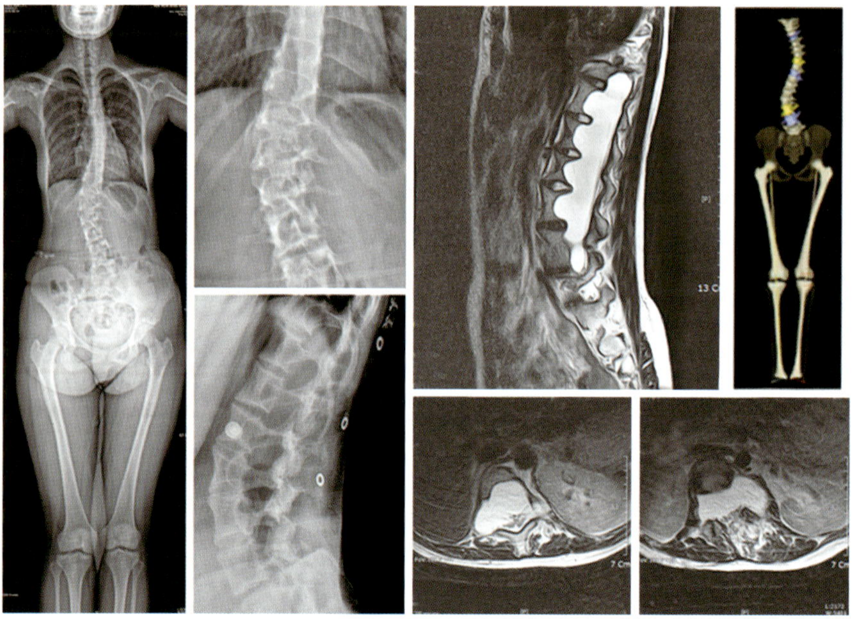

〈이영양성 신경섬유종성 척추측만증. 경막 확장증과 척추체의 조개껍데기 변화가 보임〉

18장. 신경근육성 척추측만증 (Neuromuscular Scoliosis)

1. 개론

신경근육성 척추측만증은 우리 신체의 신경 계통의 문제 혹은 근육 질환과 연관되어 발생하는 척추측만증을 말합니다. 신경, 특히 운동신경과 근육은 신체를 바로(upright) 유지시키는데 가장 중요한 기능을 한다고 할 수 있습니다. 또한 이런 기능에 문제가 생기면 좌우 근육이나 신경 기능이 대칭되지 않아 척추를 바로 유지할 수 없게 됩니다. 선천성 척추측만증은 엑스선 검사만으로도 대개 진단이 되지만 신경근육성 척추측만증은 초기에는 특발성 척추측만증과 비슷한 모양을 보여서 근본 질환을 알지 못하면 특발성 척추측만증으로 오인되기도 합니다. 신경근육성 척추측만증은 긴 C자 형으로 보이는 경우가 많은데 신경이나 근육으로 인한 대상(compensation-신체를 바로 잡으려는 무의식적인 노력)이 잘 되지 않기 때문으로 생각됩니다. 즉 특발성 척추측만증에서 보이는 2중 만곡, 3중 만곡이 드물다는 것입니다. 척추의 근육은 골반과 연결되어 있기 때문에 신경근육성 척추측만증은 골반 경사(pelvic obiquity)가 잘 동반됩니다. 소아마비의 경우 한 쪽 다리가 짧아지기 때문에 골반이 기울어지기도 하지만 골반 경사는 신경근육성 척추측만증은 특징 중에 하나입니다. 신경근육성 척추측만증에서는 골반 경사, 하지 부동, 고관절 문제, 폐 기능 저하 등 여러 상황이 동반될 가능성이 크기 때문에 치료를 시작할 때 이에 대한 종합적 고려가 필요합니다. 이런 여러 가지 문제점은 보조기 착용을 어렵게 합니다. 보조기의 목적은 악화 방지라기 보다 수술이 가능한 나이까지 신체 균형을 조금이라도 더 유지시키고 각도 증가를 줄이는 것입니다. 보조기를 착용하더라도 피부 문제 등 보조기 합병증 발생이 많기 때문에, 악화가 예상되는 경우는 40도 각도가 아닌 25도 이상이 되면 수술이 권유되기도 합니다. 수술은 골반을 바로 잡아 손을 바닥에 짚지 않고도 자세를 유지시키도록 하는 것이 중요합니다. 그래서 많은 경우에 수술은 골반까지 고정하는 등 광범위 수술일 가능성이 큽니다. 어릴 때 사고로 인해 하반신 마비가 온 경우에 발생한 척추측만증은 전체 척추와 골반까지 고정해야 하는 경우도 있습니다. 물론 골반이 기울어지지 않고 손을 바닥에 짚지 않아도 자세가 유지되거나 서서 걸어 다닐 수 있는 환자도 있으며 이런 경우는 수술의 범위가 작을 수도 있습니다. 신경근육성 척추측만증 치료는 소아신경과, 재활의학과와의 협진이 필요한 경우가 많습니다. 아래는 세계 척추측만증 연구학회(SRS)에서 분류한 것입니다.

2. 신경근육성 척추측만증(Neuromuscular scoliosis)의 분류

1) 신경병증성(neuropathic)

(1) 상위 운동신경원 이상(upper motor neuropathy)

(ㄱ) 뇌성마비

(ㄴ) 척추소뇌 퇴행(spinocerebellar degeneration)

a. Freidrich's ataxia

b. Charcot-Marie-Tooth disease

c. Roussy-Levy disease

(ㄷ) 척수공동증(syringomyelia)

(ㄹ) 척수 종양(spinal cord tumor)

(ㅁ) 척수 손상(spinal cord trauma)

(2) 하위 운동신경원 이상(lower motor neuropathy)

(ㄱ) 소아마비(poliomyelitis)

(ㄴ) 기타 바이러스 질환

(ㄷ) 외상

(ㄹ) 척추 근위축증(spinal muscular atrophy)

a. Werdnig-Hoffman disease

b. Kugelberg-Welander disease

(ㅁ) Dysautonomia (Riley-Day syndrome)

2) 근병증성(Myopathic)

(1) 선천성 관절구축증(artrhrogryposis)

(2) 근이양증(muscular dystrophy)

(ㄱ) Duchenne's muscular dystrophy

(ㄴ) Limb-girdle dystrophy

(ㄷ) Facioscapulohumeral dystrophy

(ㄹ) Fiber-type disproportion

(ㅁ) Congenital hypotonia

(ㅂ) Myotonia dystrophica

Neuromuscular scoliosis-poliomyelitis

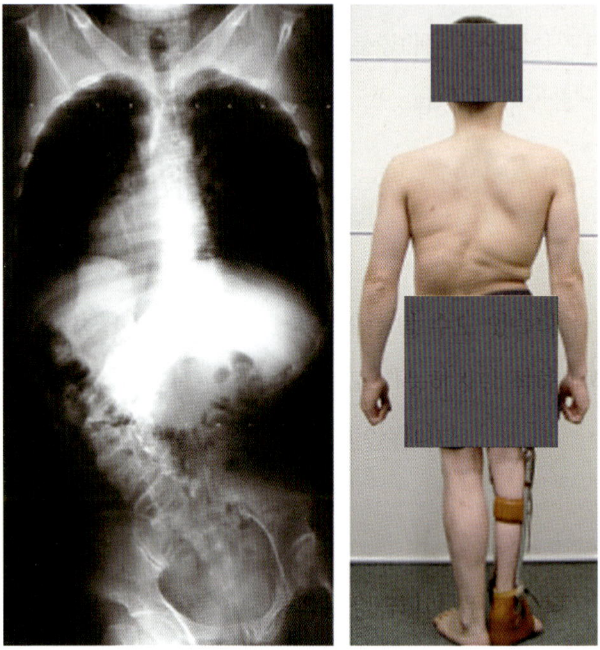

Pelvic obliquity

〈소아마비로 인한 신경근육성 척추측만증. 한 쪽 다리가 짧고 골반이 기울어짐〉

Neuromuscular scoliosis-transverse myelitis

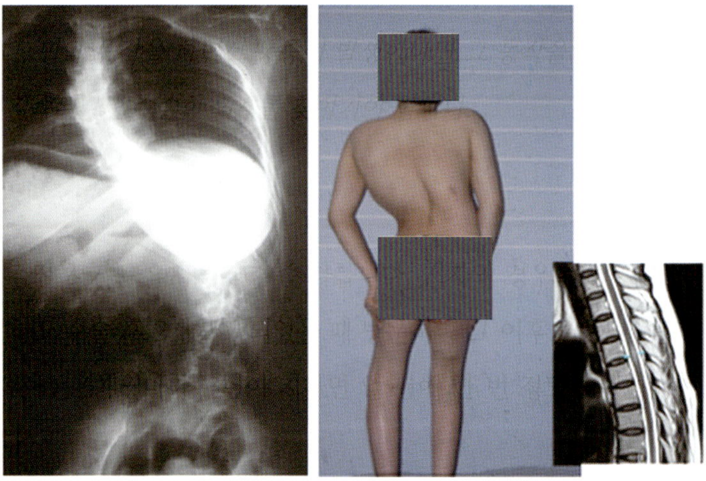

Pelvic obliquity　　결국 wheel chair 생활

〈횡단 척수염으로 인한 신경근육성 척추측만증, 골반이 기울어짐〉

Neuromuscular scoliosis-spinal cord injury

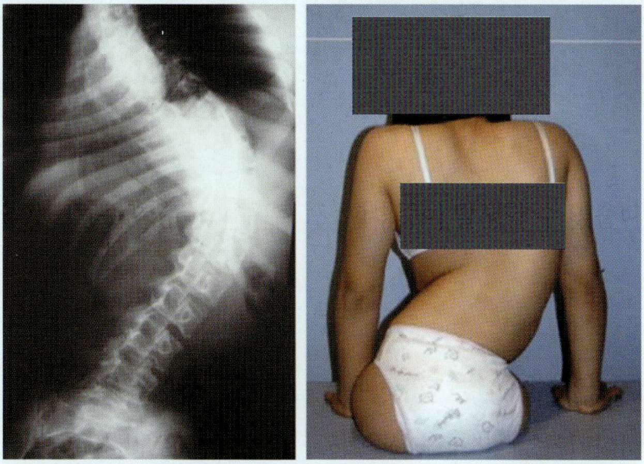

Pelvic obliquity　　　　대개 개T1~sacrum까지 fusion

〈척수 손상으로 인한 신경근육성 척추측만증. 수술이 필요한 경우에는 가장 긴 유합술이 필요〉

Neuromuscular scoliosis-muscular dystrophy

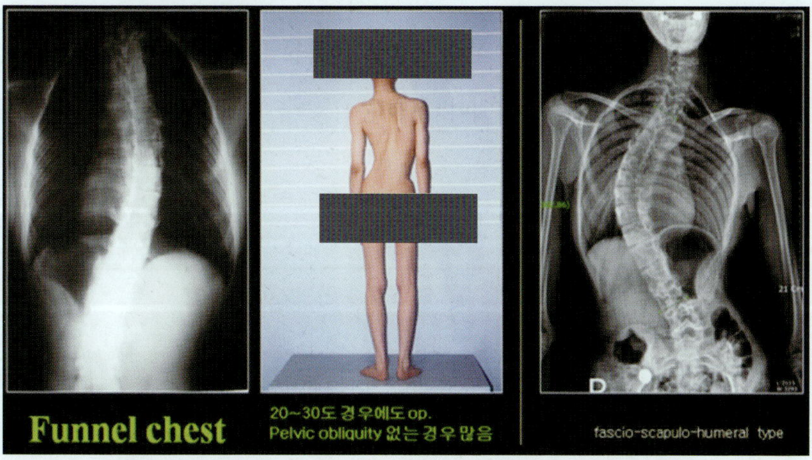

〈근병증성 신경근육성 척추측만증. 근이양증의 예. 깔대기 모양의 흉곽이 특징〉

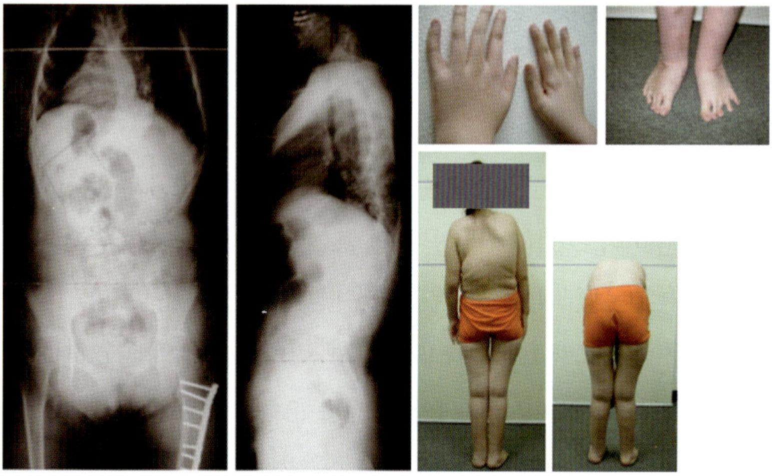

〈Arthrogryposis로 인한 척추측만증〉

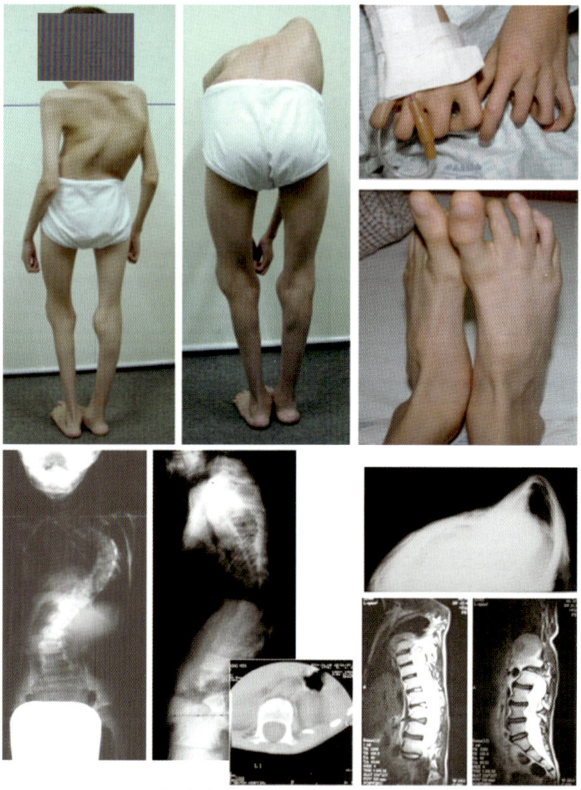

〈Arthrogryposis로 인한 척추측만증. 척추뿐 아니라 팔 다리에도 변형이 생김〉

19장. 기타 구조성 척추측만증의 원인

1. 골연골이형성증으로 인한 척추측만증 (Scoliosis due to osteochondrodystrophies)

1) 말판 증후군(Marfan syndrome)

말판 증후군은 FBN1(fibrillin 1) 유전자의 결손에 의해 발생되는 유전성 질환으로 결합 조직의 탄력 섬유(elastic fiber)의 이상에 의해 눈, 심혈관계 및 골격계 증상을 보입니다. 눈에는 렌즈 탈구 증상이 오는데 환자는 못 느낄 수도 있습니다. 심혈관계 이상으로는 심장 판막 부전, 대동맥 확장, 박리성 대동맥류(dissecting aortic aneurysm)가 올 수 있는데 이 동맥류로 인해 사망할 수 있습니다. 따라서 동맥류가 있는 경우 적극적인 치료가 필요합니다. 골격계 병변으로는 긴 손발가락, 장형두개(긴 두개골, dolicochphaly), 누두흉(pectus excavatum), 새가슴(pectus carinatum), 높은 경구개(입천장이 높은 것), 과도한 관절 유연성, 평발, 척추측만증, 흉추 과전만증, 흉요추부 후만증, 척추전방전위증 등이 올 수 있습니다. 대부분 임상 증상으로 진단이 됩니다. 말판 증후군에서 척추측만증은 보고자에 따라 다른데 40~70%에서 나타납니다. 다른 척추측만증과 달리 요통이나 흉추의 통증이 나타날 수 있습니다.

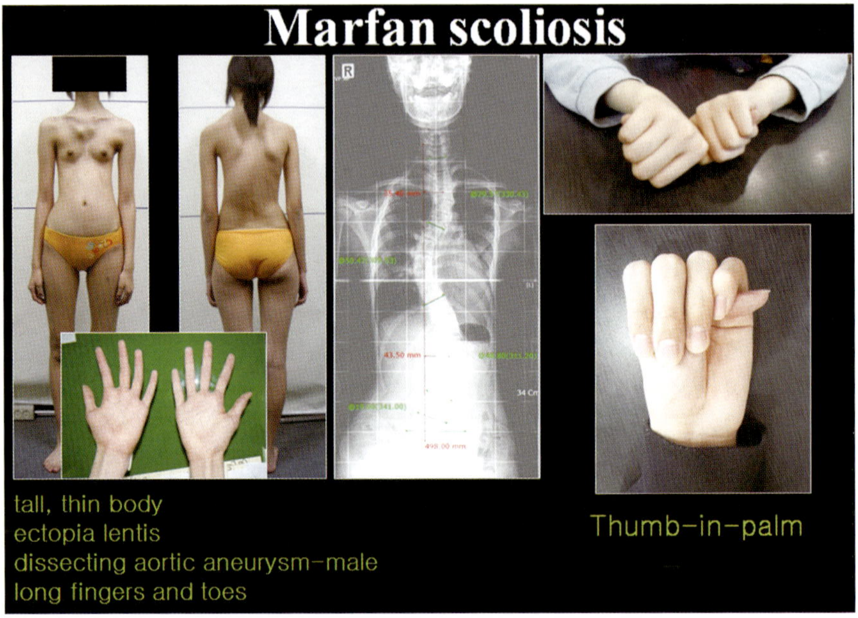

〈말판 증후군으로 인한 척추측만증. 특징적인 손가락 변형〉

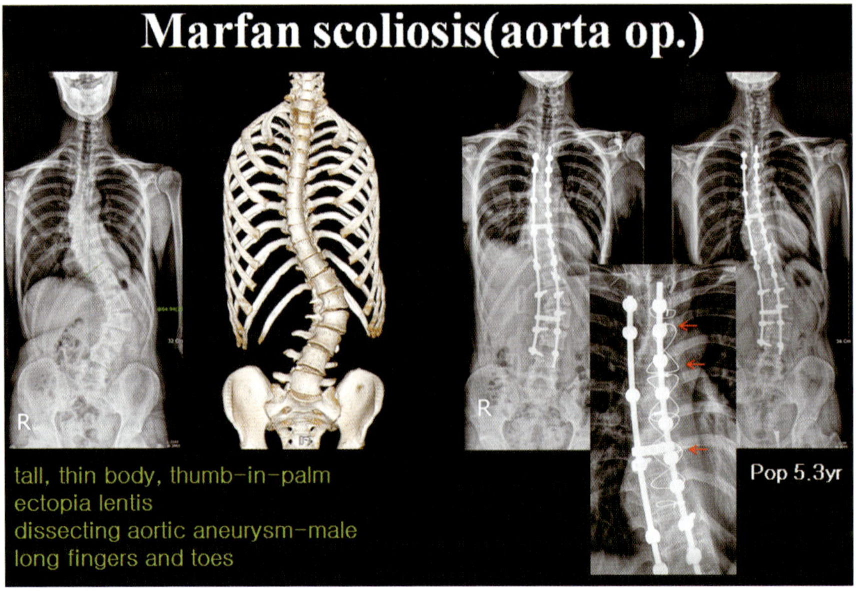

〈말판 증후군 척추측만증. 대동맥류 수술함〉

2) 골형성 부전증(Osteogenesis Imperfecta)

골형성 부전증은 유전성 질환으로 상염색체 열성 유전입니다. 콜라겐을 만드는 유전자에 이상이 생기는 병입니다. 4가지 형태로 나타나는 양상을 보이며 태어날 때는 없어 보이다가 자라면서 나타난다면 상염색체 우성 유전성을 보일 수도 있습니다. 이 병은 골다공증, 다발성 골절, 봉합뼈(wormian bones), 치아형성 부전, 청색 공막(눈 흰자가 하늘 색 혹은 회색), 팔다리 뼈의 휨 등의 증상을 보입니다. 척추측만증 발생빈도는 50~80%로 보고되고 있습니다.

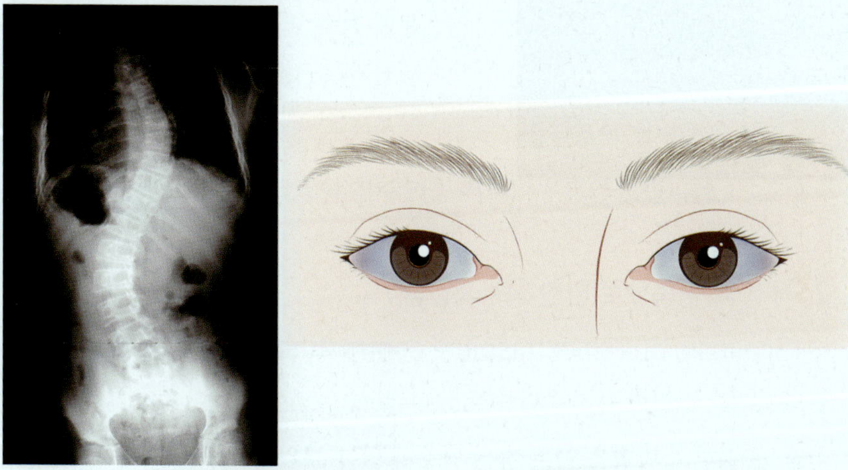

〈골형성 부전증에서 나타나는 푸른색 공막〉

3) 엘러스-단로스 증후군(Ehlers-Danlos syndrome)

엘러스-단로스 증후군은 신체의 결합조직이 약해지는 병입니다. 신체의 각 부분을 연결하는 조직이 결합조직인데 피부, 혈관, 눈, 관절, 뼈를 내부적 및 외부적으로 연결하는 조직입니다. 결합 조직이 약해지면 피부가 늘어나고 혈관이 약해지며 뼈가 휘어지고 관절의 유연성이 증가하고 굳어지며 근력이 저하되며 척추가 휘어지는 증상이 발생합니다. 유전적인 질환이지만 다양한 유전 패턴을 보

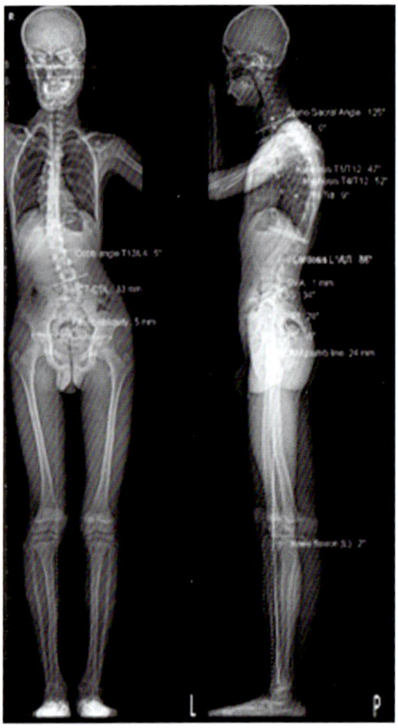

〈Ehlers-Danlos 척추측만증〉

이며 산발적으로 돌연변이도 생깁니다. 1/50,000-1/200,000 빈도로 발생한다고 알려져 있으며 COL3A1 유전자의 변형에 의해 발생한다고 합니다. 이 유전자는 혈관과 속이 빈 장기(대장, 소장 등)의 벽에 존재하는 주된 단백질인 3형 전아교질(type III procollagen)을 조절하는 기능을 가집니다. 여러 형태가 있는데 척추 변형은 6형에 나타난다고 알려져 있습니다.

2. 척추 외 구축으로 인한 척추측만증 (Scoliosis due to extraspinal contracture)

1) 늑막염으로 인한 척추 측만증(thoracogenic scoliosis)

어릴 때 심한 늑막염을 앓는 경우 염증이 있는 부위의 늑골과 늑막에 심한 유착이 생겨 늑골과 늑막이 성장을 잘 하지 못하게 되고 이에 따라 그 쪽의 척추 성장도 방해되어 척추측만증이 생길 수 있습니다. 늑막염이 있었던 쪽의 폐가 위축되어 보이고 엑스선에서 흉터도 보입니다. 구조성 척추측만증이므로 당연히 늑골고도 형성됩니다. 이런 형태의 척추측만증은 조기 발현형 척추측만증의 한 형태인 흉곽원인성(thoracogenic) 척추측만증입니다.

Thoracogenic scoliosis due to pleurisy

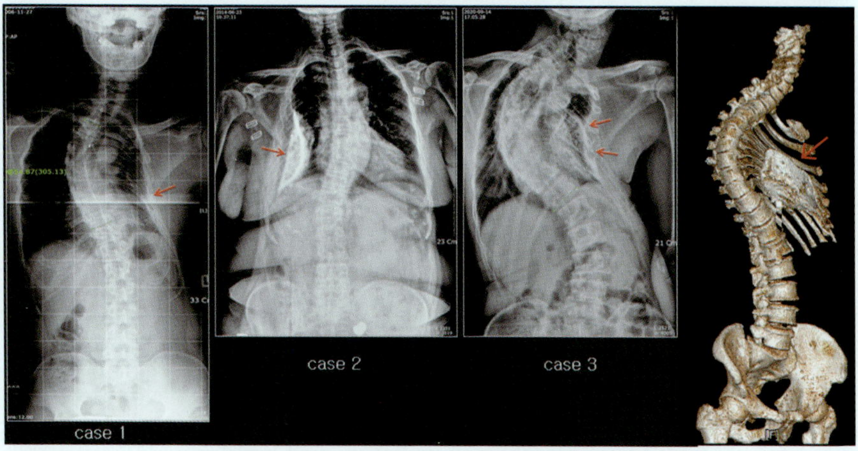

〈위 case 3의 3차원 CT 영상. 흉곽의 반흔이 보입니다〉

2) 화상으로 인한 척추측만증

성장이 많이 남아 있는 나이에 체간에 심한 화상을 입으면 그 쪽 피부가 자라지 않고 이차적으로 척추 성장도 저해되어 척추측만증이 발생할 수 있습니다. 수술할 때는 화상 입은 피부에 대한 수술을 같이 해야 하는 경우도 많습니다(Darrell et al. Spine Deformity 2016).

Structural scoliosis due to burn scar contracture

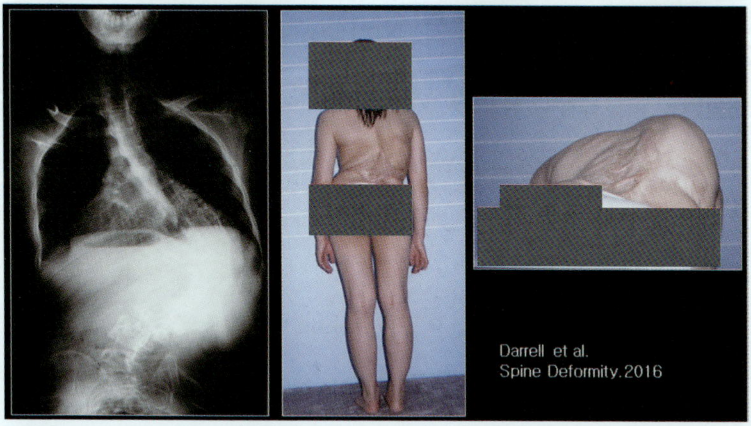

〈어릴 때 화상으로 인한 척추측만증〉

3. 척추 결핵으로 인한 척추측만증

옛날에 우리나라에는 척추결핵 환자가 상당히 많았습니다. 옛 어른들은 '척추 카리에스'라는 병으로 부르기도 했었습니다. 척추 결핵이 생기면 척추 뼈가 녹아 없어져서 척추가 기울어지고 숙여져서 척추측만증, 척추후만증이 발생할 수 있습니다. 아래의 첫 번 째 사진은 1살 정도의 아기인데 단순 엑스선 사진만 보고 모 병원에서 보조기를 착용시키려 했습니다. 그러나 아기가 잘 걸으려 하지 않는다는 부모님의 말을 듣고 MRI촬영을 해 보니 척추 결핵으로 판명이 되었습니다. 보조기를 채우는 것은 좋은 면도 있을 수 있으나 결핵을 치료하지 않으면 하지 마비도 올 수 있기 때문에 빨리 발견되었던 것이 다행스러웠던 기억이 있습니다. 대부분의 결핵성 척추 변형은 어른이 되어가면서 발생합니다.

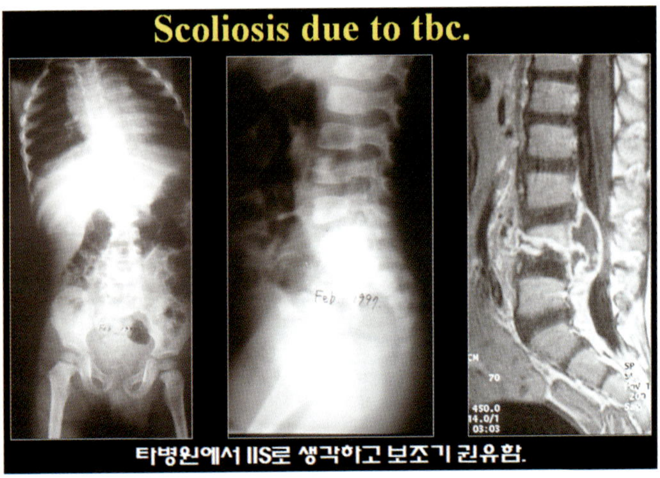

〈유아에서 발생한 척추결핵으로 인한 척추측만증〉

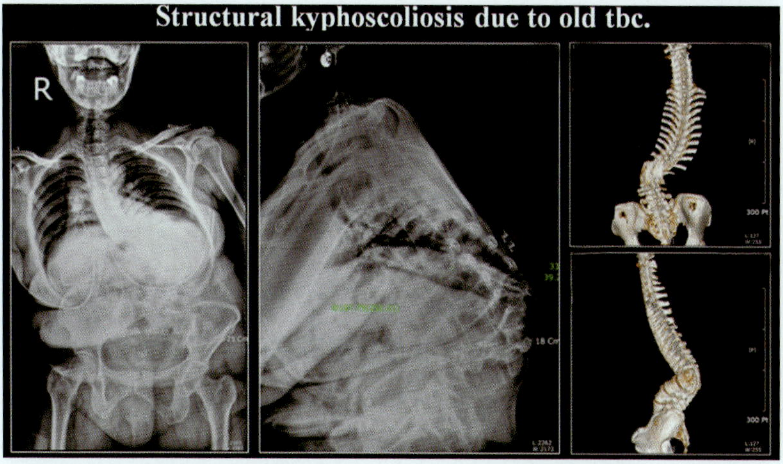

〈성인에서 척추 결핵의 후유증으로 인해 발생한 척추후측만증〉

4. 퇴행성 척추측만증

노인에서 발생하는 이 병은 본 책의 목적이 아니기 때문에 자세한 설명은 하지 않습니다. 그러나 어른까지 치료되지 않은 특발성 척추측만증과는 구분되어야 하기 때문에 그 구분점에 대한 내용만 기술합니다. 퇴행성 척추측만증은 나이가 많은 경우에 발생하는 편이고 골다공증이 있을 확률이 크며 척추관 협착증 증상이 있을 가능성이 큽니다. 또한 만곡의 크기가 크지 않으며 다른 퇴행성 변화가 잘 동반됩니다.

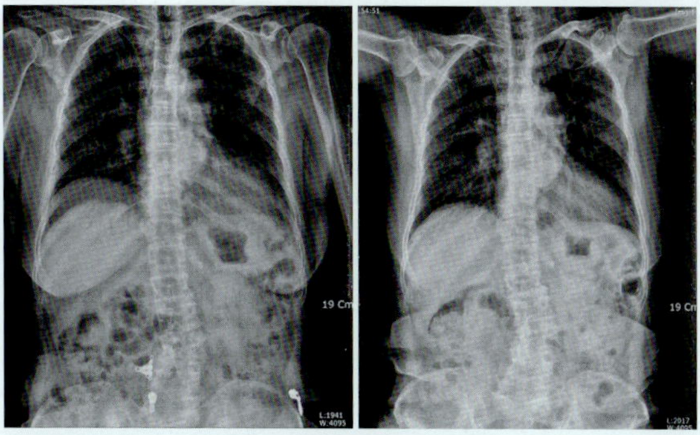

〈퇴행성 척추측만증의 진행〉

DDX	Deg. scoliosis	Untx adult idiopathic
Age	↑	↓
BMD	↓	↑
Stenotic Sx	↑	↓
Curve magnitude	↓	↑
Myelographic defect	Within	Compensatory L-S curve
Discographic abn.	↑	↓

Grubb et al. SRS. 1989

〈퇴행성 척추측만증과 치료되지 않은 성인 특발성 척추측만증의 감별〉

5. 요천추 관절 문제로 발생한 척추측만증 (Scoliosis related to lumbosacral joint)

요천추부는 요추 중에서 개인 차이가 많이 생기는 부분입니다. 가장 흔한 변이는 요천추 이행척추(lumbosacral transitional vertebra)로서, 붙어야 할 척추가 떨어지기도 하고(S1 lumbarization), 붙기도 하며(L5 sacralization) 횡돌기가 골반에 가관절 형성 혹은 유합되는 변이를 보입니다. 횡돌기가 한 쪽만 유합되면 척추측만증이 생길 수 있습니다. 이런 원인의 척추측만증은 각도가 심하진 않습니다.

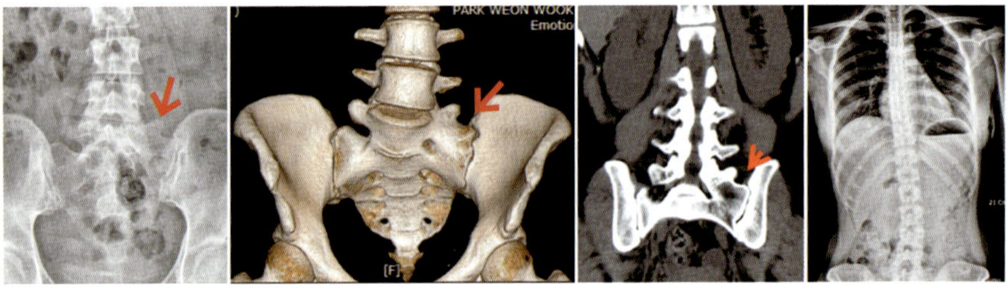

6. 척추측만증을 발생시키는 다양한 질환들

세세한 설명은 생략하고 기술합니다.

- Achondroplasia: 60% 척추 변형
- Andersen syndrome: 11% 척추측만증
- Angelman syndrome (mutations in MECP2)
- Arthrogryposis: 15~50% 척추측만증
- Brittle Cornea syndrome (Missense mutation in the zinc-finger 469 gene)
- Cat eye syndrome
- Chondrodysplasia punctata
- Coffin-Lowry syndrome
- Cohen syndrome
- Congenital contractural arachnodactyly (Beal's syndrome)
- Covesdem syndrome
- Diastrophic dwarfism
- Diastrophic dysplasia
- DiGeorge syndrome: part of CATCH 22
- Duane's Retraction syndrome: 상부 척추 및 흉곽 변형
- Dyggve-Melchior-Clausen (DMC) syndrome
- Ehlers-Danlos syndrome
- Escobar syndrome(Absence of β-tropomyosin)
- Familial dysautonomia(Riley-Day syndrome)
- Fibrous dysplasia of bone and McCune-Albright syndrome: 40%에서 측만증
- Friedreich's ataxia

·Goldenhar's syndrome associated with multiple congenital abnormalities

·Hallervorden-Spatz syndrome

·Holt-Oram syndrome

·Homocystinuria

·Joubert syndrome: eye, heart anomaly with scoliosis

·Klippel-Trenaunay-Weber syndrome

·Kniest syndrome

·Larsen syndrome: 다발성 선천성 탈구 및 골격 이상

·MACS syndrome: Macrocephaly, alopecia, cutis laxa, and scoliosis

·Mayer-Rokitansky-Kuster-Hauser syndrome

·Metatrophic dysplasia

·Miller-Dieker syndrome (pericentric inversion of chromosome 17)

·Morquio syndrome

·Multiple basal cell nevi syndrome

·Multiple epiphyseal dysplasia

·Myositis ossificans progressiva

·Noonan's Syndrome associated with ocular abnormalities: 6.7% 척추측만증

·Phacomatosis pigmentokeratotica
: A melanocytic-epidermal twin nevus syndrome

·Poland's syndrome

·Prader-Willi syndrome: 15%에서 측만증

·Pseudoachodroplastic dysplasia

·Retts yndrome(girls only): 53%에서 측만증

·Rickets

·Rubinstein-Taybi syndrome associated with Chiari malformations and syrinx

·Russell-Silver syndrome: 15~36%

·Scheuermann's disease: 70%에서 척추측만증

·Seckel syndrome

·Shprintzen-Goldberg syndrome

·Simpson-Golabi-Behmel syndrome: localization of the gene to Xqcen-q21

·Smith-Magenis syndrome (deletion 17p11.2): 65%가 척추측만증

·Sondyloepiphyseal dysplasia

·Spondylocostal dysplasia (Jarcho-Levin syndrome)
:hereditary multiple hemivertebrae, diastomatomyelia

·Spondylocostal dysplasia and neural tube defects

·Systolic click-late systolic murmur syndrome: 39% 척추측만증
(A "straight back" was found in 23 percent.)

·Thoracic insufficiency syndrome

·Tuberous sclerosis

·Williams syndrome

·Williams-Beuren syndrome

·Yellow nail syndrome

20장. 수술 후 척추측만증 (Postsurgical Scoliosis)

수술 후에 발생된 척추측만증을 말합니다. 여러 가지 원인이 있을 수 있습니다만 제가 경험한 몇 가지 증례를 보여드리겠습니다.

1. 다발성 후궁절제술 후 척추측만증

척추 협착증을 치료하기 위해 척추 후방의 후궁절제술을 하면 척추 뒤쪽의 근육이 약해져서 후만증이 발생할 수 있다는 보고는 많습니다. 그러나 정확한 원인은 알려지지 않았지만 비슷한 원인에 의해서 척추측만증도 발생할 수 있을 것으로 생각됩니다. 퇴행성 척추측만증이 있는데 후궁절제술을 한 경우와의 차이점이라면 일정 시간 보행을 하면 척추측만증이 없어지고 한 쪽으로 기울어진다는 것(decompensation)입니다. 퇴행성 척추측만증이라면 보행 후에도 이런 현상이 생기지 않습니다. 후방 교정 및 고정술로 치료하였습니다.

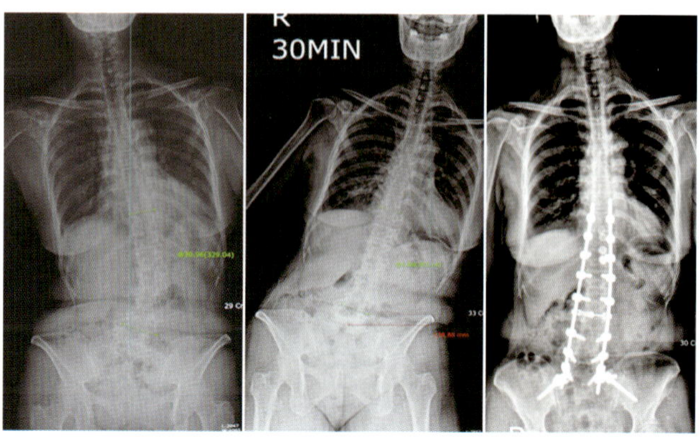

〈후궁절제술 후 척추측만증 수술 전 후 사진〉

2. 수술 후 뼈 용해로 발생한 척추측만증

아래 사진을 보면 고정 수술 후 맨 아래에 고정된 나사 부분의 척추뼈가 용해되어 척추가 기울어졌습니다. 이런 경우는 교정하기가 매우 힘든 경우로 후방접근 추체 재건술(PVCR)로 치료하였습니다.

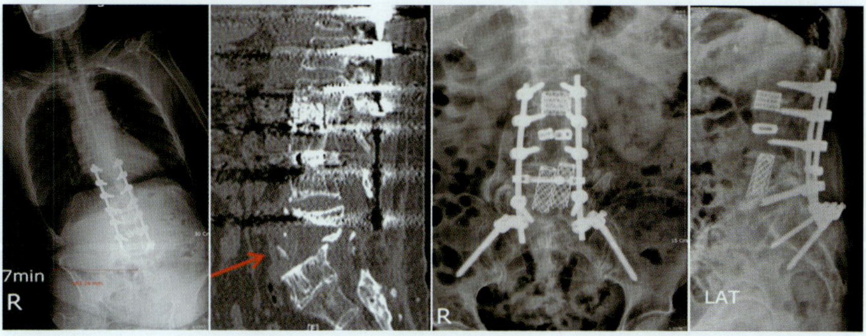

3. 수술 후 와이퍼 척추측만증(Postoperative wiper scoliosis)

제가 지은 이름입니다. 자동차 전면 유리 와이퍼는 차체에 연결된 부분이 회전되면 와이퍼의 끝부분까지 회전되어 유리의 빗물을 제거하게 됩니다. 요추 고정수술을 할 경우 나사에 강봉을 얹고 뚜껑을 닫을 때 강봉을 잡지 않고 뚜껑을 세게 닫으면 전체 금속 구조물이 같이 회전될 수 있습니다. 나사 뚜껑은 항상 오른쪽으로 돌리게 되므로 이 경우 척추측만증은 항상 우측 만곡 형태가 됩니다. 요즘은 반토크(antitorque, 아래 기구 사진)라는 장비가 개발되어 이런 경우는 거의 발생하지 않습니다. 한편 처음부터 우측 만곡 척추측만증이 있는데 유합을 짧게 하여 이런 모양을 보일 수도 있겠습니다.

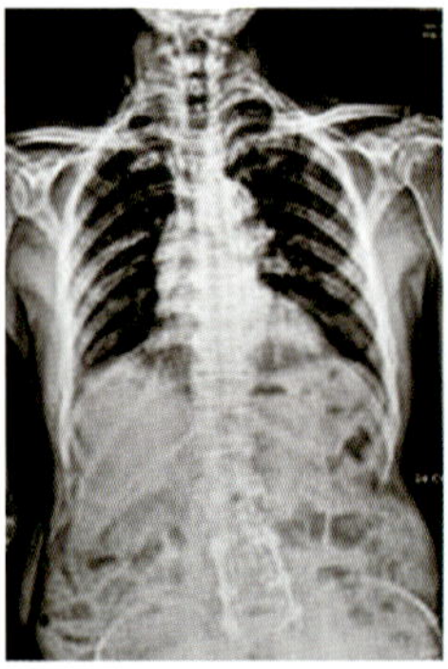

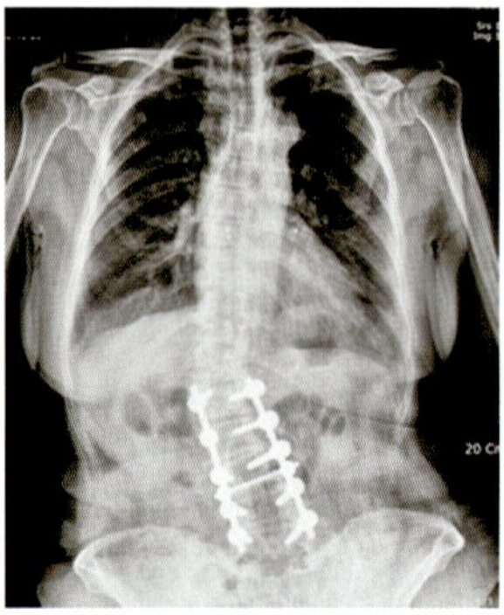

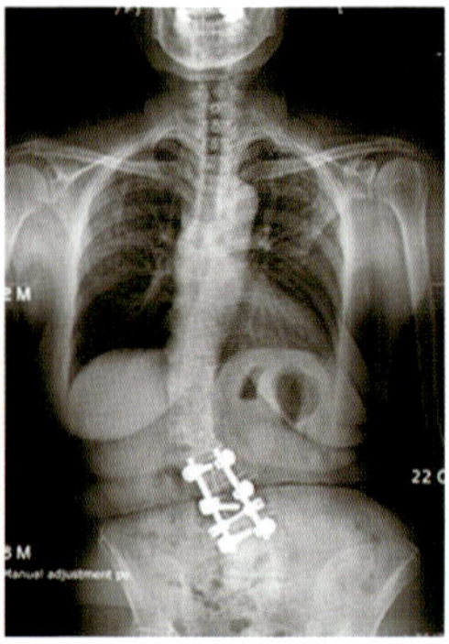

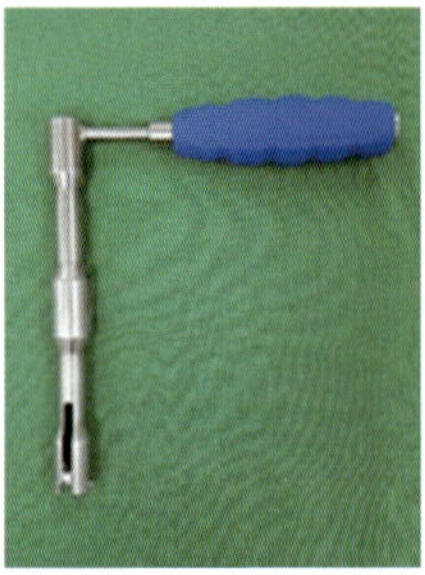

〈antitorque기구〉

21장. 기능성(비구조성) 척추측만증 (Functional, Nonstructural Scoliosis)

1. 좌골신경통성 척추측만증(Sciatic scoliosis)

좌골신경통성 척추측만증이란 허리 디스크로 인해 신경이 자극되는 상황에서 증상을 줄이기 위해 무의식적으로 몸을 기울이면서 만들어지는 척추측만증입니다. 처음에는 한 방향으로 휘다가 상체의 중심을 맞추기 위해서 흉추 쪽에 만곡이 한 개 더 생깁니다. 이 척추측만증은 각도는 크지 않지만 신체 균형이 깨지기 때문에 주변에 있는 사람들이 금방 알아차리게 됩니다. 처음에는 방사통(좌골신경통)이 있다가 척추가 기울어진 후 흉추에 만곡이 하나 더 생기고 방사통이 없어지는 경과를 보이기도 합니다.

방사통->단일 만곡->이중 만곡->(방사통 소실)

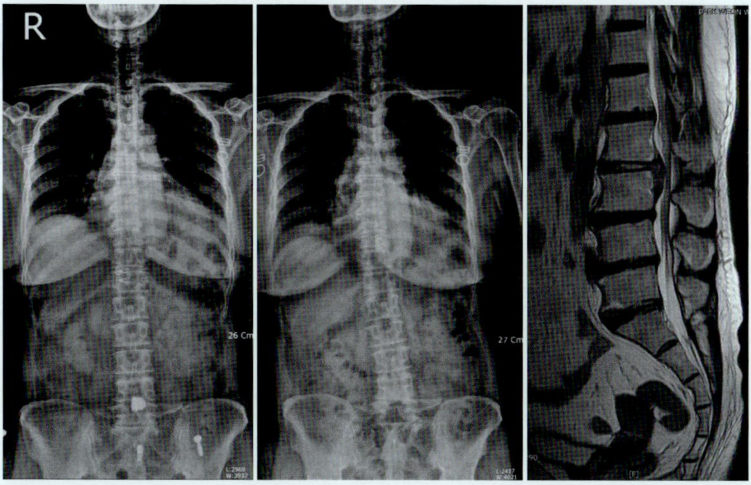

좌골신경통성 척추측만증은 처음에는 휘어지기 보다는 기울어집니다. 위 사진은 2016년 9월로 만곡이 없었으나 두 번 째 사진처럼 2020년 7월에 방사통이 생기면서 척추가 기울어졌습니다.

방사통은 없어지지 않을 수도 있지만 처음보다 호전되는 경향을 보이는데 여기에 적응해서 방치되게 되면 구조성 척추측만증으로 변할 수도 있습니다. 즉 허리 디스크가 치료를 하든, 저절로 좋아지든지 간에, 좋아지더라도 척추측만증이 평생 갈 수도 있다는 것입니다. 좌골신경통성 척추측만증은 대상(compensation: 전후면 사진에서 상부 척추와 골반이 일직선을 이루는 것)이 되지 않는 특징이 있습니다. 아래 사진들을 보시면 목 중심에서 내린 수직선이 골반 중심을 벗어나 있음을 알 수 있습니다. 외래 진료를 보다가 이런 사진의 환자가 오면 척추 MRI를 꼭 촬영해야 합니다. 좌골신경통성 척추측만증은 수술을 포함한, 적절한 치료를 하면 6주~3개월 사이에 정상으로 된다고 알려져 있습니다.

좌골신경통성 척추측만증에서 휘어지는 방향은 디스크가 탈출(또는 돌출)되는 방향에 따라 달라집니다. 또한 신경근의 자극을 줄여 증상을 호전시키기 위해 일반적으로 디스크가 돌출된 방향으로 디스크 간격(또는 높이)이 넓어져 만곡의 볼록한 부분을 형성하게 됩니다. 즉 우측 추간판 탈출증에서 우측으로 휘어지고, 좌측 추간판 탈출증에서는 좌측으로 휘게 됩니다.

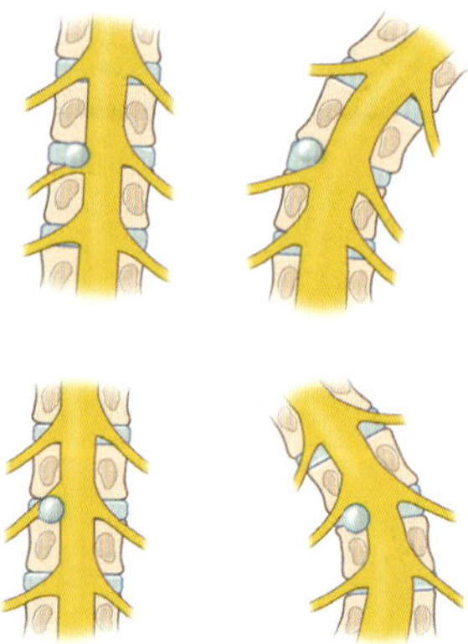

윗 그림처럼 신경근 상방에서 디스크가 탈출(어깨 형, shoulder type)되면 척추는 반대 방향으로 휘고, 신경근 하방에서 탈출(겨드랑이 형, axilla type)되면 디스크가 탈출된 방향으로 휘게 됩니다. 그래야 증상이 호전되기 때문입니다. 아래 그림에서 보면 요추 4-5번 사이의 우측 디스크 탈출인데 허리 쪽 척추측만증은 좌측으로 기울어진 형태입니다. 즉 반대 방향으로 휘어진 것이므로 어깨형 디스크 탈출인 것입니다. 흉추 쪽이 휘어진 것은 머리 균형을 맞추기 위해 이차 만곡이 생긴 것입니다.

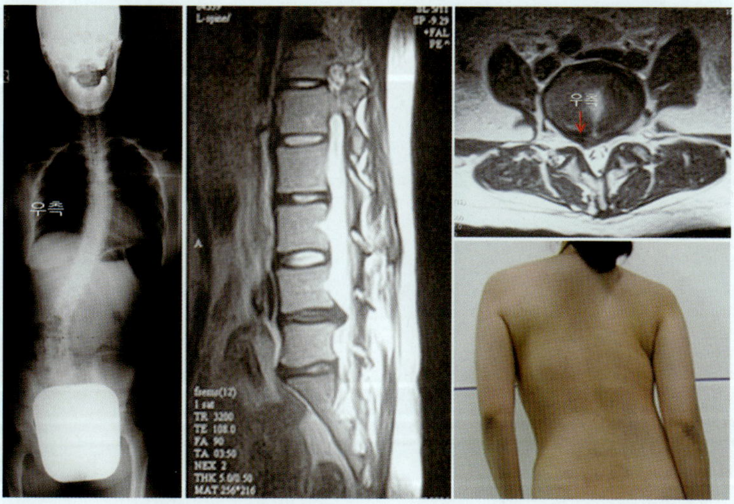

〈요추 4-5번 추간판 탈출증으로 인한 좌골신경통성 척추측만증. 요추 부분이 우측으로 볼록한 만곡이고 추간판 탈출증도 우측이라 어깨 형으로 판단됨〉

디스크 탈출 방향과 위치에 따라 좌골신경통성 척추측만증의 방향이 결정된다는 것은 항상 그렇지는 않습니다. 아래 경우는 좌측 디스크 탈출증이고 수술 시 어깨형이라는 것이 확인되었는데도 휘어진 방향은 알려진 내용과 반대 방향이었습니다. 그래서 최근에는 신경근의 아래 위로 탈출된 방향에 따라 휘어지는 척추의 방향이 달라지는 개념은 받아들여지고 있진 않은 것 같습니다.

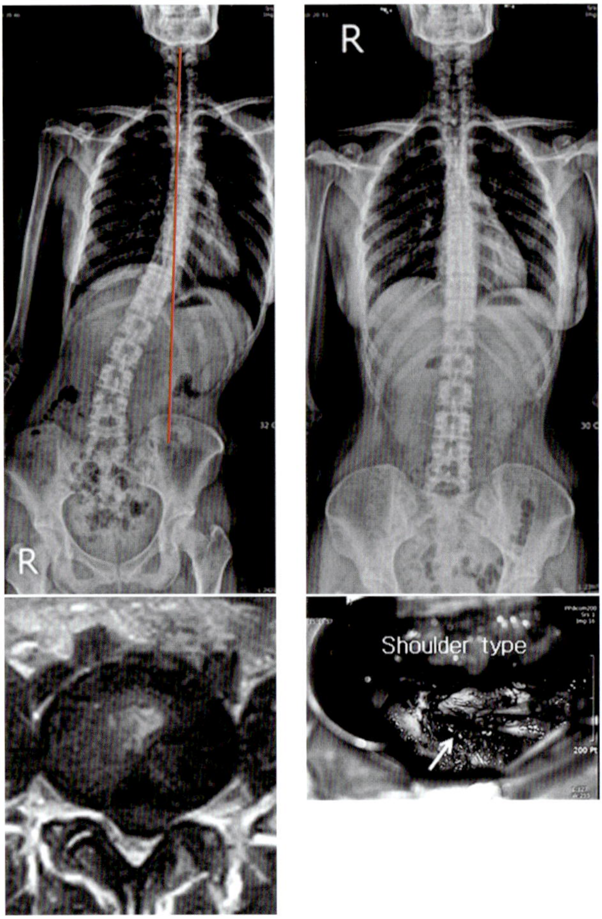

〈좌측 어깨형 탈출증인데도 좌측으로 기울어짐. 수술 후 4주에 거의 정상으로 회복

좌골신경통성 척추측만증은 드물게 신경공 협착증으로 인해 발생하기도 합니다. 치료는 주사, 시술 및 수술입니다.

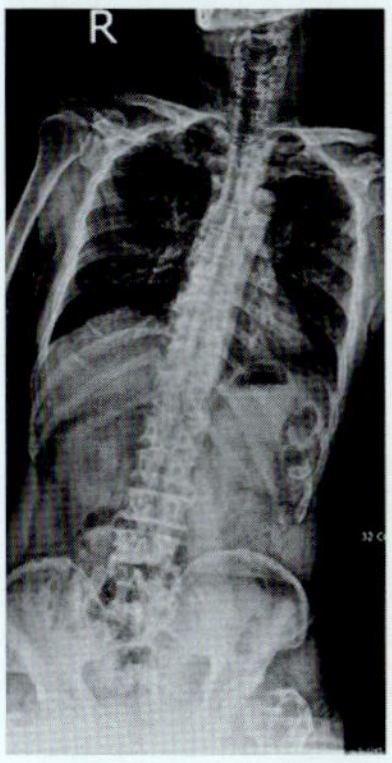

▲기립 엑스선 사진

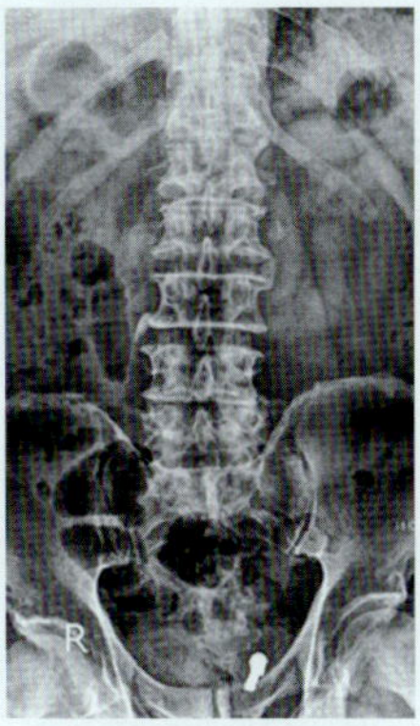

▲ 누워 있으면 증상이 좋아져서 척추측만증이 생기지 않음

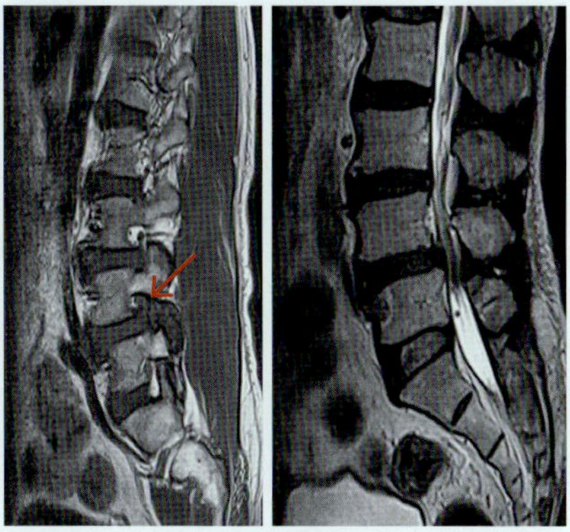

▲신경공협착증 사진

〈경추 방사통성 척추측만증〉

경추 디스크 혹은 협착증에 의해서도 척추측만증이 발생할 수 있습니다. 흔하지도 않고 알려진 바도 별로 없는 것 같습니다. 발생 기전은 요추와 비슷할 것으로 추정합니다. 명확한 명칭도 없습니다. 요추 문제로 인한 방사통은 좌골신경통(sciatica)라고 하는데 허벅지 뒤쪽으로 내려가는 좌골 신경(sciatic nerve) 압박 증상과 유사한 이유로 생각됩니다. 목에는 좌골 신경이 없으므로 경추 좌골신경통성 척추측만증이라고 할 수 없기 때문에 '경추 방사통성 척추측만증' 혹은 경추 디스크로 인한 척추측만증' 정도로 명명할 수 있겠습니다.

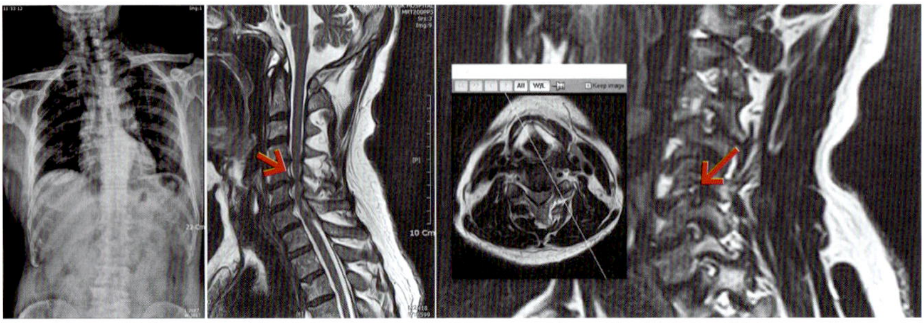

〈경추 방사통성 척추측만증. 화살표가 신경을 누르고 있는 부분〉

2. 통증성 척추측만증(Painful scoliosis)

아래 사진은 10대 후반의 남자 학생이었는데 밤에 주로 요통이 생긴다고 하였습니다. 타 병원에서는 엑스선 검사만 해보고 먹는 약만 처방 받았습니다. 그런데도 별 효과가 없었습니다. 저에게 방문하여 엑스선을 자세히 보니 척추경이 하얗게 보여서 유골 골종을 의심하게 되었습니다. CT 검사와 핵의학 검사로 유골 골종이라고 확진했습니다. 통증성 척추측만증은 통증이 생기면서 발생되는 척추측만증을 말합니다. 앞서 언급한 좌골신경통성 척추측만증과 통증을 유발하는 종양으로 인한 척추측만증이 여기에 포함됩니다. 통증을 유발해서 척추측만증을 만드는, 뼈에 생기는 종양은 유골 골종(osteoid osteoma)과 골모세포종(osteoblastoma)가 있습니다. 통증의 원인인 병소의 핵(nidus)을 제거하면 척추측만증은 호전되거나 없어지지만 다른 여러 기능성 척추측만증처럼 너무 오래되면 구조성(영구 지속) 척추측만증으로 변할 수도 있습니다.

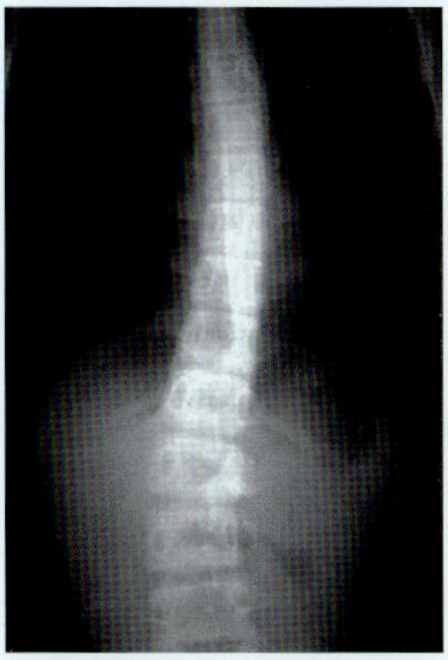

〈일반 엑스선 사진에서는 잘 보이지 않음〉

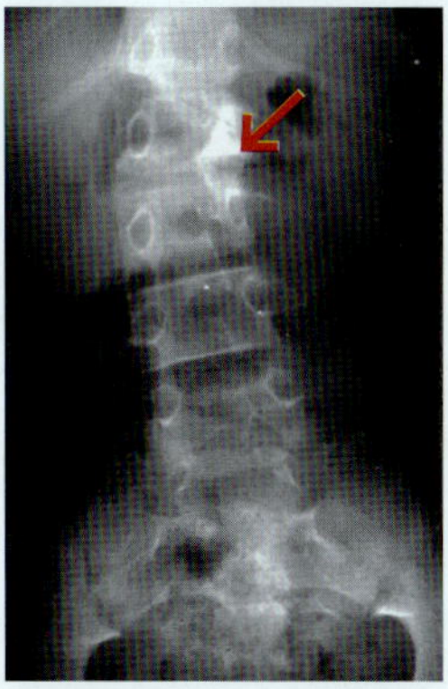

〈엑스선을 자세히 보면 척추경이 소실되어 있음〉

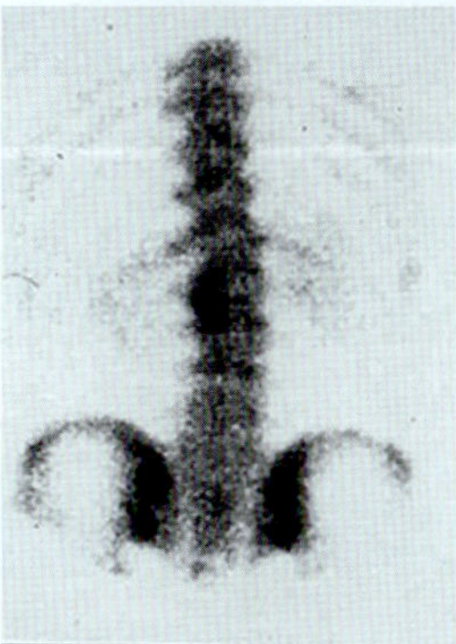

〈방사선 동위원소 검사를 하면 쉽게 진단이 됨〉

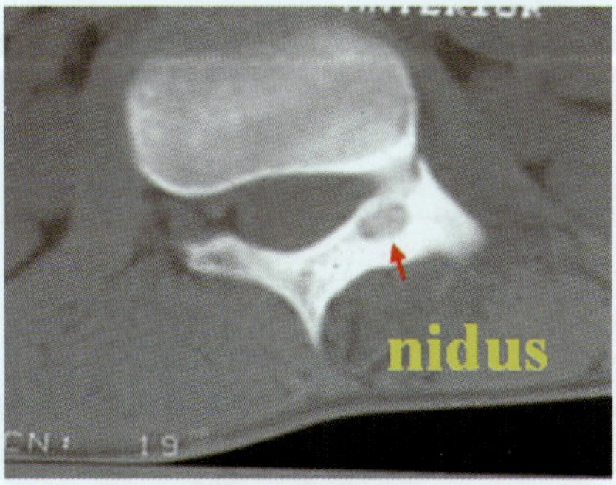

〈CT 단면도에서 종양의 핵을 발견할 수 있고 수술 시, 이 핵을 제거해야 함〉

3. 하지 부동성 척추측만증(Leg length discrepancy scoliosis)

하지 부동성 척추측만증이란 한 쪽 다리가 짧아져서 골반이 기울어지고 이에 따라 척추가 휘어지는 경우를 말합니다. 하지 부동성 척추측만증 역시 오래 지속되면 구조성으로 바뀌어 평생 지속될 수 있습니다. 다리 길이가 달라지는 원인은 아래와 같습니다. 좀 더 자세한 원인은 〈척추측만증과 깔창〉에 기술되어 있습니다.

- 한 쪽 다리가 길어지는 경우

  성장기 하지 골절

  성장판 주위의 류마티스 혹은 골수염 같은 염증성 질환

  성장판 주위 혈관종

  편측 하지 비대증

- 한 쪽 다리가 짧아지는 경우

  성인에서 하지 골절 후 정확하게 맞춰지지 않고 치유된 경우

  성장기 때 성장판 손상

  고관절 질병(무혈성 괴사, 감염)으로 뼈가 없어진 경우

  슬관절 염증으로 슬관절을 고정시킨 경우(arthrodesis)

그러나 아래 사진처럼 다리 길이가 달라도 척추측만증이 생기지 않는 드문 경우도 있습니다. 좌측 척추 사진을 보면 골반이 기울어져 있는데도 불구하고 척추는 휘어지지 않았습니다.

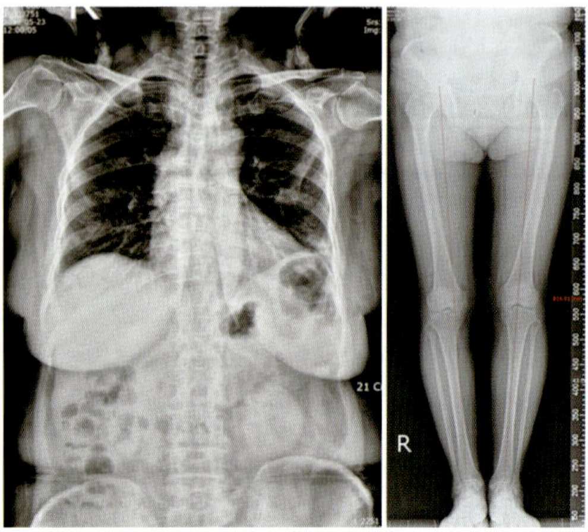

〈다리 길이의 18 mm 차이 때문에 골반이 기울어져 있는데도 척추는 휘어지지 않음〉

아래 사진은 원인을 알 수 없는 하지부동성 척추측만증입니다.

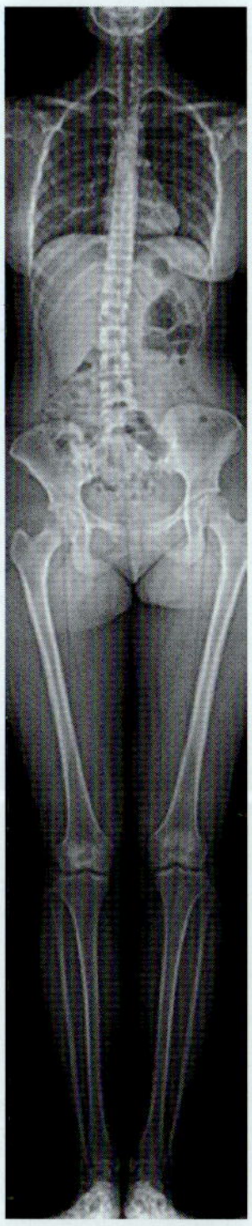

아래 사진은 경골 골절로 인한 하지부동성 척추측만증입니다.

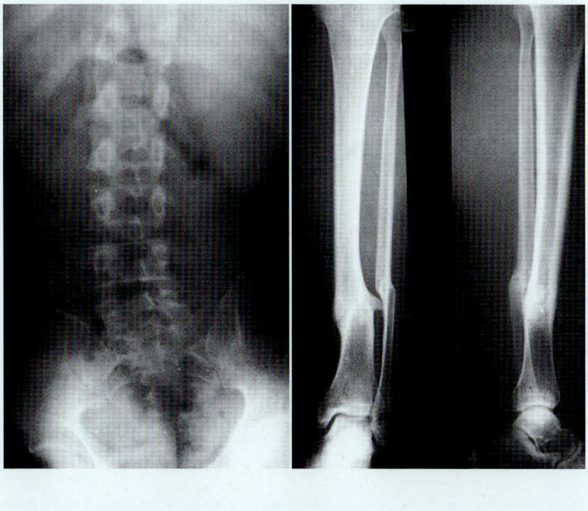

아래 사진은 감염증 치료를 위한 무릎 관절 유합 수술후 그 쪽 다리가 짧아져서 발생한 하지부동 성 척추측만증입니다.

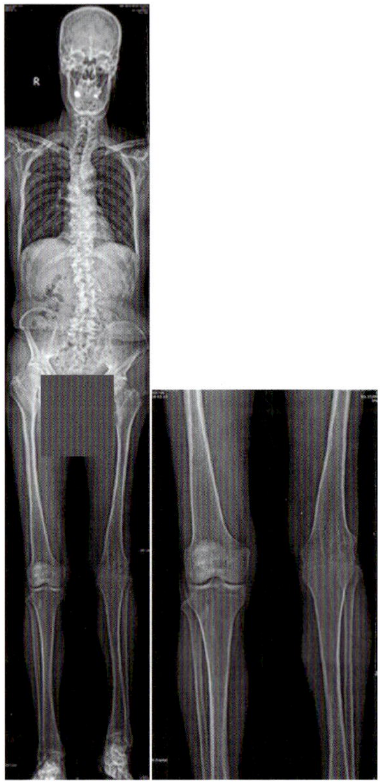

아래 사진은 고관절 부위 대퇴골두 골용해 후 발생된 하지부동성 척추측만증 입니다

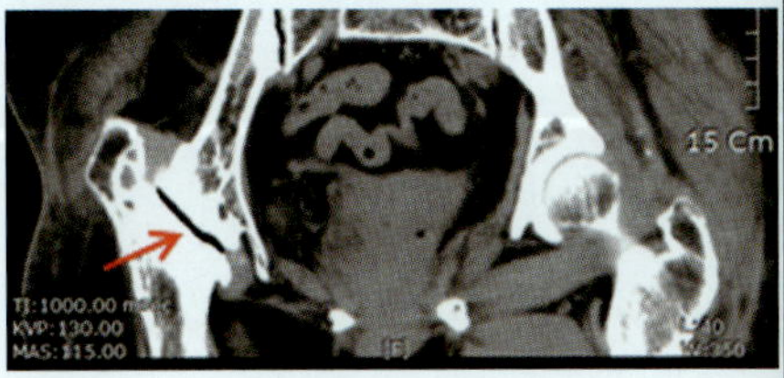

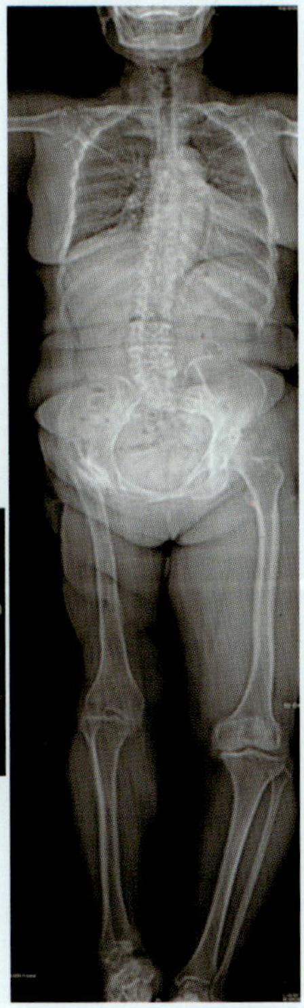

4. 자세성 척추측만증(Postural scoliosis)

유아기 및 청소년기에 주로 발생하는 자세성 척추측만증은 시간이 지나도 구조성으로 변하지 않는 특징이 있습니다. 그래서 의학적으로는 크게 중요하지 않지만 부모님들은 신경이 많이 쓰이며 아이들에게 자세 바로 하라는 핀잔을 줘서 아이들이 스트레스를 받기도 합니다. 또한 많은 척추측만증 진료 기관에서 어떤 치료를 한 후 효과를 봤다고 광고를 하기도 합니다.

지금까지 알려진 자세성 척추측만증의 특징

-흉요추 만곡

-대상 만곡이 없다(즉 C 자형 만곡)

-전방 굴곡 검사에서 늑골고가 없다

-그래서 정기 검진을 할 필요가 없다

-주로 어린 나이에 발생한다

저희가 어릴 때 한 쪽으로만 책가방을 들고 다니면 척추가 휘어진다는 말을 들은 기억이 납니다. 그러나 정말 한 손으로만 가방을 들고 다니는 학생은 거의 없을 것이며 요즘은 백팩을 매고 다니므로 가방으로 인한 척추측만증은 발생하기 어려울 것입니다. 실제로 스웨덴의 척추측만증 전문가인 Dr. Nachemson은 가방으로 인해 척추측만증은 발생하지 않는다고 발표한 적도 있습니다. 자세가 좋지 않아서 척추측만증이 생길 수 있다는 사실에서 가장 조심해야 할 것은 많은 부모님들, 심지어 학교 선생님들까지 척추가 휘어져 있으면 자세 때문인 줄 알고 자세만 바로 하라는 것입니다. 특발성 척추측만증같은 구조성 척추측만증이 진행 중인데도 불구하고 자세만 바로 하라고 하면 치료 시기를 놓쳐 수술까지 해야 할 수도 있기 때문에 부모님들과 선생님들께서도 정확한 지식을 가지고 계셔야 합니다.

자세성 척추측만증은 대부분 늑골고가 없습니다. 그리고 별 치료 없이도 호전되는 경우가 많습니다. 아래 사진은 15도의 척추측만증이 있다가 3개월 후에 저절로 좋아진 경우입니다.

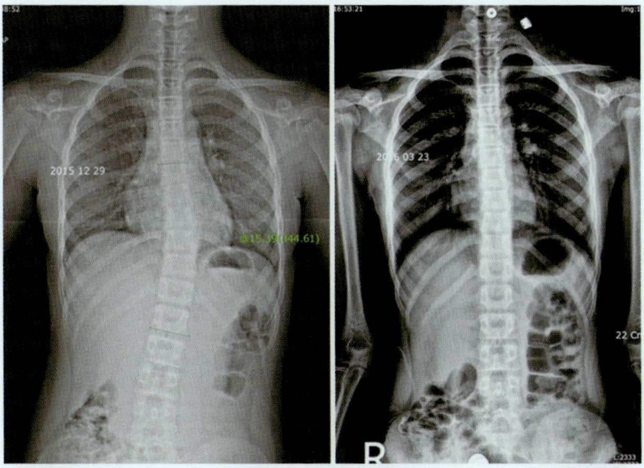

아래 사진처럼 휘어지지 않고 기울어져 있다가 호전되는 경우도 있습니다.

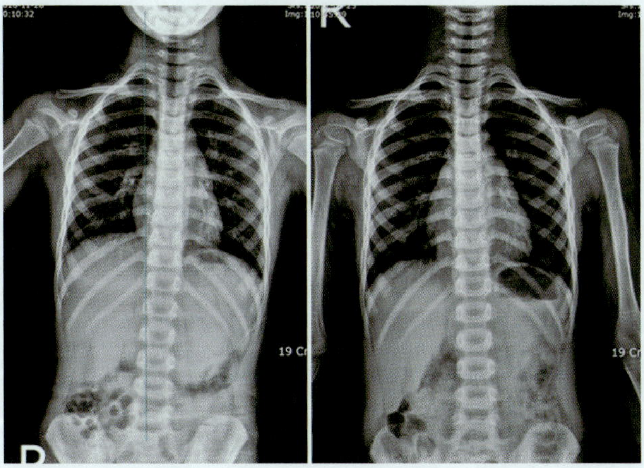

아래 사진은 16세 남자인데 6개월 후에 저절로 호전된 경우입니다

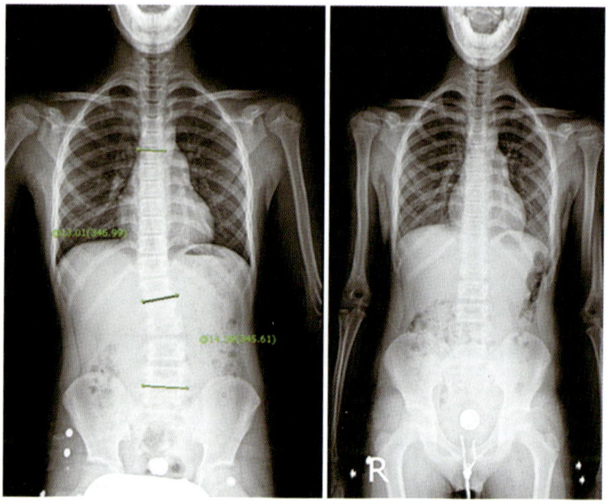

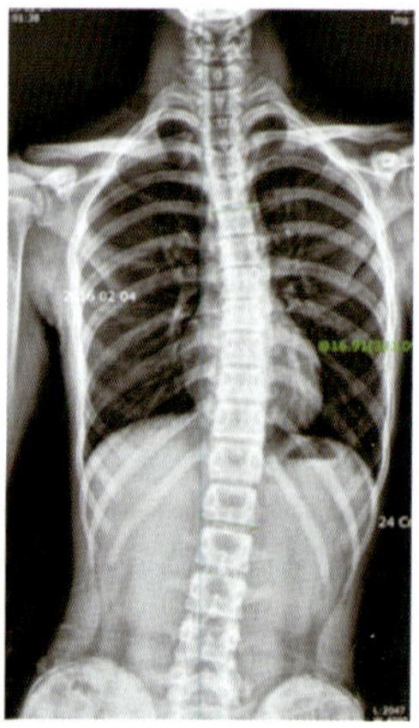

(2012 02 27)

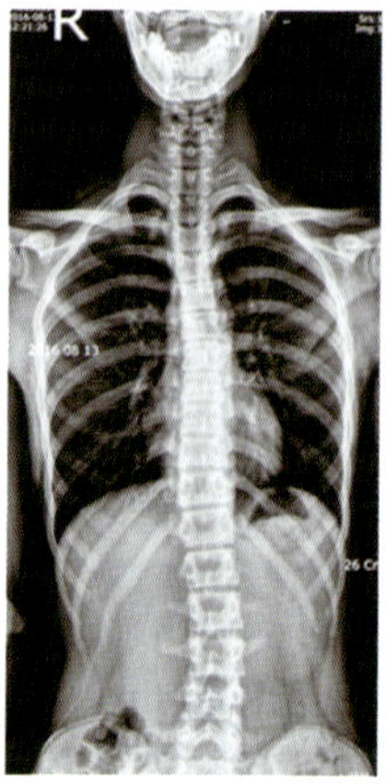

(2012 05 23)

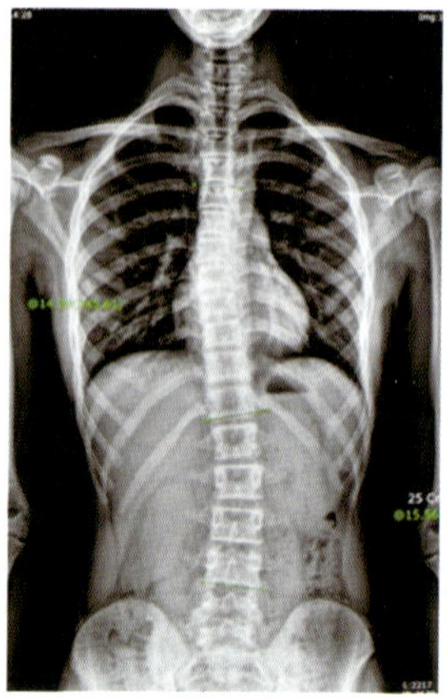

(2014 10 11)

한편 위 사진처럼 기능성 척추측만증이었는데 없어졌다가 특발성 척추측만증이 생긴 경우도 있었습니다.

즉 자세성 척추측만증이라고 해서 더 이상 검진하지 않으면 안되며 집에서라도 전방 굴곡 검사를 하여 늑골고가 발견되면 병원에 오라고 말해줘야 합니다.

아래 사진은 3개월 후에 없어진 자세성 척추측만증인데 늑골고가 발견되었습니다.

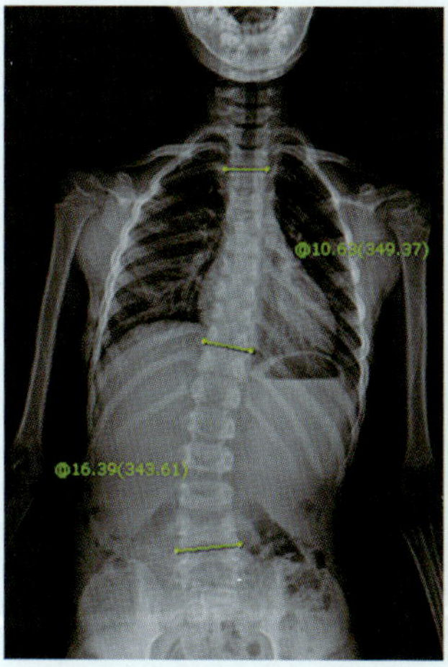

(내원 시 사진)

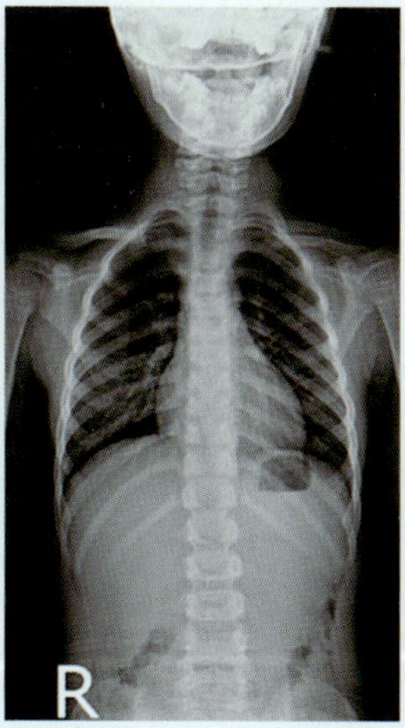

(3 개월 후 사진)

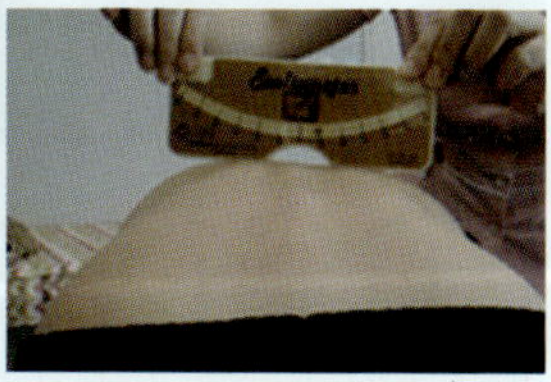

(4도의 늑골고)

아래 사진은 흉요추 만곡도 있지만 상흉추 만곡이 더 큰 자세성 척추측만증입니다.

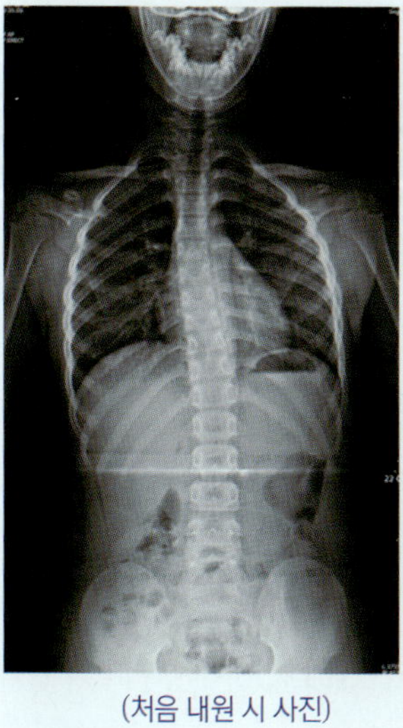

(처음 내원 시 사진)

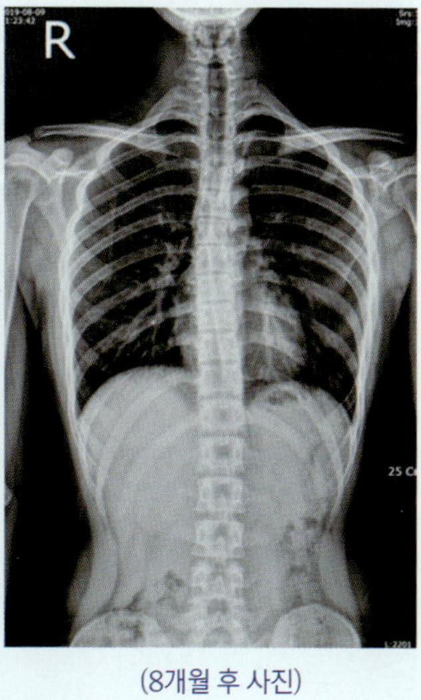

(8개월 후 사진)

자세성 척추측만증은 한 번 만 생기는 것은 아닙니다. 두 번 발생한 경우도 있었습니다.

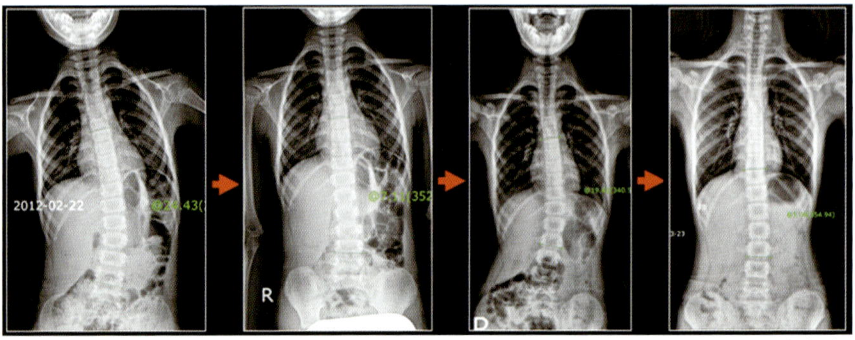

2012. 02(F/5) 2012. 03 2017. 02 2019. 03(F/12)

위의 사진들에서 보셨듯이 자세성 척추측만증의 일반적 지식은 항상 옳은 것은 아닙니다. 제가 경험한 자세성과 구조성 척추측만증의 늑골고 형태는 아래와 같이 구분할 수 있습니다. 그러나 항상 그렇지는 않다는 것도 아셔야 합니다.

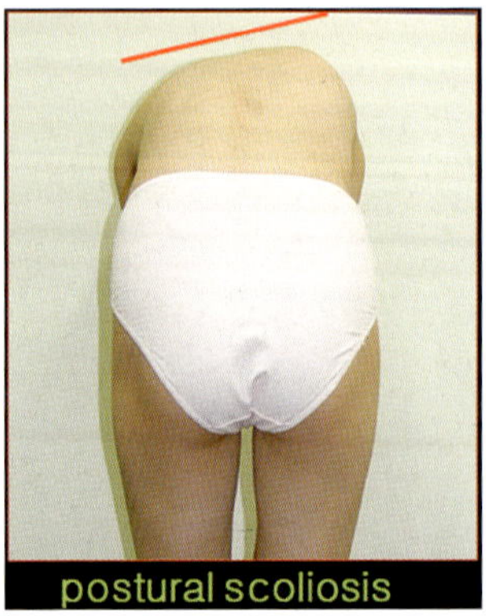

(자세성 척추측만증)

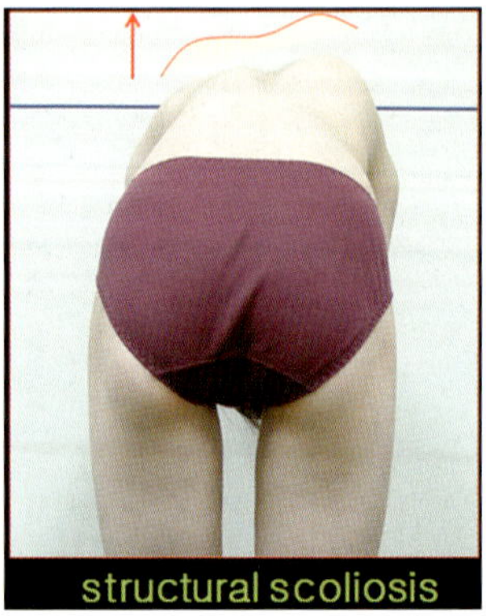

(구조성 척추측만증)

5. 사경(Torticollis, wryneck)

사경은 한 쪽으로 목과 머리가 기울어진 상태를 말합니다. 선천적으로 한 쪽

근육(흉쇄유돌근)이 분만 시 손상 등으로 인해 짧아져서 발생하는 경우도 있지만 후천적으로 경추 외상, 경추 감염으로 인한 뼈의 변형, 안구 운동 장애, 귀의 문제 등의 원인으로 발생할 수 있습니다. 사경은 척추측만증과는 다른 질병이지만 비슷한 모양을 보일 수도 있고 혼돈이 될 수도 있기 때문에 구분이 필요합니다.

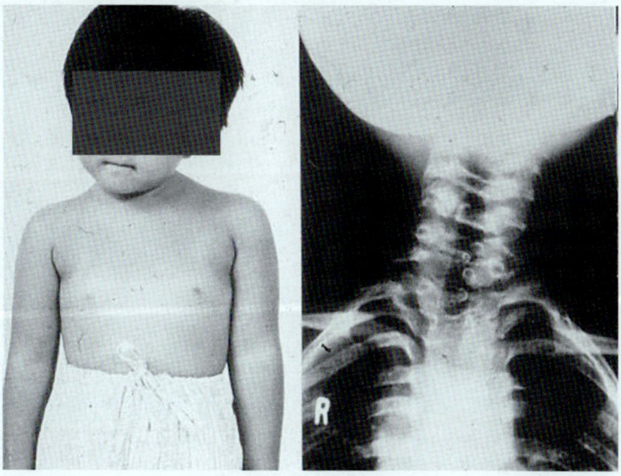

22장. 척추측만증과 관련된 장애 등급

예전에는 1급부터 6급까지 기준이 정해져 있었고 한 때는 의사가 장애 등급을 정하기도 했었지만 의사마다 기준이 다르고 의사 지인에게 급수를 잘 준다든지, 환자의 부탁, 협박으로 급수를 잘 주는 일이 있어서 장애 급수 결정은 국민연금공단으로 넘어가게 되었습니다. 개인적으로 너무 잘한 일이라고 생각합니다. 간단한 수술 후 잘 걸어 다니면서도 수술 후 결과가 좋지 않다고 생떼를 써서 높은 급수를 받아 가는 환자를 제가 경험했기 때문입니다.

2019년 7월 1일부터 시행된 장애인복지법 개정안(법률 15270호)은 장애 등급제를 폐지하고 〈장애의 정도가 심한 장애인〉, 〈장애의 정도가 심하지 않은 장애인〉 두 가지로만 구분하고 있습니다. 장애 유무만 판정하면 기존 1~3등급 장애인의 혜택이 줄어들 수 있으므로 이들에 대한 우대 혜택을 유지하기 위해 〈장애의 정도가 심한 장애인〉의 구분을 한 것이라고 합니다.

1. 수술하지 않은 척추측만증에 대한 장애

〈표 1〉 장애정도기준

장애정도	장애상태
장애의 정도가 심하지 않은 장애인	1. 한 다리가 건강한 다리보다 10 cm 이상 또는 건강한 다리의 길이의 10분의 1 이상 짧은 사람 2. 한 다리가 건강한 다리보다 5 cm 이상 또는 건강한 다리의 길이의 15분의 1 이상 짧은 사람 3. 척추옆굽음증(척추측만증)이 있으며, 굽은 각도가 40도 이상인 사람 4. 척추뒤굽음증(척추후만증)이 있으며, 굽은 각도가 60도 이상인 사람 5. 성장이 멈춘 만 18세 이상의 남성으로서 신장이 145 cm 이하인 사람 6. 성장이 멈춘 만 16세 이상의 여성으로서 신장이 140 cm 이하인 사람 7. 연골무형성증으로 왜소증에 대한 증상이 뚜렷한 사람, 다만 이 경우는 만 2세 이상에서 적용가능

이 경우는 각도가 40도 이상일 때 〈장애의 정도가 심하지 않은 장애인〉으로 구분이 되어 있습니다. 즉 수술하지 않은 척추측만증은 각도와 무관히 40도 이상이면 심하지 않은 장애로 분류되어 있습니다.

2. 수술한 척추측만증의 장애

척추측만증 수술에서 흉추 10번 이하에 유합술을 할 경우에는 장애로 산정될 수 있습니다. 표 2는 척추 각 마디의 표준 〈운동가능영역〉인데 목뼈는 합계가 95도이고, 등허리 뼈 부위는 합계가 111도입니다. 등뼈 1번부터 9번까지는 운동범위가 작아서 계산에 넣지 않은 것이 특징입니다. 사실 이것은 의학적으로도 별 문제가 없다고 생각됩니다.

수술을 해서 고정된 부분은 운동 능력이 소실된 것이므로 이 각도를 모두 합하여 합계를 내어 정상 각도로 나눈 값이 소실율이 됩니다. 예를 들면 흉추 4번부터 요추 3번까지 고정 수술을 한 경우 흉추 4~흉추 9번까지는 소실율에 해당되지 않아 계산에 넣지 않고, 흉추 10번~요추 3번까지 운동 범위를 계산하면 9+12+12+12+14=59. 59/111=53.15(5). 즉 53% 소실이니 표 3의 〈장애의 정도가 심하지 않은 장애인〉 2항에 해당됩니다. 〈장애의 정도가 심한 장애인〉이 되려면 80% 이상 감소해야 하는데 흉추11번부터 천추 1번까지 모두 고정이 되어야 가능합니다. 흉요추부에서 최소 장애에 해당되는 〈장애의 정도가 심하지 않은 장애인〉 4항에 해당되려면 111도의 20%인 22도 이상 감소되어야 하는데 요추는 최소 2마디 이상 고정되어야 하고 흉추 10-11-12만 고정된 경우는 21도 감소가 되어, 장애에 해당되지 않습니다. 퇴행성이 아닌 척추측만증 수술 환자가 〈장애의 정도가 심하지 않은 장애인〉 1항에 해당되려면 흉추 10번 포함, 요추 4번까지 고정되어야 합니다. 특발성 척추측만증 수술은 흉추 3, 4번에서 흉추 12번까지 고정되는 경우도 있는데 이 경우는 운동 감소가 21도로 장애에 해당되지 않습니다. 수술은 40도 이상일 때 적응되는데 수술 후에 오히려 장애에 해당되지 않기 때문에 장애인증 발급을 원한다면 수술 전에 신청해야 합니다. 그러나 장애인증을 발급받는 것을 원하지 않는 사람도 있기 때문에 전적으로 개인 의견에 맡깁니다.

〈표 2〉 척추 운동단위별 표준 운동가능영역

목뼈부	뒷통수 뼈-1목뼈	1-2 목뼈	2-3 목뼈	3-4 목뼈	4-5 목뼈	5-6 목뼈	6-7 목뼈	7목뼈-1등뼈	계
운동 범위	13	10	8	13	12	17	16	6	95
등.허리 뼈부	10-11 등뼈	11-12 등뼈	12등뼈-1허리뼈	1-2 허리뼈	2-3 허리뼈	3-4 허리뼈	4-5 허리뼈	5허리뼈-1엉치뼈	
운동 범위	9	12	12	12	14	15	17	20	111

〈표 3〉 장애정도기준

구분	장애정도
장애의 정도가 심한 장애인	1. 목뼈와 등·허리뼈의 운동범위가 정상의 4/5 이상 감소된 사람 2. 강직성 척추질환으로 목뼈와 등뼈 및 허리뼈가 완전강직된 사람 3. 목뼈 또는 등·허리뼈의 운동범위가 정상의 4/5 이상 감소된 사람
장애의 정도가 심하지 않은 장애인	1. 목뼈 또는 등·허리뼈의 운동범위가 정상의 3/5 이상 감소된 사람 2. 목뼈 또는 등·허리뼈의 운동범위가 정상의 2/5 이상 감소된 사람 3. 강직성 척추질환으로 목뼈와 등뼈 또는 등뼈와 허리뼈가 완전강직된 사람 4. 목뼈 또는 등·허리뼈의 운동범위가 정상의1/5 이상 감소된 사람 5. 강직성 척추질환으로 목뼈 또는 허리뼈가 완전강직된 사람

※ 강직성 척추질환으로 방사선사진 상 목뼈 2번 이하와 등뼈 및 허리뼈의 완전 유합이 확인되는 경우에는 목뼈 또는 등·허리뼈의 운동범위가 정상의 4/5 이상 감소된 사람(장애의 정도가 심한 장애인)에 준용한다.

요약

1. 수술하지 않은 척추측만증은 40도 이상일 때만 장애에 해당됩니다.
2. 수술한 경우는 흉추부터 요추 1번까지보다 더 아래까지 고정되어야 장애에 해당됩니다.
3. 특발성 척추측만증 수술에서〈장애의 정도가 심한 장애인 3항〉에 해당되려면 흉추 10번부터 요추 5번까지 고정되어야 합니다.

23장. 척추측만증 관련 통계

건강보험 심사평가원 자료를 보면 우리나라 척추측만증 진료에 대한 많은 통계가 나옵니다. 그 통계를 보고 분석을 해 보았습니다. 그래프는 저희 병원 척추연구소에서 만든 것입니다. 모든 통계는 선천성 척추측만증을 제외한 숫자입니다. 선천성 척추측만증은 매년 400여명 정도라서 결과에 별 영향이 없습니다. 선천성은 따로 분류하였습니다.

1. 우리나라 인구와 척추측만증 환자 수 현황(인구 수는 2020년 6월 행정안전부 기준)

1) 인구피라미드

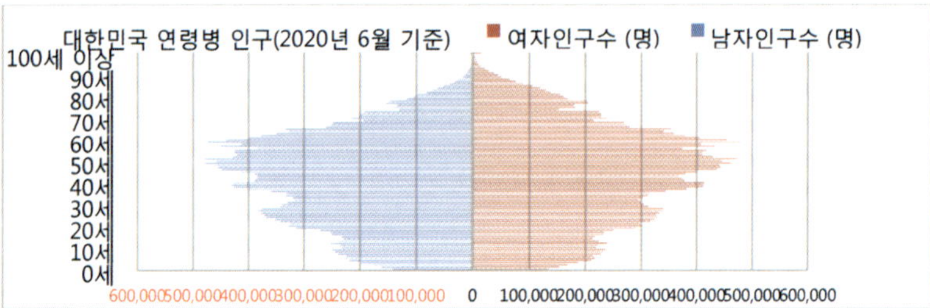

행정구역(시군구)별 인구(2020년 6월 기준)

행정구역(시군구)별	총 인구수 (명)	행정구역(시군구)별	총 인구수 (명)
전국	51,839,408	경기도	13,338,020
서울특별시	9,720,846	강원도	1,539,282
부산광역시	3,404,423	충청북도	1,597,593
대구광역시	2,427,954	충청남도	2,119,771
인천광역시	2,947,217	전라북도	1,808,802
광주광역시	1,455,048	전라남도	1,854,618
대전광역시	1,471,040	경상북도	2,646,493
울산광역시	1,142,190	경상남도	3,349,454
세종특별자치시	345,341	제주특별자치도	671,316

2) 척추측만증 환자 수 변화(2010~2019)(선천성측만증 제외)

아래 표와 그래프에서 보듯이 큰 변화는 보이지 않고 있습니다만 줄어드는 추세가 보입니다.

년도	환자수(명)
2010년	166,908
2011년	175,291
2012년	167,870
2013년	168,666
2014년	179,232
2015년	177,935
2016년	172,590
2017년	156,019
2018년	145,542
2019년	156,291

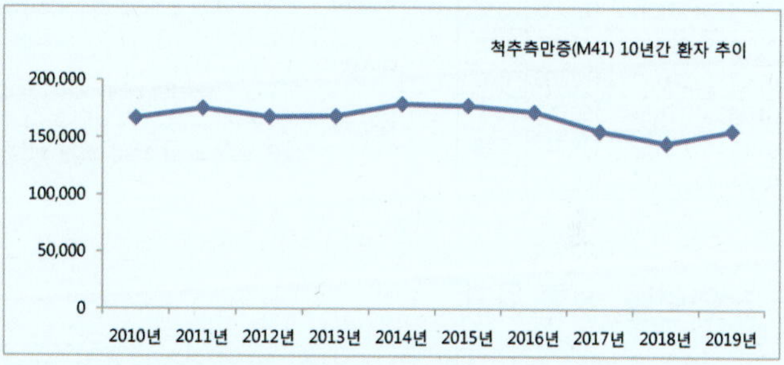

3) 인구 대비 척추측만증 환자 수 및 비율

인구 대비 척추측만증 환자의 비율은 0.33% 전후입니다. 아래 그래프에 빨간 선은 척추측만증 환자 수인데 감소하는 경향을 보입니다. 이는 출산수가 줄어들어 특발성 척추측만증 환자 수도 줄어든다는 의미로 해석될 수도 있겠습니다. 전체 인구 대비 척추측만증 환자 비율도 2017년부터 감소하고 있습니다.

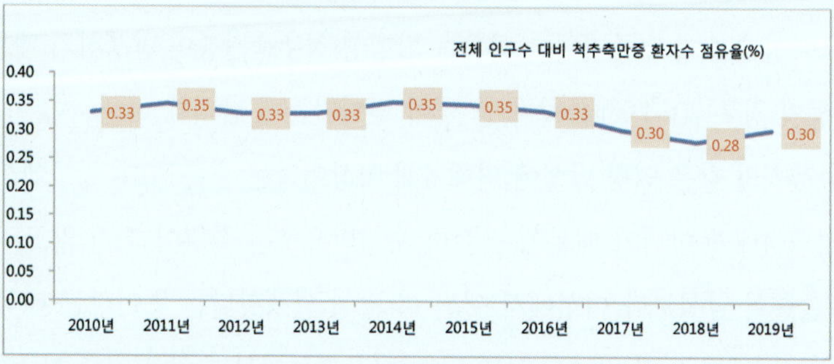

년도	인구수 (명)(A)	환자수 (명)(B)	(B)/(A)*100(%)
2010년	50,515,666	166,908	0.33
2011년	50,734,284	175,291	0.35
2012년	50,948,272	167,870	0.33
2013년	51,141,463	168,666	0.33
2014년	51,327,916	179,232	0.35
2015년	51,529,338	177,935	0.35
2016년	51,696,216	172,590	0.33
2017년	51,778,544	156,019	0.3
2018년	51,826,059	145,542	0.28
2019년	51,849,861	156,291	0.3

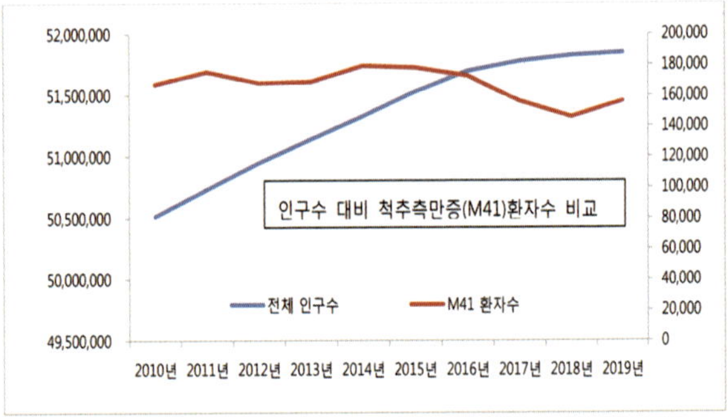

2. 연령별, 성별 환자

2019년 통계를 보면 10~19세 사이 환자 수가 가장 많습니다. 전체 남자 환자의 50% 이상이 10~19세이고 여자는 41.6%입니다. 전체 여자 환자 중 10대 여자 환자 비율이 남자의 경우보다 낮은 이유는 60대 이후에서 퇴행성 척추측만증이 많이 발생하기 때문으로 생각됩니다. 이 통계는 전체 척추측만증에서 가장 흔한 원인인 특발성 척추측만증이 10세에 주로 발생한다는 것을 말해줍니다. 20~29세 사이는 남자 16.8%, 여자 12.9%로 감소하고 30세가 넘어가면 남녀 공히 6~7% 정도의 비율을 보입니다. 이것은 성장이 끝나면 악화되지 않아 더 이상 검진을 받지 않기 때문에 환자 비율이 감소하게 되는 것으로 생각됩니다. 60대 이상의 여성에서 다시 증가하는 이유는 퇴행성 척추측만증이 발생하기 때문입니다. 여성의 경우 70~79세까지는 만 명이 넘어가는데 남성에 비해 수명이 긴 이유도 있겠지만 같은 연령 남성에 비해 4배 이상이라는 것은 70대 인구에서 여성이 남성의 4배가 아니기 때문에 단순히 수명만으로는 설명이 되지 않고 퇴행성 척추측만증이 남성보다 여성에서 훨씬 더 많이 발생한다는 뜻이라고 해석될 수 있습니다. 실제로 외래 진료를 보면 남성보다 여성에서 퇴행성 척추측만증이 많이 보이고 수술도 거의 대부분 여성에서 행해지고 있습니다.

연령별 성별 척추측만증 전체 환자수(2019년)(M41+Q763)

구분	남		여	
(계)	50,150	점유율	106,525	점유율
5세미만	470	0.9	424	0.4
5-9세	3110	6.2	3858	3.6
10-14세	9597	25.1	24436	22.9
15-19세	12570	25.1	19893	18.7
20-24세	5470	10.9	8265	7.8
25-29세	2955	5.9	5442	5.1
30-34세	1958	3.9	3514	3.3
35-39세	1800	3.6	3350	3.1
40-44세	1411	2.8	2546	2.4
45-49세	1328	2.6	2730	2.6
50-54세	1138	2.3	3091	2.9
55-59세	1428	2.8	4043	3.8
60-64세	1469	2.9	4672	4.4
65-69세	1453	2.9	4588	4.3
70-74세	1367	2.7	5160	4.8
75-79세	1246	2.5	5780	5.4
80세이상	1380	2.8	4733	4.4

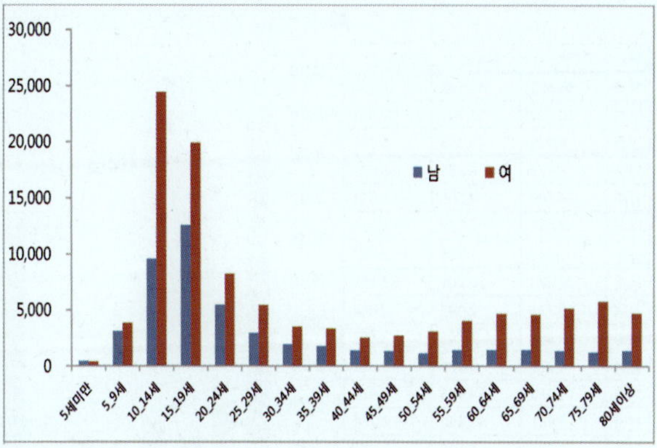

성별 분포를 보면 10~14대에서는 여성이 남성의 2배 이상인 사실과 44세까지 여성 환자가 더 많은 것도 특발성 척추측만증의 약 80%는 여성이기 때문일 것입니다. 퇴행성 척추측만증은 여성에서 남성보다 3~4 배 더 많습니다. 특발성 척추측만증이 여성에서 훨씬 많고 퇴행성 척추측만증도 여성에서 많이 발생하기 때문에 전체적으로 척추측만증은 여성(106,525명)이 남성(50,150명)의 2배 정도 많은 통계를 보이고 있습니다.

3. 지역별 통계

1) 지역별 환자 수

■ 지역별 연도별 척추측만증 환자수 현황

연도	2017 년	2018 년	2019 년
서울	45,891	40,145	44,361
부산	10,857	11,101	12,511
인천	6,933	5,896	6,481
대구	8,572	8,355	8,800
광주	4,689	4,609	5,051
대전	6,447	6,229	6,364
울산	2,713	2,715	2,787
경기	32,283	30,905	33,485
강원	2,731	2,447	2,847
충북	4,351	3,746	3,498
충남	4,216	3,920	3,991
전북	5,950	4,966	5,473
전남	3,761	3,550	3,264
경북	5,226	5,180	5,613
경남	8,863	8,666	8,682
제주	3,343	3,620	3,863
세종	334	418	412

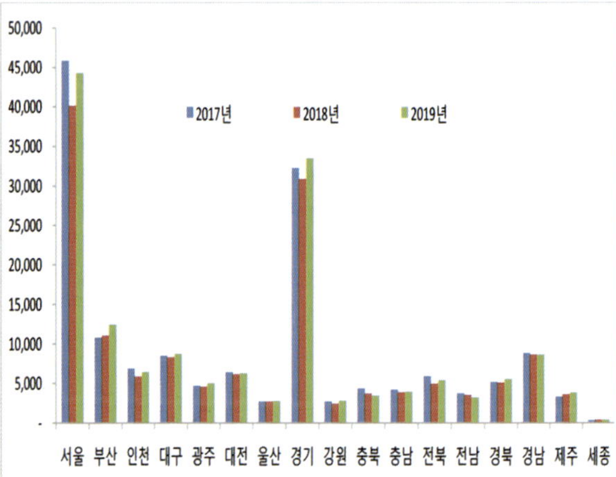

인구가 많은 서울과 경기에 가장 많은 분포를 보이는 것은 당연하다고 하겠습니다. 2019년 기준으로 서울(44,361명-인구 수 972만 명)과 경기(33,485명-인구 수 1,333만 명) 환자 수가 전체의 50%(159,261명 중 77,846명)에 육박합니다. 그 다음으로 부산(12,511-인구수 340만 명), 대구(8,800명-인구 수 242만 명), 경남(8,682명-인구 수 334만 명) 순입니다. 제일 적게 나온 지역은 울산(2,787명-인구 수 114만명), 강원(2,847명-인구 수 153만명)인데 이들 두 지역은 타 지역과 비교해 인구 비율로 계산해도 상대적으로 작은 비율입니다. 강원은 10대 학생이 적은 것이 이유가 아닐까 생각됩니다. 서울은 인구에 비해 가장 많은 환자 수를 보이는데 다른 지역에서 유입된 환자가 많고 의료기관의 수가 많아 환자들의 방문이 쉬워 진단이 잘 되기 때문일 수도 있다고 생각됩니다.

■ 척추측만증(M41) 지역별(요양기관 소재지별) 환자수(2019년)

시도별	환자수	점유율
서울	44,361	28.2
부산	12,511	7.9
인천	6,481	4.1
대구	8,800	5.6
광주	5,051	3.2
대전	6,364	4
울산	2,787	1.8
경기	33,485	21.3
강원	2,847	1.8

시도별	환자수	점유율
충북	3,498	2.2
충남	3,991	2.5
전북	5,473	3.5
전남	3,264	2.1
경북	5,613	3.6
경남	8,682	5.5
제주	3,863	2.5
세종	412	0.3

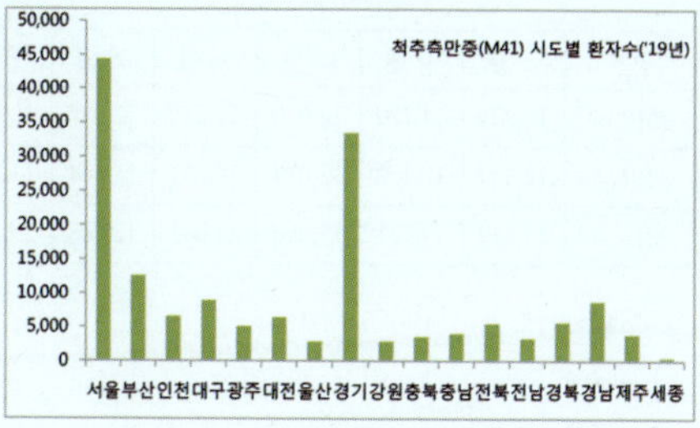

4. 2019년 요양기관 그룹별 환자 수

환자 숫자만 보면 의원급이 47.7%로 가장 많습니다. 상급종합병원이 종합병원보다 많은 이유는 척추측만증을 전공하는 의사가 대부분 대학병원에 있고 또 수술 환자가 대학병원으로 몰리기 때문으로 생각됩니다.

■ 척추측만증(M41) 요양기관그룹별(상종, 종병, 병원, 의원) 환자 수(2019년)

요양기관종별	환자수	점유율
상급종합병원	25,802	16.2
종합병원	17,104	10.7
병원급	40,398	25.4
의원급	75,863	47.7
보건기관등	29	0.02

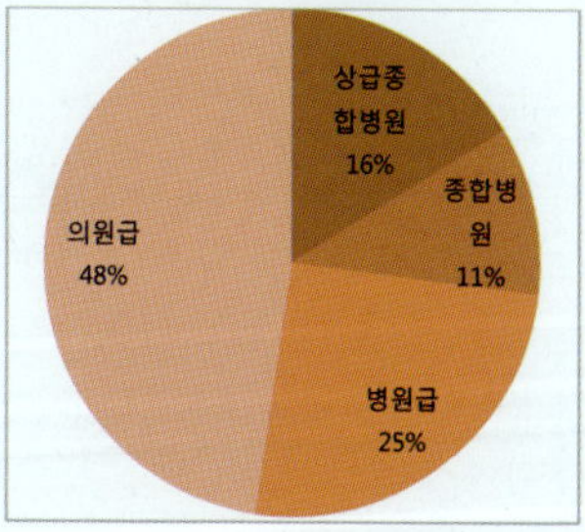

5. 월별 내원 환자 수

아래 표를 보면 알 수 있듯이 8월과 1월에 의료기관 방문 환자가 가장 많습니다. 다들 추측하시다시피 여름방학과 겨울방학 기간인데 학생들이 방학 때 의료기관을 많이 방문하기 때문이며 학생들 중 많은 부분이 특발성 척추측만증에 대한 진료를 받았을 것으로 추정됩니다.

■ 3년간 월별 척추측만증(M41) 환자수

구분	01 월	02 월	03 월	04 월	05 월	06 월	07 월	08 월	09 월	10 월	11 월	12 월
2017 년	14,931	14,729	12,070	11,215	12,327	12,519	14,641	16,907	12,744	11,033	11,662	11,241
2018 년	14,030	12,102	11,034	10,591	11,584	11,746	14,036	15,622	10,720	11,246	11,500	11,331
2019 년	14,449	12,721	11,256	11,501	12,688	12,428	15,738	16,410	12,024	12,449	12,295	12,332

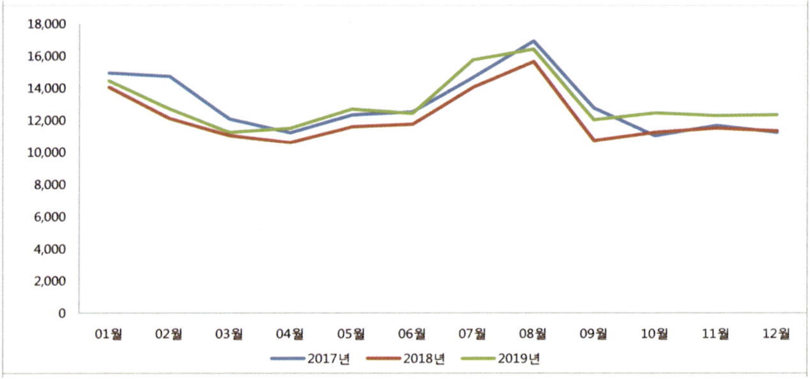

■ 척추측만증 3년간 월별 환자수 추이

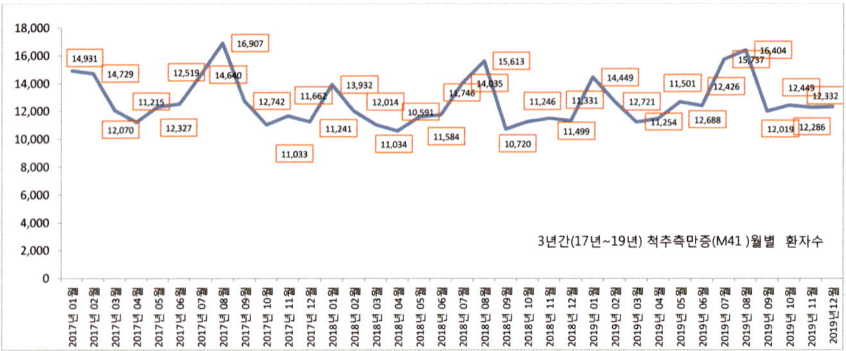

6. 의료 기관 내원 횟수

전체 환자가 일 년에 의료 기관에 내원한 횟수는 평균 2.1회 정도입니다.

■ 척추측만증 내원 일수: 전체 환자가 의료기관에 일년 동안 방문 횟수

연도	2017 년	2018 년	2019 년
환자수(명)	156,016	145,345	156,291
내원일수(일)	345,392	310,351	325,240
환자당 내원일수	2.2	2.1	2.1

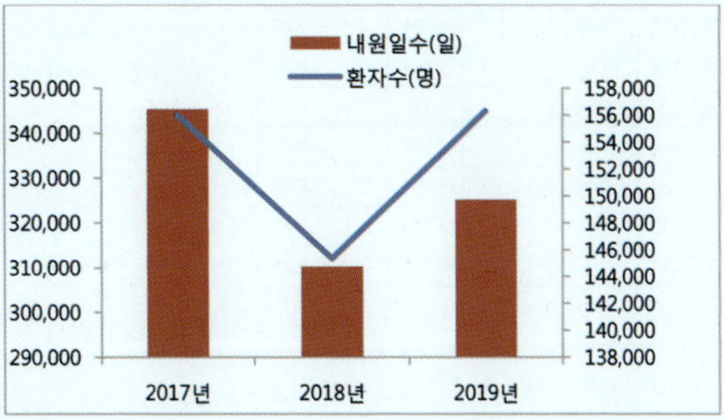

7. 선천성 척추측만증 통계

1) 10년 간 선천성 척추측만증 환자 통계

아래 표를 보면 선천성 척추측만증 환자 수는 새롭게 진단되는 경우도 있고 더 이상 의료 기관을 찾지 않는 경우도 있겠지만 대체로 매년 445명 정도입니다. 전체 척추측만증 환자와 비교하면 0.25% 전후이지만 선천성 척추측만증이 대부분 0~19세 사이에 발견된다고 가정하면 2019년 기준으로 443/74801 약 0.6% 정도입니다. 이는 일반적 구조성 척추측만증 중 선천성은 7% 전후라고 알려져 있는데 그에 비해서 아주 작은 숫자입니다. 443명이 7%가 되려면 전체 척추측만증 숫자는 6329명이라는 숫자가 나옵니다. 즉 우리나라 척추측만증 환자 중 선천성이 상대적으로 적거나 0~19세 척추측만증 환자 중 기능성 척추측만증이 아주 많은 부분을 차지한다는 해석이 가능합니다. 물론 의료 기관에서 질병 코드 입력을 잘못 했거나 진단에 오류가 있을 가능성도 배제할 수는 없을 것 같습니다.

■ 전체 척추측만증 환자수(M41+Q763) 대비 선천선척추측만증(Q763) 비율(10년간)

년도	Q763(A)	M41 + Q763(B)	(A)/(B)*100
2010 년	446	167,354	0.27
2011 년	457	175,748	0.26
2012 년	484	168,354	0.29
2013 년	468	169,134	0.28
2014 년	441	179,673	0.25
2015 년	400	178,335	0.22
2016 년	418	173,008	0.24
2017 년	468	156,487	0.30
2018 년	428	145,970	0.29
2019 년	443	156,734	0.28

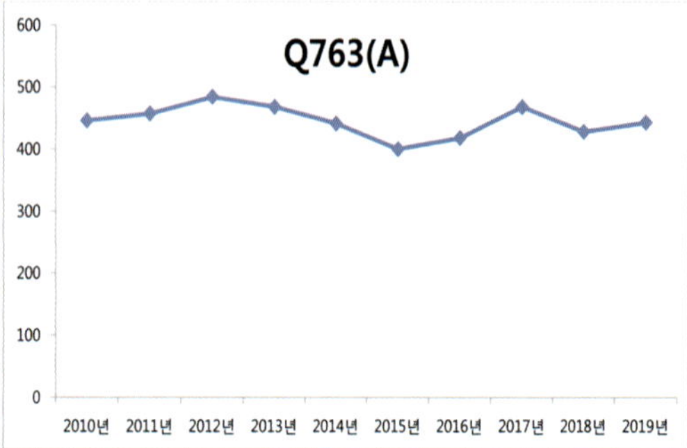

〈선천성 척추측만증 환자 수의 변화〉

2) 3년간 선천성 척추측만증 성별 환자 수

특발성 척추측만증과 다르게 선천성 척추측만증은 남자에서 약간 더 많이 발생합니다. 3년간 통계를 보면 항상 남자가 더 많습니다. 남녀 비율은 54:46(2017년), 57:43(2018년), 53:47(2019년)으로 나타나고 있습니다.

■ 선천성 척추측만증 성별 환자수(년도별 2017년~2019년)

구분	합계	남	여
2017 년	468	253	215
2018 년	428	244	184
2019 년	443	235	208

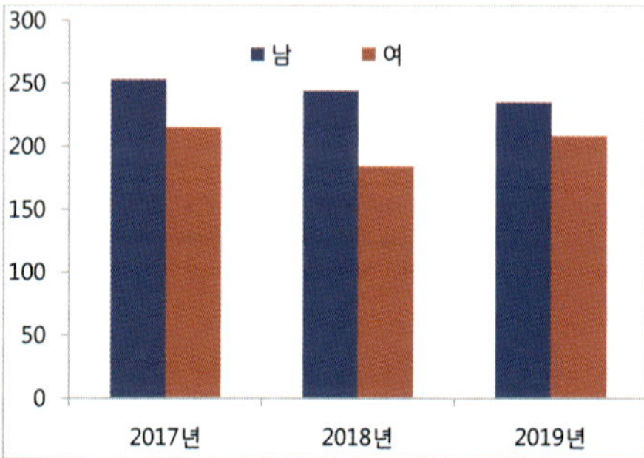

3) 2019년 선천성 척추측만증 지역별 분포

인구가 많은 서울, 경기에 많음을 볼 수 있습니다. 인구가 많은 부산보다 경남과 대구, 대전이 더 많은 것이 특이합니다.

2019년 지역별 선천성 척추측만증 환자수

시도별	환자수	점유율	시도별	환자수	점유율
서울	254	57.3	충북	6	1.4
부산	14	3.2	충남	3	0.7
인천	8	1.8	전북	12	2.7
대구	28	6.3	전남	4	0.9
광주	3	0.7	경북	1	0.2
대전	19	4.3	경남	31	7
울산	3	0.7	제주	2	0.5
경기	53	12	세종	0	0
강원	4	0.9			

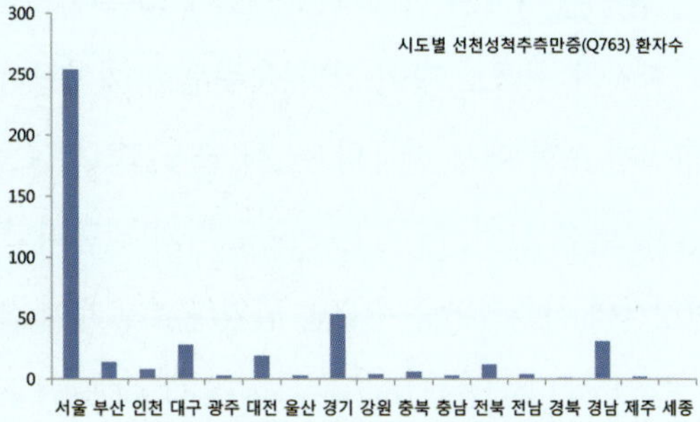

8. 수술 통계

1) 10년간 척추측만증 수술 건수

2018년에 약간 감소했지만 전체적으로는 완만한 상승 곡선을 그리고 있습니다. 10대 인구가 줄어들면서 특발성 척추측만증 환자에 대한 수술이 감소할 것이고 반면에 수명이 길어지면서 퇴행성 척추측만증 수술이 많아지면서 생기는 현상이라고 추측됩니다.

■ 척추측만증 전체 수술 건수(10년간)

구분	환자수
2010 년	760
2011 년	801
2012 년	840
2013 년	814
2014 년	918
2015 년	899
2016 년	978
2017 년	935
2018 년	812
2019 년	1032

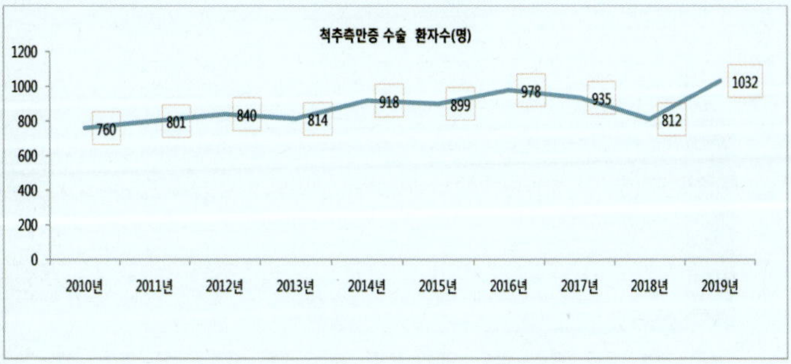

2) 10년간 지역별 수술 건수

서울이 압도적으로 많습니다. 2010년에 전체 수술 건수 대비 서울 수술 비율은 81.2%였습니다. 2019년엔 74% 였습니다. 경기 지역은 10년간 점점 증가해서 5% 미만에서 10% 이상으로 점유율이 늘었고 건수도 4배 이상 증가하였습니다. 인구는 경기도 합계가 서울보다 많은데 서울 지역 수술이 많다는 것은 경기도 환자가 서울로 많이 간다는 뜻으로 해석됩니다. 2019년에는 서울과 경기 지역(인천 포함)에서 전국의 89.8%인 927건의 수술이 시행되었습니다. 그 외 부산 43건, 대전 21건, 대구 19건으로 나와 있습니다. 광주, 전북, 전남에서는 합해서 단 2건의 척추측만증 수술만 있었다고 통계에 잡혀 있습니다.

구분	서울	부산	인천	대구	광주	대전	울산	경기	강원	충북	충남	전북	전남	경북	경남	제주	세종
2010 년	617	38	18	9	7	24	1	34	3	2	0	5	1	0	0	0	0
2011 년	622	47	24	18	4	11	1	54	4	4	4	3	0	1	3	1	0
2012 년	652	65	15	18	10	16	0	44	0	6	3	5	1	1	2	2	0
2013 년	639	50	20	17	2	6	0	66	1	0	3	2	2	1	2	2	0
2014 년	688	45	18	13	13	10	4	100	3	3	5	3	0	1	4	1	0
2015 년	709	42	32	13	4	4	6	77	1	1	2	5	1	1	0	1	0
2016 년	786	38	27	26	8	9	2	63	3	4	3	1	0	4	3	1	0
2017 년	676	42	17	13	2	27	3	128	2	5	1	3	0	1	14	0	0
2018 년	605	39	14	19	1	7	2	113	1	1	3	1	0	1	5	0	0
2019 년	764	43	34	19	1	21	2	129	0	2	6	1	0	3	7	0	0

■10년간 요양기관 지역별 수술 건수

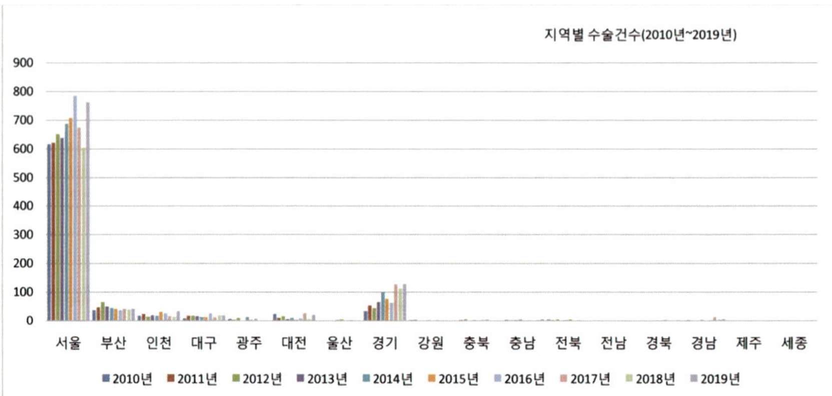

3) 2019년 연령 별 수술 건수

2019년 기준 연령별 척추측만증 수술 건수는 아래와 같습니다. 0~9세에 시행된 31명은 특발성 척추측만증 수술은 거의 없을 것 같습니다. 10~49세까지의

409명은 특발성을 포함한 구조성 척추측만증일 가능성이 크고 50~80세 이상의 592명은 퇴행성 척추측만증 수술이 대부분일 것입니다.

■ 2019년 연령별(10세구간)수술 환자수(명)

구분	환자수	점유율
0_9 세	31	3.0
10_19 세	341	33.0
20_29 세	46	4.5
30_39 세	12	1.2
40_49 세	10	1.0
50_59 세	39	3.8
60_69 세	213	20.6
70_79 세	296	28.7
80 세이상	44	4.3

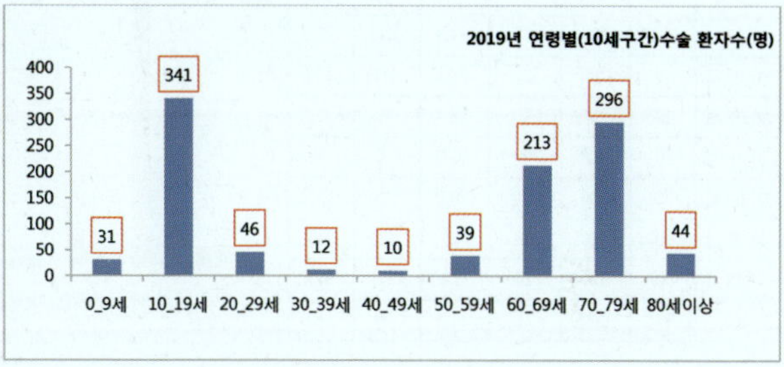

4) 2019년 연령별, 성별 수술 건수

특발성 척추측만증과 퇴행성 척추측만증이 여성에 많이 발생하므로 여성에서의 수술 비율이 81.5%로 높습니다. 연령별 건수를 살펴보면 0~9세는 남녀 건수가 비슷합니다. 즉 어린 나이에 주로 수술하는 각도가 급격히 심해지는 조기 발현 척추측만증은 남녀 차이가 거의 없습니다. 10~19세는 여성에서 주로 발생하는 특발성 척추측만증 수술이 행해지는 시기이기 때문에 여성에서의 건수가 3배 이상입니다. 30세가 넘어가면 다시 남녀가 비슷해지고 50세가 넘으면 여성에서 수술이 10대 비율보다 훨씬 많아집니다. 퇴행성 척추측만증 수술이 여성에서 많이 발생하기 때문일 것입니다. 50대 이후의 여성 척추측만증 수술 건수는 525건이고 남성은 67건으로 여성이 88.7%를 차지합니다.

■2019년 성별 수술 환자수(명)

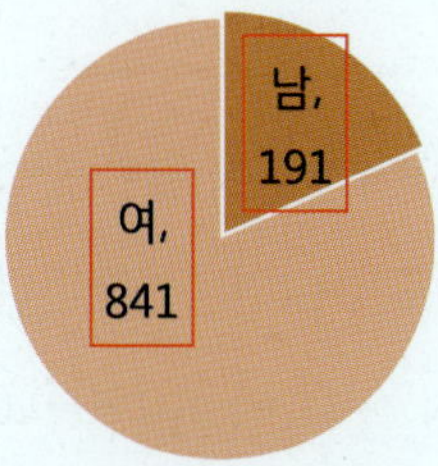

2019년 10세구간 성별 수술 환자수(명)

구분	합계		남		여	
	환자수	점유율	환자수	점유율	환자수	점유율
소계	1032	100	191	18.5	841	81.5
0_9 세	31	100	16	51.6	15	48.4
10_19 세	341	100	83	24.3	258	75.7
20_29 세	46	100	12	26.1	34	73.9
30_39 세	12	100	7	58.3	5	41.7
40_49 세	10	100	6	60	4	40
50_59 세	39	100	11	28.2	28	71.8
60_69 세	213	100	32	15	181	85
70_79 세	296	100	19	6.4	277	93.6
80 세이상	44	100	5	11.4	39	88.6

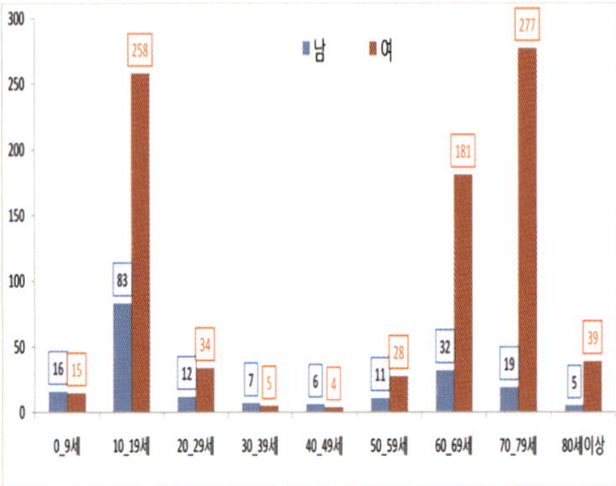

5) 10년간 요양기관 그룹별 수술 건수

이 통계의 특징은 상급 종합병원과 종합병원급 수술은 점점 늘어가고 병원급 수술 건수는 점점 감소하고 있다는 것입니다. 2019년엔 의원급에서도 6건의 수술이 행해졌다는 것은 의외입니다.

10년간 요양기관별 수술건수

구분	상급종합병원	종합병원	병원급	의원급
2010 년	480	152	128	0
2011 년	500	188	113	0
2012 년	504	237	99	0
2013 년	534	165	115	0
2014 년	601	192	125	0
2015 년	601	192	106	0
2016 년	660	197	121	0
2017 년	597	246	89	3
2018 년	573	165	73	1
2019 년	702	248	76	6

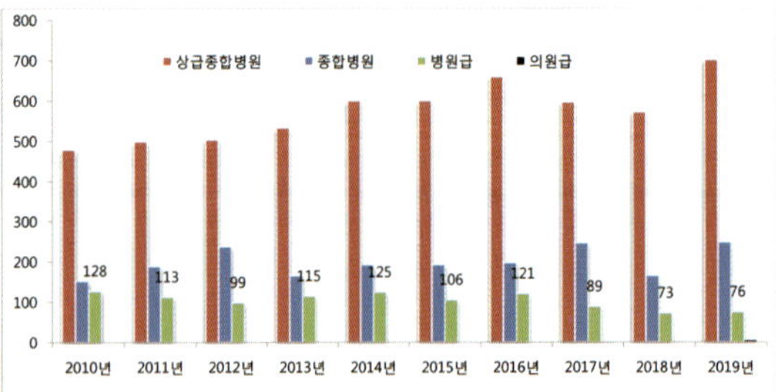

6) 전후방 별 척추 수술 개수(2019년)

전방 수술 98건에 비해서는 후방 수술이 934건으로 훨씬 많습니다. 가장 적은 수술은 전방 7분절 이상으로 2019년 한 해 동안 12건이었습니다.

(NO444=전방 7구간 미만, NO445=전방 7구간 이상, NO446=후방 7구간 미

만, NO447=후방 7구간 이상 수술)

구분	2019 년
N0444	86
N0445	12
N0446	219
N0447	715

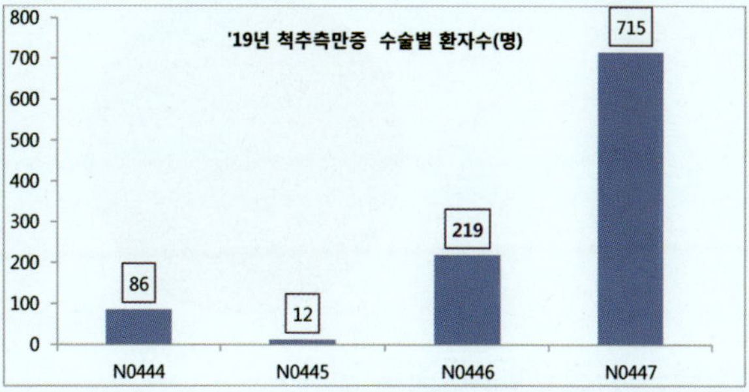

9. 치료비 관련 통계

척추측만증 치료비는 우리나라 전체 의료비의 아주 작은 부분입니다. 2019년 기준으로 일년에 198억원 정도입니다. 물론 비급여 치료비는 포함되어 있지 않습니다. 척추측만증 치료 관련 비급여 치료비 통계는 나와있지 않습니다. 비급여 치료비는 MRI 등 비급여 영상 촬영비, 수술 시 사용되는 인조뼈, 지혈제 등입니다. 즉 아래에 있는 치료비 통계는 실제 환자가 내는 치료비가 아니라 의료보험공단 부담금과 비급여 제외한 환자 본인부담금액의 합계입니다. 환자가 실제로 지출하는 금액은 아니라도 성별, 나이별, 지역별, 요양기관종별 비교는 의미가 있을 것으로 생각됩니다.

1) 3년간 성별 요양급여 총액 비율

이 통계는 척추측만증 관련 전체 치료비에 관한 내용입니다. 가장 흔한 특발성과 퇴행성 척추측만증은 여성의 비율이 높은 만큼 치료비 비율도 여성이 73.8%로 많았고 남성이 26.2%이었습니다.

■3년간(17년~19년) M41(척추측만증) 성별 요양급여총액 비율 [단위:%]

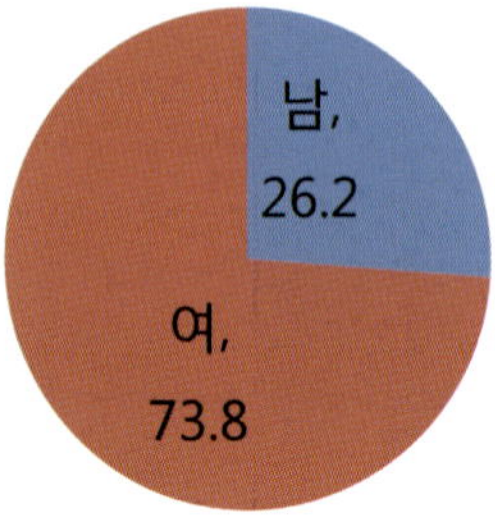

〈10년간 성별 진료비 비율 변화〉

남성 진료비 비율이 30% 이상에서 20% 전후로 감소하였습니다. 아마 여성의 수명이 남성에 비해 더 길어지면서 여성에 많은 퇴행성 척추측만증 치료비가 더 지출되었기 때문으로 생각됩니다.

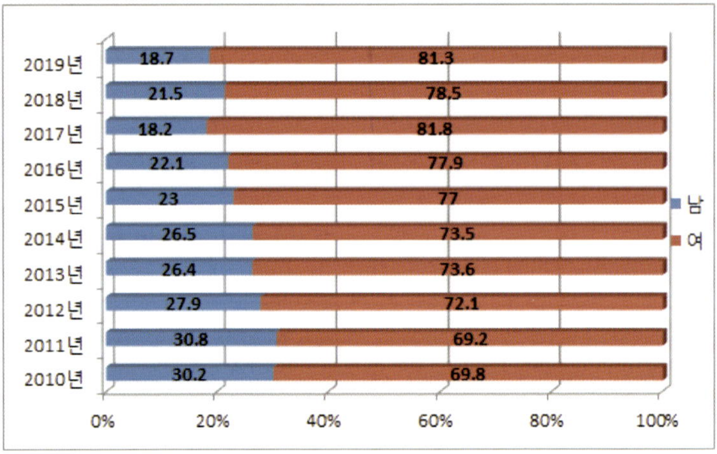

2) 3년간 연령 별 치료비 누계

연령 별 치료비 총액은 10~19세가 41.3%로 가장 많았고 그 다음이 70~79세 14.4%, 60~69세 12.4%로 많았습니다. 10~19세는 특발성 척추측만증을 비롯한 비 퇴행성 척추측만증 수술이 많이 행해지는 연령이고, 60~79세는 퇴행성 척추측만증 수술이 주로 행해지는 연령대입니다.

■3년간(17년~19년) M41(척추측만증) 연령별 요양급여총액 비율 [단위: %]

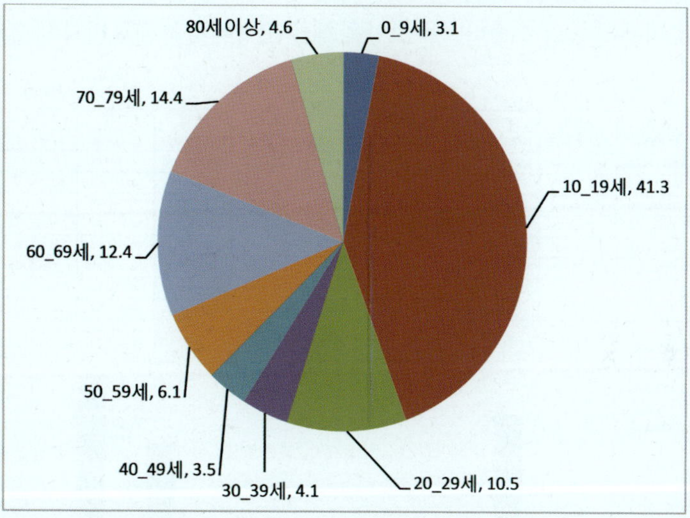

척추측만증 요양급여비용총액(천원)

소계	2017 년	2018 년	2019 년
0_9 세	558,246	521,091	538,028
10_19 세	7,332,451	6,673,301	7,662,608
20_29 세	1,806,688	1,785,485	1,916,105
30_39 세	758,106	677,359	742,241
40_49 세	596,716	581,406	644,424
50_59 세	990,167	982,280	1,220,887
60_69 세	1,839,319	1,910,182	2,770,197
70_79 세	2,209,941	2,060,110	3,297,808
80 세이상	662,827	731,647	1,020,015

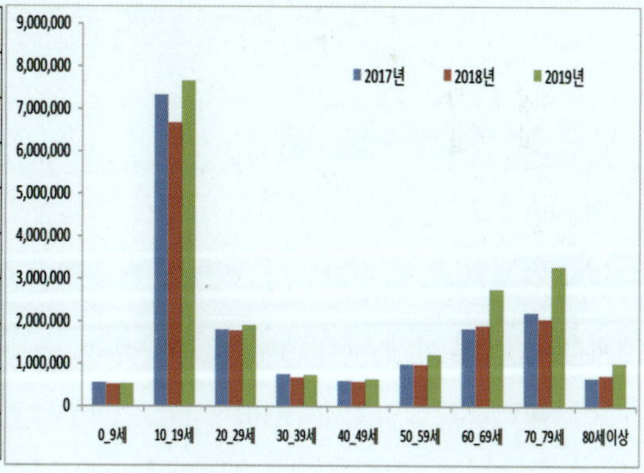

〈2019년 연령별 척추측만증 수술비〉

총 진료 비용이 아닌 수술비만을 보았을 때는 고령에서의 치료비가 더 많습니다.

<단위:원>

구분	2010년	2011년	2012년	2013년	2014년	2015년	2016년	2017년	2018년	2019년
0~9세	98,950,980	27,136,010	167,899,780	61,522,480	127,053,820	110,726,830	116,714,190	151,219,590	246,654,120	179,812,660
10~19세	4,586,769,420	4,438,414,340	4,109,617,800	4,121,331,160	4,592,438,950	4,643,844,260	5,041,395,960	3,971,824,860	3,815,614,110	4,280,978,770
20~29세	578,237,030	343,769,130	277,173,010	481,799,940	398,176,230	528,680,060	979,177,850	626,143,490	671,961,990	693,443,320
30~39세	178,748,910	253,348,780	231,430,200	157,605,040	115,384,520	195,501,460	176,747,760	186,746,980	0	225,743,000
40~49세	327,891,110	197,183,770	58,463,000	110,900,340	77,872,890	198,163,350	222,786,810	45,417,680	266,954,310	85,918,780
50~59세	422,724,290	501,837,450	458,075,510	439,568,320	379,755,980	462,134,880	513,576,300	636,076,410	336,490,290	397,745,190
60~69세	1,879,837,620	1,298,752,000	1,649,116,220	1,439,370,620	1,885,958,090	1,985,618,800	2,431,555,500	2,442,018,860	1,967,129,630	3,559,999,780
70~79세	1,131,847,650	816,103,780	1,525,881,090	1,588,139,940	1,898,678,520	2,514,779,170	2,711,683,420	3,486,937,200	2,803,469,910	5,276,532,990
80세 이상	0	0	0	0	0	75,019,780	77,086,680	104,802,900	72,797,030	579,656,950

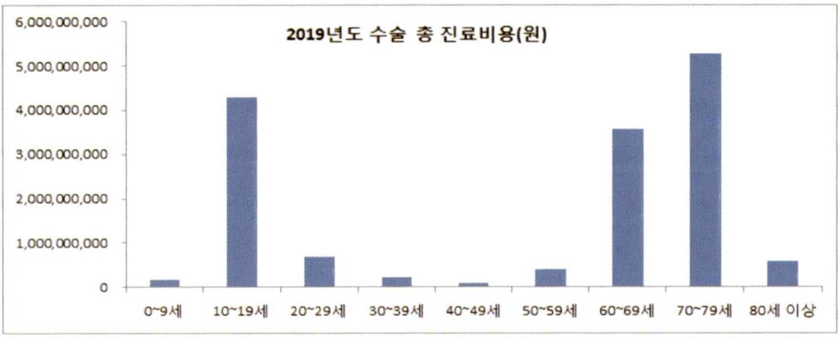

3) 요양기관별 연도별 치료비

2019년을 보면 상급 종합병원 즉 3차 대학병원 치료비 누계가 93억원 정도로 전체의 약 47%를 차지합니다. 이것은 척추측만증 수술은 큰 수술이라 대학병원에서 가장 많이 하게 되기 때문일 것입니다.

■3년간(17년~19년) M41(척추측만증) 요양기관그룹별 요양급여총액 누계 [단위: 천원]

구분	요양급여비용총액(천원)		
연도	2017 년	2018 년	2019 년
계	16,754,460	15,922,865	19,812,322
상급종합병원	6,699,779	6,849,252	9,295,055
종합병원	2,327,736	2,037,319	3,064,003
병원급	3,074,761	2,802,974	2,868,506
의원급	4,650,974	4,232,666	4,579,919
보건기관등	1,209	637	4,839

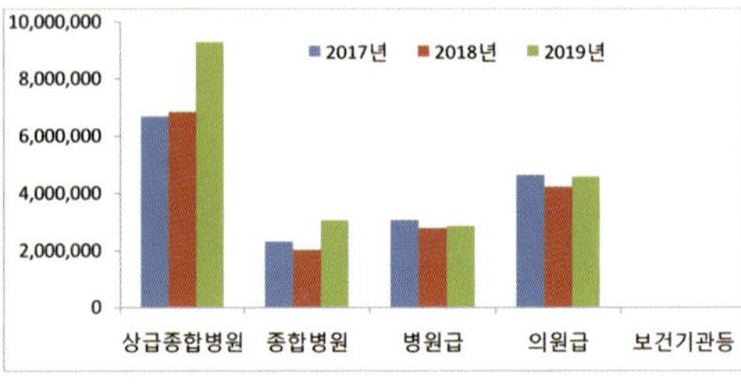

〈요양기관별 수술비 변화〉

지난 10년간 통계를 보면 병원급 수술비 점유율은 10% 이상에서 5% 이내로 감소하였습니다.

수술비용 <단위:원>

구 분	2010년	2011년	2012년	2013년	2014년	2015년	2016년	2017년	2018년	2019년
상급종합병원	6,443,853,060	5,813,761,120	5,539,027,750	6,000,037,950	7,072,171,410	7,842,936,470	9,049,279,860	7,946,925,600	8,179,576,400	11,494,668,620
종합병원	1,709,135,340	1,586,257,590	2,027,045,660	1,486,637,330	1,733,456,010	2,103,499,950	2,292,253,330	3,175,402,790	1,950,911,700	2,921,209,660
병원	926,101,470	604,422,600	645,454,640	699,755,470	745,417,310	661,942,270	800,780,570	625,066,220	575,420,070	688,806,670

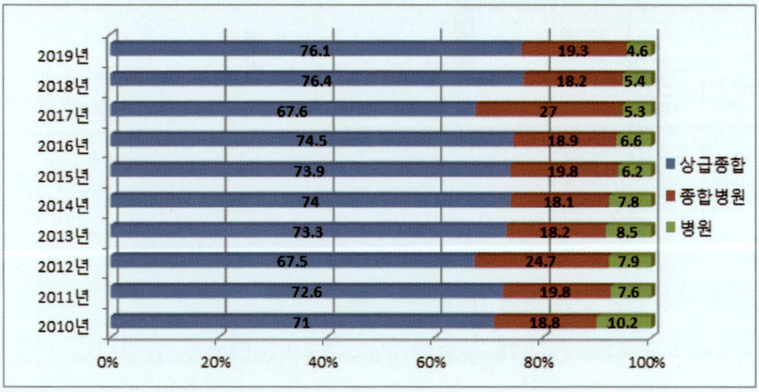

4) 지역별 치료비 변화

서울이 압도적으로 많고 전국의 약 57%를 차지합니다. 경기도는 약 16%인데 서울 경기를 합하여 73% 치료비 누계를 보입니다. 인구 비를 감안하더라도 이들 지역이 상대적으로 많은데 척추측만증 환자들이 서울 경기 지역으로 모인다는 것을 뜻한다고 해석됩니다.

■3년간(17년~19년) M41(척추측만증) 요양기관 지역별 요양급여총액 누계 [단위: 천원]

구분	2017 년	2018 년	2019 년
계	16,754,460	15,922,865	19,812,322
서울	8,165,608	7,827,575	10,308,314
부산	1,091,805	1,024,119	1,285,733
인천	519,716	456,071	628,058
대구	615,145	628,479	823,727
광주	300,951	326,084	370,214
대전	540,338	502,694	591,290
울산	154,537	182,818	183,861
경기	2,467,908	2,425,979	2,852,507
강원	170,343	161,430	181,254
충북	251,763	215,231	220,796
충남	301,679	230,499	246,653
전북	683,438	493,542	610,667
전남	260,509	237,130	249,986
경북	303,773	329,824	414,366
경남	694,177	625,771	573,488
제주	219,424	238,419	254,509
세종	13,343	17,183	16,898

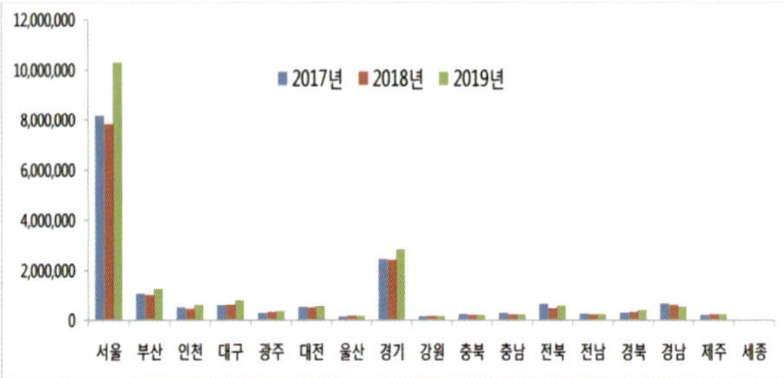

〈10년간 지역별 수술비용 점유율 변화〉

전체 치료비도 서울 경기에 집중되지만 수술비용만으로 한정하면 서울 집중 현상이 너무나 두드러집니다. 2019년 기준으로 서울이 81.8%, 경기가 12.3%로 수도권에서 94.1%의 척추측만증 수술비 비율을 보입니다.

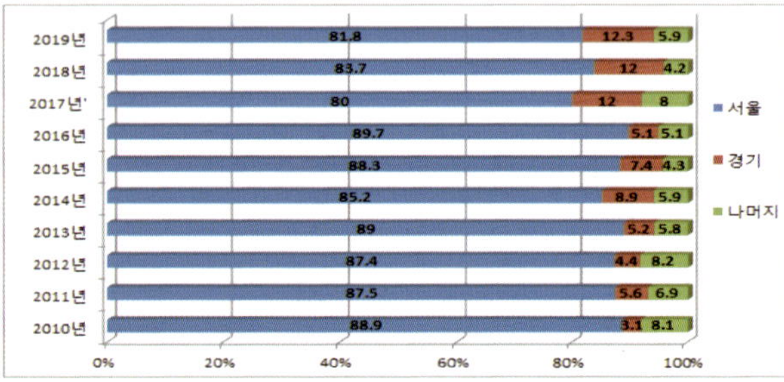

수술비용 점유율

<단위:%>

구분	2010년	2011년	2012년	2013년	2014년	2015년	2016년	2017년	2018년	2019년
합계	100%	100%	100%	100%	100%	100%	100%	100%	100%	100%
서울	88.9	87.5	87.4	89.0	85.2	88.3	89.7	80.0	83.7	81.8
경기	3.1	5.6	4.4	5.2	8.9	7.4	5.1	12.0	12.0	12.3
부산	4.3	4.8	5.2	3.9	3.9	2.9	1.6	3.4	3.6	2.7
인천	1.3	1.3	0.5	0.6	0.4	1.4	1.2	0.9	0.0	1.4
대구	0.0	0.8	1.7	1.3	0.7		1.1	0.5	0.6	0.9
대전	1.9		0.8		0.0	I	0.5	2.6		0.6
광주	0.6				0.9		0.7	0.0		
충남								0.0		0.3
경남								0.6		
강원										
경북										
울산										
전남										
전북										
제주										
충북										

경기 지역이3.1%에서 10% 이상으로 늘어난 반면 기타 지역 합계는 5% 전후에 머물고 있습니다.

5) 3년간 환자 수, 진료 비용 년도 별 변화 비교

환자 수는 앞서 언급했듯이 완만한 감소세를 보이고 있지만 진료 비용은 증가 추세를 보이고 있습니다.

척추측만증 환자수, 진료비용 년도별 변화 비교			
구분	2017 년	2018 년	2019 년
환자수(명)	156,016	145,342	156,291
요양급여비용총액(천원)	16,754,460	15,922,865	19,812,322

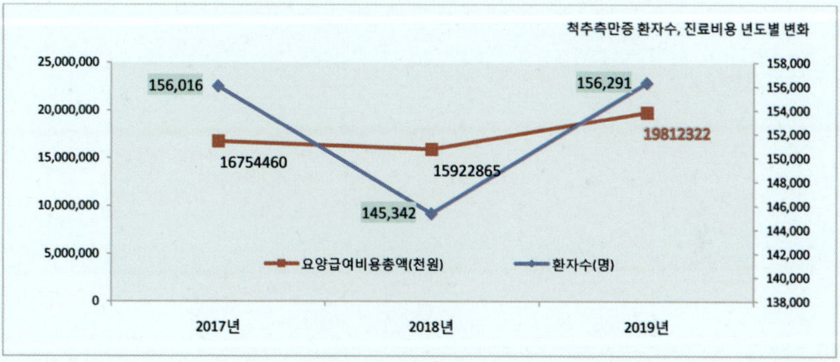

6) 수술, 비수술 진료비

전체 진료비는 통계가 나와 있습니다. 수술 진료비도 나와 있습니다. 그래서 전체 진료비-수술진료비를 계산하면 비수술 진료비가 계산됩니다. 전체 진료비는 M41 총 비용+ Q763 총 비용으로 계산하였습니다. 아래 표를 보면 비수술 진료비는 절대 금액이 최근 5년간 감소세입니다. 이는 환자 수 감소 때문인 것으로 생각됩니다. 한편 수술 진료비는 2019년에 특히 증가한 모습을 볼 수 있습니다.

년도	수술		비수술	
2010	9,205,007,010	59.6	6,242,200,600	40.4
2011	7,876,545,260	51.3	7,489,223,630	48.7
2012	8,477,656,610	58.3	6,052,596,010	41.7
2013	8,400,237,840	54.5	7,020,404,780	45.5
2014	9,475,319,000	57.1	7,110,678,650	42.9
2015	10,714,468,590	61.4	6,746,697,760	38.6
2016	12,270,724,470	65.1	6,564,666,310	34.9
2017	11,651,187,970	69.0	5,243,900,720	31.0
2018	10,181,071,390	63.2	5,918,190,200	36.8
2019	15,279,831,440	78.1	4,273,390,290	21.9

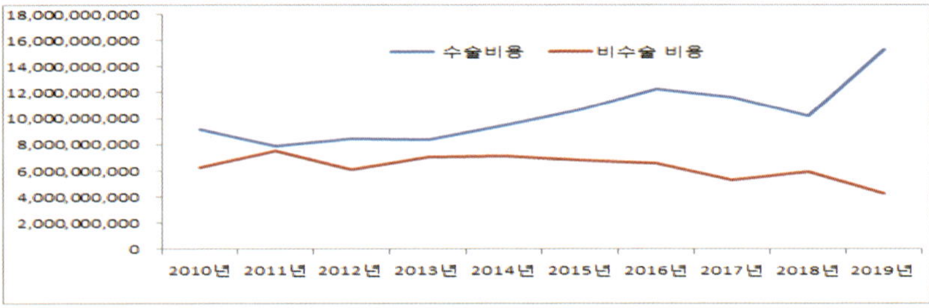

24-1장. 척추측만증을 시작하던 때

제가 1994년 부산의대 교수로 들어갈 당시, 부산에는 척추측만증을 치료한다고 말하는 병원은 거의 없었던 것 같습니다. 대학병원 4개는 물론 종합병원, 개인병원에서도 각도가 심하지 않은 경우는 보조기를 채웠는데 보조기도 의사가 지시를 하는 것이 아니고 보조기 회사 직원이 사진을 보고 알아서 제작하는 수준이었습니다. 수술을 해야 할 정도면 서울로 보내는 경우가 많았기 때문에 부산에서는 아주 드물게 척추측만증 수술이 행해졌었습니다. 그래서 저는 척추 중에서도 척추측만증을 세부 전공으로 삼아야 하겠다고 생각했었습니다. 제가 레지던트 수련의 생활을 마치고 서울대학교병원 석세일 교수님께 전임의를 했었고 당시 석세일교수님께서는 우리나라에서 척추측만증 수술 건수로 압도적인 1위를 유지하고 계셔서 전임의 생활 동안 척추측만증 수술을 다양하게 접했기 때문에 제가 척추측만증을 전공해서 부산에서 척추측만증 수술 환자를 서울로 보내지 않아야 하겠다는 생각을 했었습니다. 그러나 30대 중반의 젊은 교수에게 척추측만증 수술 같은 큰 수술을 받으려는 환자는 별로 없었습니다. 가끔씩 오는 수술을 해야 하는 환자들은 다 서울로 가버렸습니다. 그러나 전임의 생활을 마치고 5개월이 지날 무렵인 1996년 11월에 58도 특발성 척추측만증 환자를 수술하게 되었습니다. 수술을 잡기 위해서 보호자를 많이 설득했었고 결국 수술을 하게 되었는데 당시 부산대학병원 정형외과에는 저 외에는 척추를 전공하는 교수님이 없어서 제가 모든 것을 결정하고, 수술도 아무 것도 모르는 레지던트와 저 혼자서 수술을 해야 했었고 수술 후 치료도 저 혼자서 결정해야 했기에 수술 전날 밤잠을 설쳤습니다. 전임의 시절에 더 심한 척추측만증 수술을 많이 봐서 그런지 수술은 순조롭게 진행되었고 결과도 좋았습니다. 수술 2주 후 실밥 뽑고 퇴원 시키고 난 후 저는 매우 뿌듯했었습니다. 이제 할 수 있겠다는 자신감이 생겼습니다. 그 이후 몇 명의 환자를 더 수술했고 전원 합병증 없이 잘 나아서 퇴원했었습니다. 88도 선천성 척추측만증 환자 한 명은 각도가 커서 전방으로 횡격막을 절개하고 접근하여 전방에서 디스크 몇 개를 제거하여 유연성을 주고 뼈 이식을 한 후 수술하여 교정하였는데 부산대 정형외과에서는 처음 행해졌던 수술이었습니다. 수술을 마친 저녁에 저의 은사이신 유총일 교수님(현 부산 새라새 요양병원 이사장님)께서 저녁을 사주시면서 같이 간 흉부외과 교수님께 저를 지칭하여 "이 어른"이라고 하셨었습니다. 젊은 교수였던 저는 몸 둘 바를 몰랐고 그것이 척추측만증을 계속 공부하게 된 원동력이 되었습니다. 1997년 5월경에 부산에서 개최되었던 대한척추학회 춘계학술대회에서 9명의 척추경 나사 고정술을 이용한 특발성 척추측만증 수술 증례를 보고하였습니다. 그 때 석세일 교수님께서 하신 말씀이 기억납니다. " 여기서 이런 수술 할 줄 아는 사람 몇 명 있어요?" 저에게 하신 대단한 칭찬의 말씀이었습니다. 전국의 몇 몇 교수님들이 저에게 질문을 하셨는데 그런 질문이 쏙 들어가 버렸습니다. 당시 석세일교수님께서는 전세계에서 알아주는 척추 석학이셨고 특히 척추에 나사를 고정하여 척추측만증을 수술하는 방법을 고안하신 분이셨기 때문에 여러 교수님들께서 감히? 토를 달지 못했었던 것 같았습니다. 당시 젊은 교수였던 저는 그 이후로 전국에 조금씩 이름이 알려졌었던 것 같았습니다. 1998년부터는 경남의 50여개 초등학교 양호교사를 대상으로 척추측만증 강의를 하러 다녔습니다. 진해 지역에는 교육청까지 찾아가 교육감님께 무료 강의를 제안하여 양호교사를 대상으로 강의를 하기도 하였습니다. 2000년에 부산 및 마산의 16개 초등학교 척추측만증 검진을 한 후부터는 많은 환자가 부산대학병원을 찾았습니다. 1999년부터인가 수요일 저녁에 야간 진료를 시작했는데 척추측만증 환자는 대부분 학생이었기 때문에 낮에

병원 진료를 보기가 어려워 부산대학교병원 최초로 제가 야간 진료를 시작하였습니다.

〈제 첫 척추측만증 수술〉

아래 사진은 1996년 부산의대 교수 시절, 저의 첫 척추측만증 수술 증례입니다. 첫 수술인데도 결과가 좋아 뿌듯하고 흐뭇했던 기억이 아직도 납니다.

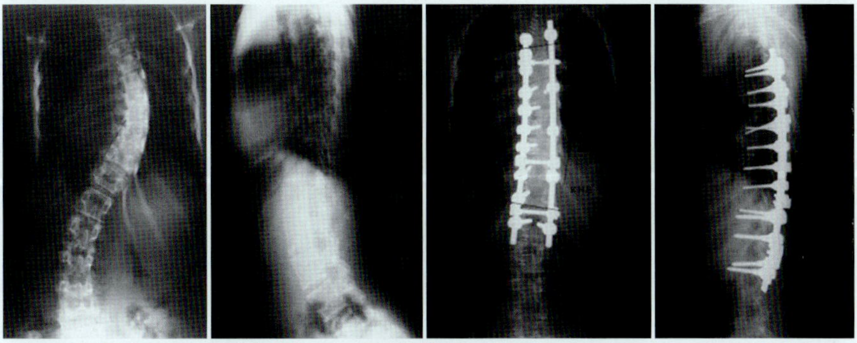

〈저의 첫 척추측만증 수술 전 후 사진. 58도 특발성 척추측만증이었으며 수술 후 19도로 교정되었습니다〉

〈제가 척추측만증을 배운 분들〉

1. 석세일 교수님

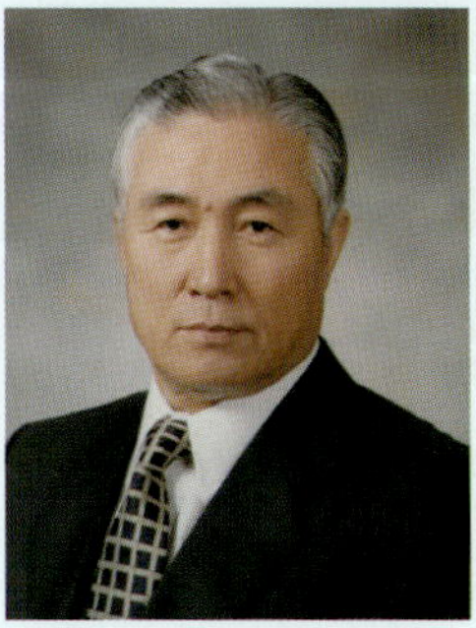

척추측만증의 기초부터 배웠으며 실제 척추측만증 수술을 할 수 있게 해주신 분입니다. 1996년 1월부터 6월까지 서울대학교병원에서 전임의 생활을 하면서 정말 많은 척추측만증 수술을 보고 배웠습니다. 이 지면을 통해 다시 한 번 감사드립니다.

2. Dr. John Lonstein

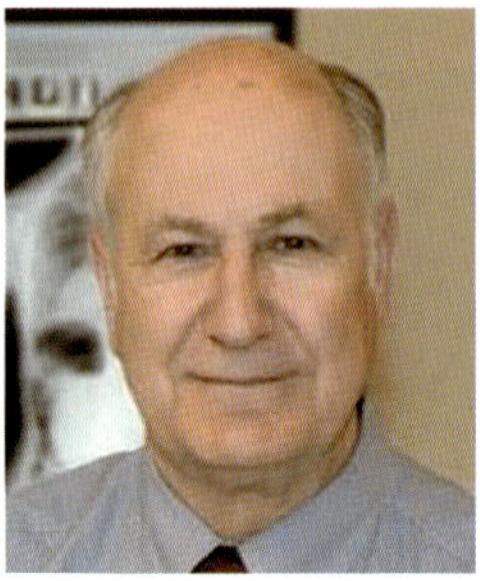

세계적으로 척추측만증 분야에서 매우 유명하신 분으로 제가 부산대학교 의과대학에서 교수로 재직 시 부산대학병원에 오셔서 수술을 같이 하였습니다.

(google에서 캡쳐)

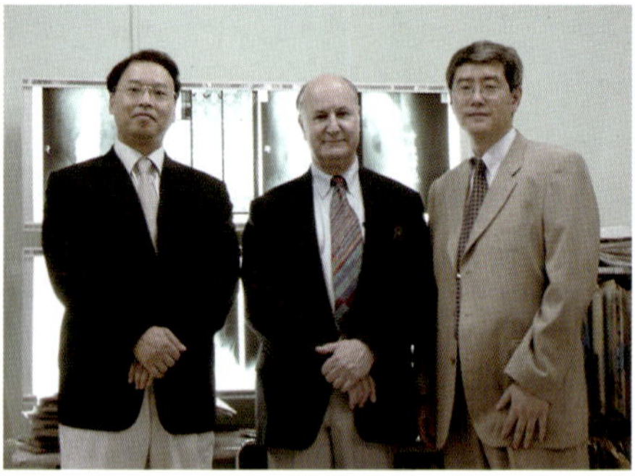

〈제가 부산의대 교수 재직 시절 부산대학병원을 방문하신 Dr. Lonstein〉

3. Dr. Robert Winter

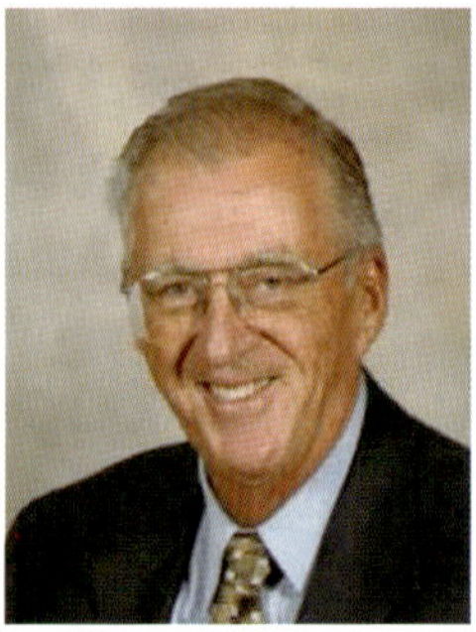

지금은 은퇴하셨지만 활동 당시에 세계에서 가장 유명한 척추의사 중의 한 분 이셨습니다. 제가 학회에서 발표를 할 때 여러 코멘트를 해 주셨고 북미척추학회 정회원으로 가입할 때 추천서를 써 주셨습니다.

(google에서 캡쳐)

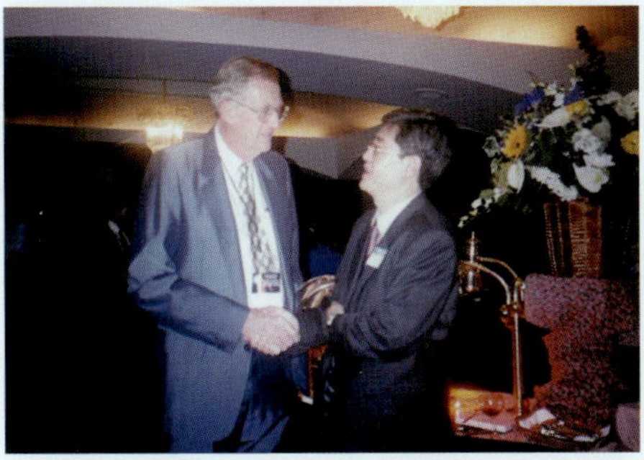

〈제가 30대 후반 때 미국에서 증례 발표 후 Dr. Winter와 악수하는 모습.
제 키가 180cm인데 Dr. Winter는 엄청 크십니다.〉

4. Dr. Daniel Chopin

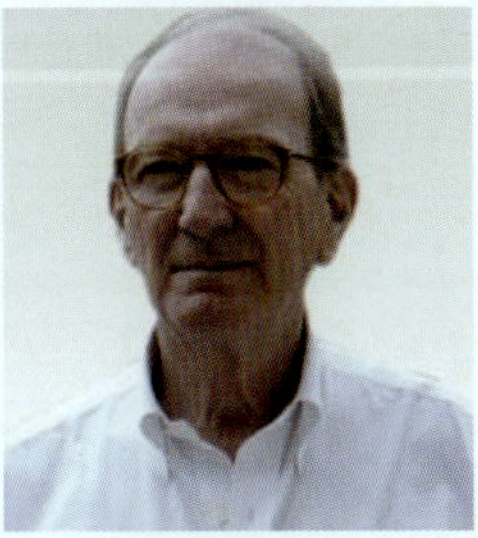

프랑스의사로 세계적으로 유명하신 척추의사십니다. 제가 부산의대 교수 시절 프랑스에 단기 연수를 갔었을 때 수술을 보고 배웠습니다.

(google에서 캡쳐)

5. Dr. Gorge Picetti III

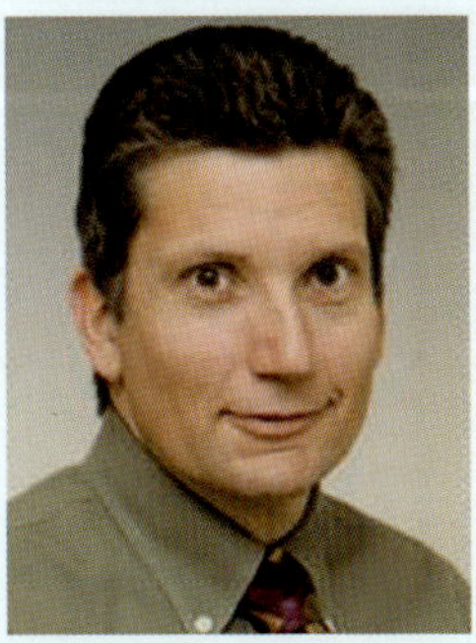

미국 사크라멘토에 개인 클리닉을 운영하는 의사입니다. 미국에서 척추측만증 내시경 수술을 개발, 발전시킨 몇 분의 의사들 중 한 분입니다. 제가 부산의대 교수 시절 미국으로 건너가 내시경 척추 수술을 배웠습니다. 2003년에 제가 근무하던 부산센텀병원에 와서 live surgery도 하였습니다.

(google에서 캡쳐)

6. Dr. Pierre Roussouly

프랑스 척추 의사로 척추측만증 뿐 아니라 후만증에 대해 많은 연구를 하신 분입니다. 제가 부산의대 교수 시절에 프랑스에 가서 수술 참여를 하였습니다.

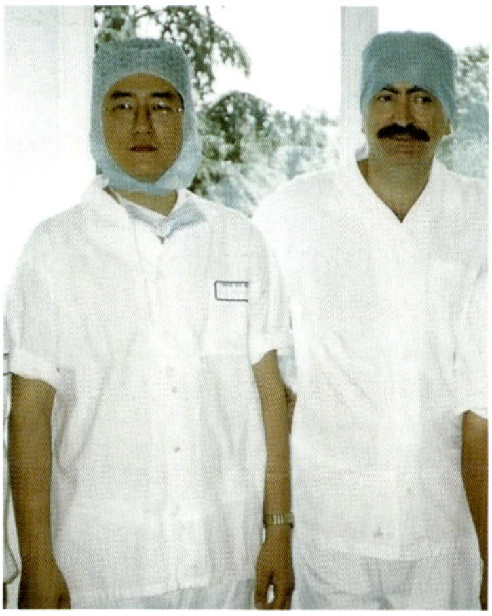

〈Dr. Roussouly가 근무하는 병원에서〉

7. Dr. Rudolf Bertagnoli

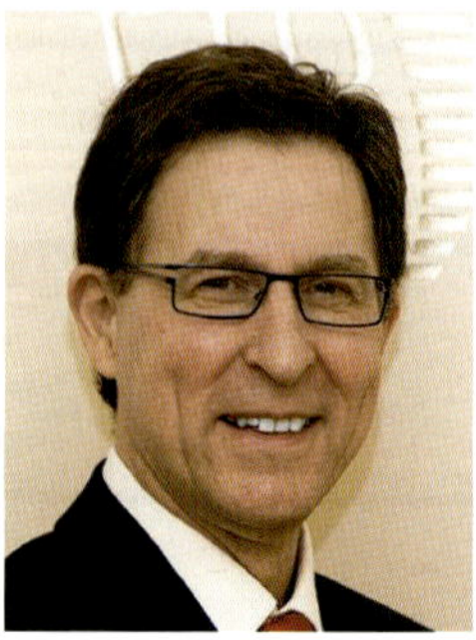

독일 척추 의사로 척추측만증 수술도 잘 하지만 인공디스크의 대가이기도 합니다. 제가 부산의대 교수 시절 부산대병원을 방문하여 live surgery를 같이 하였습니다. 당시에 하루 3건의 척추측만증 수술을 했던 기억이 납니다.

(google에서 캡쳐)

8. Dr. Marc Asher

1997년 서울 아산병원에서 척추측만증 수술을 처음 할 때 live surgery 집도의로 참석하신 Dr. Marc Asher 수술에 제가 참여하였습니다.

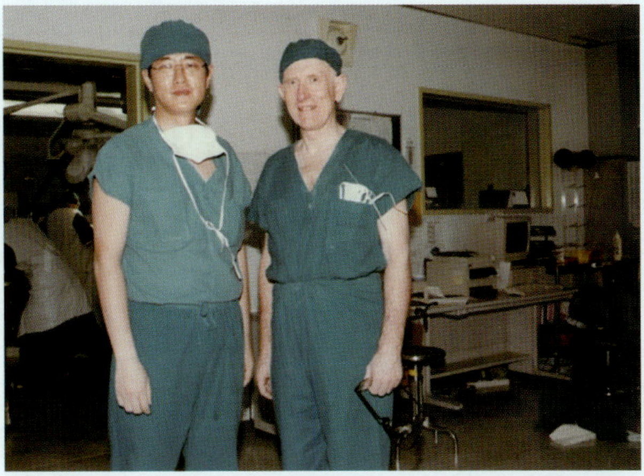

〈척추측만증 관련 보도〉

저와 연관된 척추측만증 관련 신문 보도입니다. 방송에도 많이 나왔었지만 지면에 옮길 수가 없어 책자와 신문 내용만 올립니다. 서울의 유명한 교수님들보다 여러 모로 모자라겠지만 20년 이상 척추측만증에 열심이었습니다.

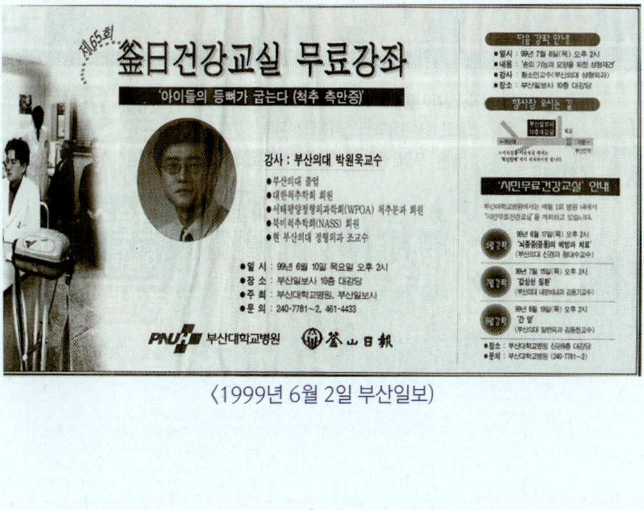

제65회

釜日건강교실 무료강좌

'아이들의 등뼈가 굽는다 (척추 측만증)'

강사 : 부산의대 박원욱교수

- 부산의대 졸업
- 대한척추학회 회원
- 서태평양정형외과학회(WPOA) 척추분과 회원
- 북미척추학회(NASS) 회원
- 현 부산의대 정형외과 조교수

- 일 시 : 99년 6월 10일 목요일 오후 2시
- 장 소 : 부산일보사 10층 대강당
- 주 최 : 부산대학교병원, 부산일보사
- 문 의 : 240-7781~2, 461-4433

PNUH 부산대학교병원 釜山日報

다음 강좌 안내

- 일시 : 99년 7월 8일(목) 오후 2시
- 장소 : 부산일보사 10층 대강당

행사장 오시는 길

'시민무료건강교실' 안내

- 99년 6월 17일(목) 오후 2시
- 99년 7월 15일(목) 오후 2시 '갑상선 질환'
- 99년 8월 19일(목) 오후 2시

- 장소 : 부산대학교병원 신관9층 대강당
- 문의 : 부산대학교병원 (240-7781~2)

〈1999년 6월 2일 부산일보〉

이유없이 휘는 척추 조기 검진을

본사·부산대병원 10일 '척추측만증' 무료 시민건강강좌

"수년전부터 고2생 딸아이의 허리가 조금 휘어져 보였으나 무거운 가방 때문이라고 생각하고 대수롭잖게 넘겼습니다. 그런데 최근에 한쪽 가슴이 작아보여 병원에 가보니 '척추측만증'이라는 진단을 받았습니다"

주부 J씨는 '조금 더 일찍 병원을 찾았으면 완벽한 치료가 가능했을 것'이라는 의사의 말을 듣고 자신의 무관심을 후회하고 있다.

10세 이후 발생 여자가 남자보다 7~8배 많아
허리 직각으로 숙이고 손 뻗어 확인 가능
무거운 가방·나쁜 자세 원인인 경우 교정 쉬워

이처럼 척추측만증은 조기진단이 잘 되지 않는다. 대부분의 척추측만증은 통증을 동반하지 않기 때문이다. 그러나 시간이 지나면 여러가지 합병증을 초래하고 생명을 단축시키기도 한다.

부산대병원 정형외과 박원욱교수는 10일 오후 본사 10층 대강당에서 열리는 부일건강교실 무료강좌에서 척추측만증의 원인과 치료법 등에 대해 강연한다.

척추측만증이란 한마디로 척추가 옆으로 굽는 질병이다. 흔히 학생들이 무거운 가방을 들고 다니거나 공부하는 자세가 나빠 척추측만증이 초래되는 것으로 알려져 있으나 이같은 경우는 흔하지 않으며 또 쉽게 교정된다. 이처럼 척추 자체에는 문제가 없고 다른 원인에 의해 척추가 굽는 것을 '기능성 측만증'이라 한다.

반면 척추 자체에 문제가 있어 발생하는 '구조성 측만증'이 보다 심각하게 받아들여지고 있는데 이 중 원인을 알 수 없는 특발성 측만증이 전체 환자의 80~85%를 차지한다. 원인을 알 수 없기에 예방도 불가능하다. 그외 구조성 측만증으로는 태아 때 척추가 정상적으로 발육되지 않아 생기는 선천성, 신경섬유종이란 종양에 의해 초래되는 경우, 뇌성마비나 소아마비 등으로 인한 신경성 등이 있다.

가장 흔한 특발성 측만증은 대개 10세 이후에 발생하며 여자가 남자보다 7~8배 많다. 그래서 호르몬이 원인인자일 것으로 추정되고 있다.

측만증은 진행되면 한쪽 등이 튀어나오고 양쪽 유방크기가 달라진다. 어깨 높이가 달라질 수 있으며 허리곡선도 비대칭적이 된다. 키도 작아진다. 병이 더 진행되면 척추가 심장과 폐를 압박, 심폐기능이 저하되고 사망을 촉진한다. 척추관절염과 요통이 올 수 있다.

측만증은 일반 X-레이 촬영으로 쉽게 진단된다. 집에서도 '전굴검사'법으로 비교적 정확하게 검사할 수 있다.

즉 아이로 하여금 허리를 직각으로 숙이고 양손끝이 일치되도록 뻗는다. 이 때 무릎은 굽히지 않는다. 이 자세에서 부모가 뒤나 앞에 서서 등이 평평한지 살핀다. 한쪽 등이나 허리가 튀어나와 보인다면 측만증일 확률이 90% 이상이다. 반면 기능성 측만증은 이 검사에서 알 수 없다.

측만증으로 진단되면 보조기착용과 수술이 주된 치료가 된다. 대개 굽은 각도가 20도 미만이면 3~4개월마다 관찰하면 된다. 20~40도는 보조기착용, 40도 이상이면 수술이 필요하다. 보조기는 측만증의 진행을 막는 유일한 방법으로 보고돼 있다.

수술은 휘어진 척추를 금속을 이용하여 바로 잡고 뼈이식을 통해 재발되지 않도록 하는 것이다. 박교수팀은 부산·경남에서 처음으로 금속을 척추에 고정하는 방법으로 기존의 갈고리형이 아닌 나사못을 사용해 좋은 결과를 얻고 있다. 문의 (240)7246,7248. 윤현주기자 hoboy@pusanilbo.com

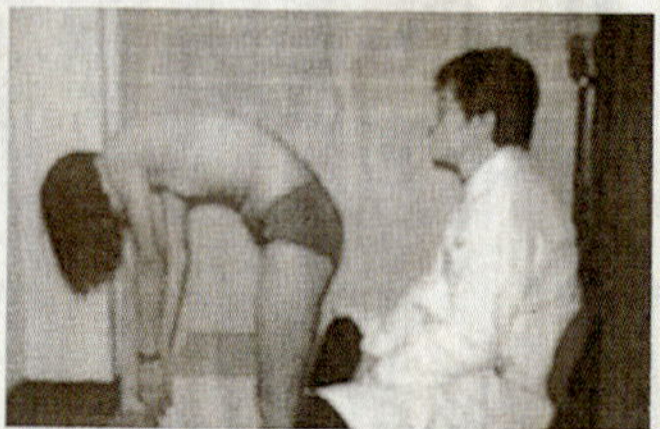

박원욱교수가 척추측만증환자의 뒤에서 '전굴검사'를 실시하고 있다.

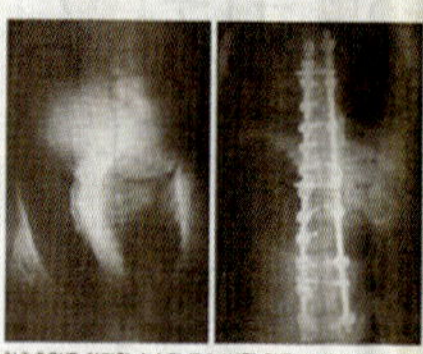

척추측만증 환자의 수술전 모습(사진 왼쪽)과 수술후 모습.

〈1999년 6월 9일 부산일보〉

'굽은 등뼈' 흉강경 수술로 교정

부산대병원 수술 성공

부산대병원 비디오흉강경 척추수술팀은 최근 지역에서는 처음으로 중증의 「성인척추측만증」을 앓고 있던 40대 여자 환자에게 흉강경을 이용한 교정수술을 실시, 성공했다고 밝혔다.

부산대병원(정형외과 박원욱, 흉부외과 김영대교수 등) 척추수술팀에 따르면 이 환자는 10대 초부터 척추측만증을 앓아 등뼈가 옆으로 70도 정도나 굽었으나 비디오흉강경 교정수술로 현재 보행을 원활히 하는 등 매우 좋은 상태를 보이며 회복하고 있다는 것.

척추측만증은 척추가 옆으로 굽는 병으로 정상적인 척추가 앞이나 뒤에서 보았을 때 일직선을 이루는 반면 마치 S자처럼 옆으로 굽어 보이는 질환이다.

특히 18세 이상 성인이 되어 가면서 나타나는 척추측만증은 증세가 진행됨에 따라 인체에 심각한 문제점을 야기시킨다. 차츰 미용상 심폐기능상 신경학적 장애로 발전하게 되고 환자는 신체적 심리적 압박감과 사회적 활동을 제한받는 중증 척추기형 장애이다.

기존의 외과적 수술요법은 교정부위의 앞뒷쪽 부위를 2~3주 정도의 시간적 차이를 두고 따로따로 절개해 굽은 등뼈를 바르게 맞춰 교정하는 것으로 비교적 큰 흉터와 비용 신체적 부담 회복시간이 많이 걸리는 등 부작용이 있었다.

그러나 비디오흉강경 수술요법은 기존의 수술법에 비해 앞뒷쪽 수술기간이 1주일 정도로 줄어들 뿐 아니라 수술후 합병증이 적고 수술부위가 작아 흉터가 적은 것은 물론 입원기간 단축과 회복이 빨라 치료비용도 절감된다는 것. 따라서 척추측만증을 앓고 있는 환자들에게는 상당한 도움이 될 것으로 보여진다.

박교수는 「척추측만증을 제때 치료하지 않고 방치할 경우 심폐기능이 저하되고 심할 경우 수명이 단축되는 원인을 유발하기 때문에 전문의의 조기진단을 통해 반드시 치료하는 것이 무엇보다 중요하다」고 밝혔다. 문의 240-7240. /주진태기자

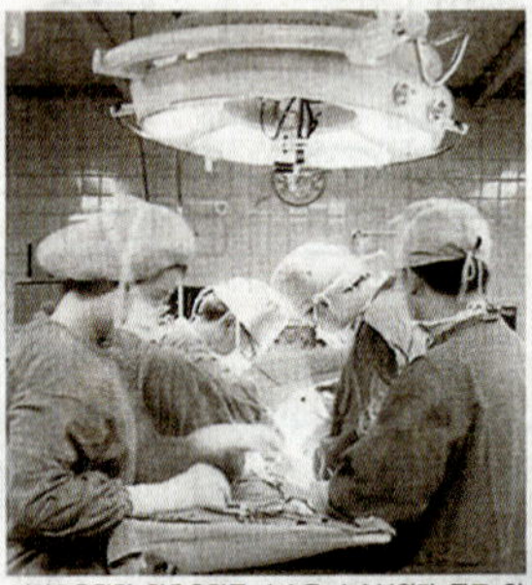

비디오흉강경 척추측만증 수술은 수술부위가 작고 입원기간이 짧아 회복이 빠른 이점이 있다(사진은 흉강경 수술 모습).

〈1999년 9월 13일 국제신문〉

어린이 굽고 휜 자세 '적신호'

부산 초등생 5.28% 척추측만증 이상 소견

구조성 경우 폐·심장 영향 수명도 단축

보조기치료 성공률 70~80% 악화땐 수술

■ 척추측만증 종류에서 치료까지

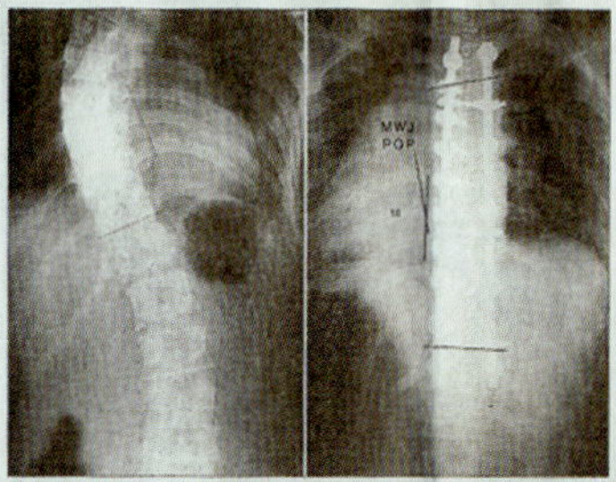

척추측만증 환자의 수술전 척추(사진 왼쪽)와 수술후 바르게 된 모습.

척추측만증이란 척추가 옆으로 굽고 휘어지는 병이다. 척추의 구조 자체에 문제가 있어 발생하는 구조성 척추측만증의 경우 폐와 심장기능에 영향을 끼칠 수 있을 뿐 아니라 치료를 제대로 하지 않으면 수명을 단축시킬 수도 있다.

부산대병원 정형외과 척추측만증 클리닉 박원욱교수 검진팀이 지난 5월 1일부터 7월 19일까지 부산시내 56개 초등학교 2만1천5백79명을 대상으로 척추측만증 학교검진을 실시한 중간결과 척추측만증 이상 소견이 나온 학생은 여학생의 6.45%, 남학생의 4.27%로 평균 5.28%였다.

박교수는 이들 이상소견 학생들은 정밀검사를 필요로 하며 이 가운데 60~70%정도가 실제 척추측만증이 있을 것이라고 밝혔다. 박교수의 도움말로 척추측만증에 대해 알아본다.

종 류 부산대병원 정형외과 척추측만증 클리닉에서 최근 5년간 치료한 약 500여명의 환자 가운데 아직 원인을 알 수 없는 특발성 척추측만증이 77%, 선천성 측만증이 14%, 신경섬유종성 측만증이 4%, 신경근육종에 의한 측만증이 3%, 기타 2%로 나타났다.

증 상 머리와 골반은 정면을 보고 있는데 척추는 비스듬히 옆을 보는 모양이 되고 그 결과 한쪽 등이 튀어나온다. 여성의 경우 유방의 크기가 달라져 보이며, 어깨의 높이도 달라진다.

신경섬유종으로 인한 척추측만증은 피부에 커피색 반점이 생기며, 척추의 양성 종양으로 인한 측만증이 있을 때는 통증이 수반되고 특히 밤에 심하다.

치 료 △보조기 치료=엑스레이 촬영을 통해 척추의 굽은 정도가 20도에서 40도 사이로 나타나면 보조기치료를 시행한다.

치료의 성공률은 70~80% 정도이며, 종류는 크게 두 가지 형태, 즉 허리에서 등까지 작용하는 흉요추 보조기와 허리에서 목까지 작용하는 밀워키보조기가 있다.

△수술=보조기 치료에도 계속 악화되거나 처음 발견시 척추의 굽은 정도가 40도 이상의 각도를 보이면 수술적 치료가 효과적이다.

수술은 휘어진 척추에 금속 기기를 고정하여 휘어짐을 교정한 뒤 뼈이식을 통해 교정된 척추 형태를 굳혀 재발을 방지하는 방법이 주로 이용된다.

부산대병원 정형외과 박원욱교수는 "수술은 기존의 금속 갈고리형 기기 대신에 금속 나사못 고정술을 많이 사용하고 있는데 교정력이 우수하며 합병증도 거의 발생하지 않는다"고 밝혔다. 박교수는 또 "최근에는 앞쪽 척추측만증 수술때 비디오를 이용한 흉강경수술을 시행해 좋은 효과를 거두고 있다"고 밝혔다. 문의 051-240-7240.

백태현기자 hyun@pusanilbo.com

도움말=박원욱 부산대병원 정형외과 교수

〈2000년 7월 31일 부산일보〉

척추측만증 수술 부작용 있다던데

【문】여고 2년생입니다. 지난해 9월경 허리가 이상한 것 같아 병원에서 사진을 찍어보니 척추측만증이었습니다. 심하다고 하더군요.

수업시간에 한두시간만 앉아있어도 허리가 너무 아픈데 수술을 어떻게 하면 되고 부작용은 없는지요. 허리에 마비가 올 수 있다고 하던데…

최근 첨단기계 사용… 걱정 불필요

【답】척추측만증은 비교적 드문 병이며 전문적인 의료기관에서 진단 및 치료를 받아야 합니다.

척추측만증은 아픈 병이 아니며 수술할 수 있는 병원은 몇군데 되지 않아요.

수술은 Cobb라는 방법으로 휘어진 각도를 재어 40도 이상이 되면 적응증이 됩니다.

수술 후 마비가 올 확률은 측만증의 원인에 따라 다르지만 가장 흔한 특발성(원인을 정확히 모름)의 경우 0.1~0.7% 정도입니다. 최근에는 수술중 신경감시장치라는 기계를 사용하기 때문에 걱정할 필요는 없습니다.

수술 후 대개 2주면 퇴원할 수 있고 부작용으로는 염증 재발 불유합(뼈가 안붙는 것) 마비 등 몇가지가 있지만 걱정할 정도로 흔하지는 않습니다. 부산대병원에서는 지금까지 5백여명의 환자들을 치료해오고 있으나 마비의 합병증은 1건도 없었습니다.

부산대병원 정형외과 박원욱교수 (240) 7246

*의료상담 △팩스: (461) 4234 △우편: 부산시 동구 수정동 1의10 부산일보사 생활과학부 의료담당기자앞 (우편번호 601-738) △E메일: ho-hy@pusanilbo.com

〈2000년 1월 31일 부산일보〉

국내 초등학교 5~6년생 3.8%가 척추측만증 이상

부산대병원 조사… 여학생 더 심해

우리나라 초등학교 5~6학년 학생의 3.8%가 척추측만증 이상 소견이 있으며, 이 가운데 60~70%가 실제 척추측만증이 있을 것이라는 조사결과가 나왔다.

척추측만증이란 척추가 옆으로 굽는 병으로, 척추자체에 문제가 있는 구조성 척추측만증은 악화되는 경우가 많고 치료하지 않고 방치하면 심폐기능이 저하되며 수명이 단축될 수도 있다.

부산대병원 정형외과 척추측만증클리닉 박원욱교수팀이 지난 5월 한달간 부산 15개, 마산 1개 등 16개 초등학교 5~6학년 학생 총 6천5백14명에 대해 실시한 척추측만증 학교검진 결과 평균 3.82%에서 이상 소견이 나타났으며, 이상 소견이 있는 학생의 60~70%가 실제 척추측만증이 있을 것이라고 7일 밝혔다.

이상소견의 남녀별 발생빈도는 남학생 3천461명 중 88명(2.54%), 여학생 3천53명 중 161명(5.27%)으로 척추측만증이 발생할 가능성은 남학생보다 여학생이 훨씬 더 높은 것으로 조사됐다.

박교수는 "구조성 척추측만증의 대부분은 원인이 아직 밝혀지지 않은 특발성 척추측만증으로 전체 척추측만증의 80~85%를 차지한다"며 "이는 대개 10세이후에 발생하므로 빨리 발견해서 보조기 착용이나 수술 등으로 치료해야 한다"고 말했다.

2000년 6월7일 수요일 〈부산일보〉 백태현기자 hyun@

〈2000년 6월 7일 부산일보〉

아이구, 허리야 척추질환

글 이준규·일러스트 김상민기자

신이 내린 완벽한 몸매라도 허리에 이상이 생기면 기형이 된다. 부실한 기둥이 집을 무너뜨리듯 척추가 휘거나 부실하면 인체는 그야말로 사상누각이다.

하루종일 허리굽혀 일하던 옛 어머니들이나 농부가 아닌 샐러리맨과 한창 성장기의 학생들도 "아이구, 허리야"란 신음과 함께 고통을 호소한다. 흔히 말하는 허리병은 의학적으로 척추질환에 속한다. 척추질환 역시 현대병의 하나로 대부분이 운동부족이나 자세불량으로 인한 경우가 많다. 요즘 청소년들 사이에는 척추가 옆으로 휘는 척추측만증이 늘고 있다.

주부 이정희씨(38·서울 강남구)는 옷을 갈아 입는 중학 1년생 딸을 보고 깜짝 놀랐다. 허리를 구부리고 있는 딸의 왼쪽 어깻죽지가 오른쪽 보다 유달리 솟아 있었던 것. 자세히 살펴보니 척추가 똑바르지 않고 S자 모양으로 약간 휘어 있는 것 같았다. 당황한 이씨는 가까운 병원을 찾아 척추방사선 촬영을 실시했다. 검사결과는 척추가 35도로 휘어진 척추측만증.

24마디의 뼈(경추 7개,흉추 12개,요추 5개)로 구성된 척추는 정면에서 바라볼 때 일직선 즉 '1자 모양'이 정상이다. 이와는 달리 척추가 좌우 옆으로 10도이상 휘어 있는 경우를 척추측만증으로 정의한다. 또 척추가 앞으로 굽는 증상도 있는데 이를 '척추후만증'이라고 하며 흔히 말하는 꼽추병이 대표적인 질환이다. 이외에도 척추가 뒤쪽으로 휘는 '척추전만증'도 있지만 이는 매우 드물다.

경희대의대 재활의학과와 중앙의원 척추재활전문센터가 공동으로 전국 480개 초등학교 5~6학년생을 대상으로 척추검사를 한 결과 조사대상 21만7천52명 가운데 15.1%인 3만2천8백80명이 자세이상자로 분류됐다. 이같은 수치는 지난 98년 48개 초등학교 5~6학년생 2만여명을 상대로 시범실시했을 때보다 50%이상 증가한 것이다.

굽은 허리, 비틀린 등, 한쪽만 처진 어깨…. 요즘 청소년들에게서 심심치 않게 발견된다. 왜 그럴까? 무거운 책가방, 운동부족, 책상에 엎드려 자는 습관이 문제. 낮은 책상, 좁은 의자도 한 원인. 척추질환은 쉽게 피로해져 학습능력을 떨어뜨린다. 만성요통과 호흡장애, 위장장애까지 가져올 수 있다. 성장기 자녀, 부모의 관심이 필요할 때다.

이처럼 예전에 비해 척추가 휜 아이들이 늘고 있는 원인은 무엇일까. 과다한 학습시간, 무거운 책가방, 운동부족, 그리고 책상에 엎드려 자는 습관 등이 원인인 것으로 나타났다. 또 청소년들의 평균신장이 커졌는데도 여전히 책상은 낮고 의자가 좁은 것도 척추질환을 일으키는 원인으로 알려져 있다.

미국의 경우 학생들을 대상으로 신체검사를 할 때 우리나라처럼 시력검사, 몸무게, 키, 가슴둘레 검사 등을 하는 것은 물론 반드시 X-레이를 찍어서 척추의 변형유무를 검사한다.

척추가 휘어지면 갈비뼈 간격이 좁아져 결국 뼈가 눌리게 된다. 뼈가 휘어지니까 키가 잘 자라지 않거나 디스크에 걸리기 쉽고 쉬 피로해져 집중력도 떨어진다. 척추측만증은 주로 청소년기에 발생한다. 성장속도가 빠른 시기이기 때문이다. 만 10세부터 뼈성장이 멈추는 18세까지의 여학생에서 특히 많이 나타난다. 이는 질병이라기 보다는 일종의 변형장애로 인체의 장기기능을 저하시키고 일상생활에 심각한 지장을 초래한다.

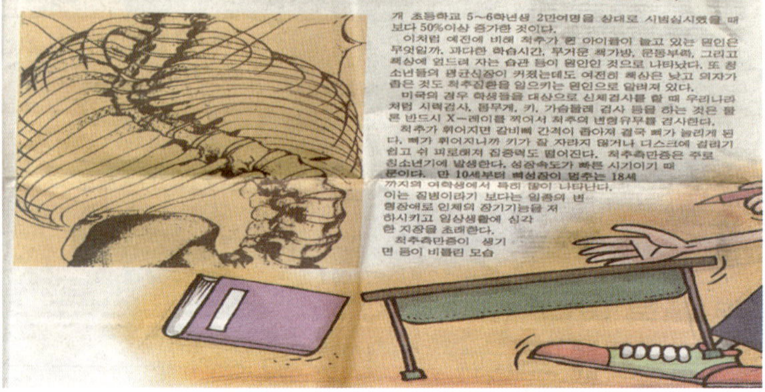

척추측만증이 생기면 등이 비뚤린 모습

〈2000년 7월 22일 경향신문〉

'척추 휘어짐' 조기 치료가 중요

척추가 옆으로 굽고 휘어지는 병인 척추측만증.

흔히 자세가 좋지 않거나 한쪽 어깨로 무거운 가방을 오랫동안 들고 다녀서 생긴 기능성 측만증은 자세를 바로잡는 등 원인을 바로잡으면 교정이 가능하다.

이런 기능성 척추측만증과는 달리 척추의 구조 자체에 문제가 있는 구조성 척추측만증은 상태에 따라 적절한 치료를 해줘야 한다.

부산대병원 정형외과 박원욱 교수는 "구조성 척추측만증의 경우 기능성 척추측만증과는 달리 척추의 휘어짐이 악화되는 경우가 많고 치료하지 않고 방치할 경우 척추의 휘어짐이 심해져 심폐기능이 저하될 수 있다"며 "심하면 수명이 단축될 수도 있기 때문에 조기 진단 및 전문적인 상담과 치료가 무엇보다 중요하다"고 충고한다.

구조성 척추측만증은 신경 섬유종과 뇌성마비, 소아마비 등 원인이 명확할 때도 있지만 그 원인이 발견되지 않는 특발성 척추측만증이 대부분(80~85%)을 차지하고 있다.

이같은 척추측만증은 청소년기(10세에서 골격 성장이 멈출 때까지)에서 가장 많이 발생하고 전체 청소년의 1.5~3% 정도의 빈도를 보인다. 하지

청소년기 주로 발생 1.5~3% 정도 빈도

심폐기능 저하 초래…방치땐 생명 위협

오는 13일 본사 '부일건강교실'서 강연

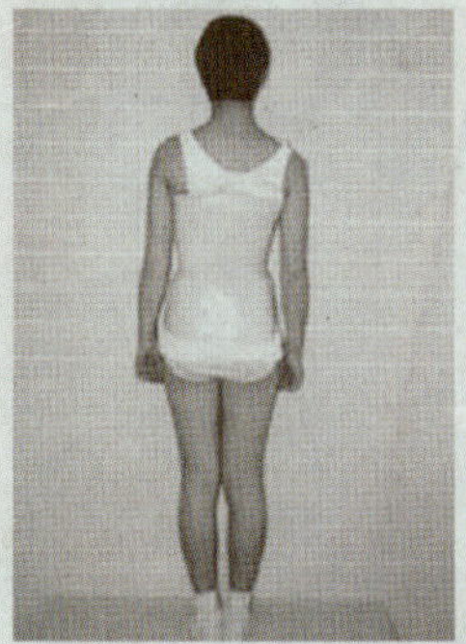

척추측만증 환자가 보조기를 착용하고 있는 모습.

만 적극적 치료를 필요로 하는 경우는 대략 0.5% 정도.

척추측만증은 병원에서는 엑스선 사진으로 진단할 수 있지만 집에서도 비교적 정확하게 진단할 수 있는 방법이 있다.

무릎을 편 상태서 허리를 앞으로 숙여 양손을 아래로 뻗어 두 손끝이 일치되도록 해 한 쪽 등이나 허리가 비대칭적으로 튀어나와 보인다면 척추측만증이 있을 확률이 90% 이상이라는 것.

가장 흔한 특발성 척추측만증의 경우 엑스선 사진에서 측정한 휘어진 각도가 심하지 않을 경우 3~4개월마다 정기적인 관찰을 하든가 보조기를 착용시키는 치료가 필요하지만 각도가 심할 경우는 수술을 생각해 볼 수 있다.

수술은, 특발성 척추측만증의 경우 처음 발견될 때 휘어진 각도가 심하거나 보조기 착용 중에도 악화될 경우, 신체 불균형이 심할 때, 환자의 나이 등을 감안해 결정한다.

선천성이나 신경섬유종 등도 휘어진 정도나 신체 불균형 등을 고려한후 수술 대상이 될 수 있다.

수술방법은 예전에는 갈고리 형태의 척추고정 기구를 사용했으나 기구가 척추에서 빠져나가는 단점이 있어 최근에는 척추 고정용 나사못이나 흉강내시경 등이 수술에 활용되고 있다. 휘어진 척추를 바로 잡은 후에는 뼈이식을 하여 고정시키면 된다.

박 교수는 이같은 내용을 오는 13일 오후 2시 부산일보사 10층 대강당에서 열리는 제89회 부일건강교실에서 강연할 예정이다.

류순식기자 ssryu@pusanilbo.com

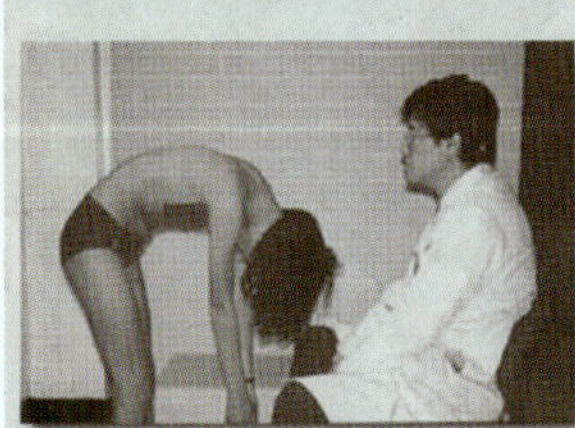

척추측만증을 육안으로 검사하고 있는 모습.

〈2001년 6월 11일 부산일보〉

척추측만증 원인·진단·치료

김모씨(40·여)는 중학교 1학년 때부터 자세가 이상하다고 부모님으로부터 꾸지람을 자주 들었다. 자신은 똑바로 앉아 있다고 생각하는데 자꾸 비뚤게 앉아 있는 모양새로 보인다는 것이다. 김씨는 처음엔 대수롭지 않게 여겨 그냥 지냈으나 20대 들어 왼쪽 등이 점점 튀어나와 맞는 옷을 입지 못하게 되고, 바지 끝자락이 바닥에 닿는 바람에 주로 치마를 입어야 했다. 가슴의 크기도 달라지고 몸이 비틀어져 결국 결혼도 포기했다. 더욱이 30세가 넘으면서부터는 계단을 올라갈 때 숨이 차고 요통이 시작됐다. 마흔이 되자 호흡곤란 증세가 더 심해져 병원을 찾았다. 검사 결과 83도의 특발성 척추측만증으로 진단받았는데 당시 폐기능도 약 50%나 떨어져 있었다고 한다. 지금은 2차례 수술 후 어깨와 골반이 바로잡히고 폐기능도 호전됐다.

◇척추측만증이란=정상적인 척추는 앞뒤에서 볼 때 일직선을 이룬다. 척추측만증은 허리가 'S자'로 휘어지는 척추의 변형으로 골반이나 어깨의 높이가 서로 다르거나 몸통이 한쪽으로 치우쳐 보인다. 대부분 사춘기 전 10세쯤 자세의 불안정으로 나타나는데 특별한 원인이 없이 생기기도 한다. 어린이나 청소년은 척추가 휘어져 키가 작은 경우가 많다.

척추측만증은 크게 기능성과 구조성으로 나뉜다. 기능성 척추측만증은 허리에 통증이 오면서 어느 한쪽으로만 휘어지는 증상이다. 특히 골반만 비틀어지면서 허리 통증을 느끼고 틀어진 골반을 따라 척추가 같이 휘고 양쪽 다리 길이가 달라지기도 한다. 이때 자세를 교정하면 수술 없이 치료가 가능하다.

보다 심각한 경우는 척추 자체의 문제로 발생하는 구조성 측만증으로 척추가 좌우로 휘는 특징이 있다. 구조성 척추측만증은 방치하면 요통과 목·허리 디스크, 척추관협착증 등 허리 질환을 동반하고 심하면 휜 척추 때문에 흉부 및 복부의 내장장기가 정상위치에 있지 못하고 눌려서 기능이 떨어진다.

◇척추측만증의 원인과 진단=장시간 허리와 목을 구부리고 책상에 앉거나 다리를 꼬고 앉으면 기능성 척추측만증을 불러올 수 있다. 최근엔 학생들의 잦은 컴퓨터 사용으로 기능성 척추측만증이 늘고 있는 추세다. 또 무거운 책가방이나 핸드백을 한쪽으로 메고 다니거나, 한쪽으로만 누워서 자는 습관도 좋지 않다. 운동 등으로 부상을 입어 아킬레스건이나 발목, 무릎 관절에 무리가 생기면 절뚝거리거나 통증 때문에 한쪽으로 기운 자세로 걷게 된다. 이때도 골반이 틀어질 수 있다. 하지만 기능성 척추측만증은 자세를 바로잡으면 나아지므로 큰 문제는 안된다.

구조성 척추측만증은 특발성, 선천성, 신경 근육성 등이 있다. 특발성이 85%로 가장 많은데 대부분 원인이 밝혀지지 않은 상태다. 부산대 의대 박원욱 교수는 "형제·자매 중 특발성 척추측만증이 종종 발견되는데 이는 특발성이 어느 정도는 가족력이 있음을 뜻한다"고 밝혔다.

선천성은 태아 시기에 척추 형성에 문제가 있을 때 발생하며 유전되지는 않지만 각도가 심한 경우가 많다. 신경섬유종성은 유전성 종양인 신경섬유종 환자의 약 20~25%에서 나타나며 몸에 커피색 반점이 많은 것이 특징이다. 이밖에 소아마비, 뇌성마비, 척추 종양, 신경 손상 등으로 발병하는 신경 근육성 척추측만증이 있다.

구조성 척추측만증은 통증이 거의 없고 통증이 생기더라도 김씨처럼 각도가 심해진 뒤이므로 초기 진단이 어렵다. 대개 초등학교 고학년이나 중학생 때 시작되므로 병원가기가 어려운 탓도 있다. 따라서 척추측만증의 증상과 자가 진단법을 알면 초기 발견에 도움이 된다.

척추측만증이 있으면 차렷자세에서 어깨선이 비틀거나 바지 양쪽에 닿는 팔 길이가 달라진다. 또 신발 굽이 한쪽으로만 닳고 벨트나 바지가 한쪽으로 쏠릴 때도 척추측만증을 의심해야 한다. 심해가 지속되면 골반이 틀어질 수 있으므로 X레이 검사로 기운 각도를 정밀 측정해야 한다.

◇척추측만증의 치료=측만도가 경미하면 일상생활에 별다른 지장을 주지 않는다. 하지만 앞으로 악화될 수 있으므로 측만도가 20도 이전에 일찍감치 치료하는 것이 좋다.

수술은 대개 한번만 하면 되지만 김씨처럼 각도가 크면서 척추의 유연성이 작은 경우는 수술을 두차례 하게 된다. 수술비는 수술 방법과 병원에 따라 다른데 한번에 총 4백만~5백만원선이고 2차례 수술은 6백만~9백만원 된다. 뭉툭 한번에 척추를 제거하는 방법도 있지만 일반적인 건 아니다.

수술 이외에는 한방통형요법인 추나요법이 있다. 성장기의 청소년은 성장하는 동안 측만의 각도가 점점 증가하게 되는데, 측만증을 조기에 발견하여 추나요법을 시행하면 호전되거나 최소한 악화되는 것을 방지할 수가 있다. 또 침으로 측만으로 인한 긴장된 근육을 풀어주는 방법도 있으나 약물요법과 운동요법도 꾸준히 병행해야 한다.

그러나 추나요법이나 카이로프랙틱(척추 지압요법)은 기능성 척추측만증에는 효과가 있으나 척추와 갈비뼈의 모양이 이미 틀어진 구조성에는 소용이 없다. 치료는 반드시 의료전문의의 도움을 받아야 하며 의학적으로 입증되지 않은 교정법은 가능한 한 피해야 한다. 얼마전 52도 특발성 척추측만증을 앓던 한 여중생(14)은 민간에서 카이로프랙틱을 1년간 받았다가 오히려 60도로 악화돼 결국 수술을 받았다. 또 다른 여학생(13)은 척추교정을 심하게 받아 하반신 부분 마비가 되기도 했다. 이렇게 부적절한 시술을 받고 치료시기를 놓치면 결국 수술까지 각오해야 한다.

도움말: 부산의대 정형외과 박원욱교수
자생한방병원 한방재활의학과 김성용과장
전병역기자 junby@kyunghyang.com

“ 기능성—자세 바로하면 나아져
구조성—심한 경우엔 수술해야

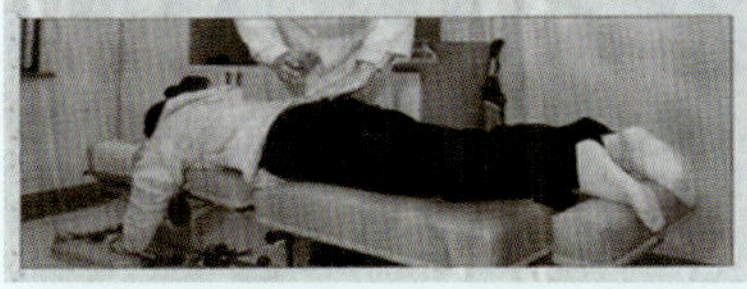

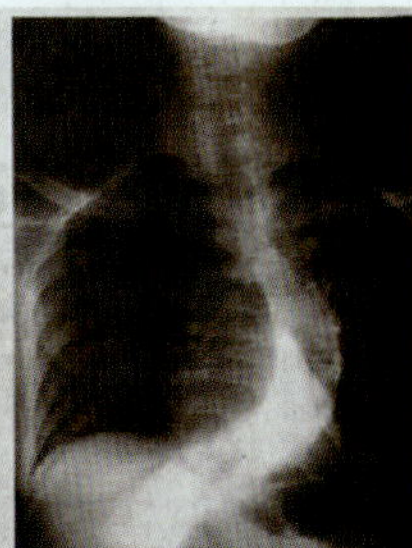

척추측만증이 진행돼 수술을 받아야 할 정도로 등뼈가 S자로 심하게 휜 X레이 사진.
(사진 왼쪽)척추측만증을 가진 한 여성이 병원에서 추나요법으로 치료받고 있는 모습.

〈2002년 4월 255일 경향신문〉

건강한 삶

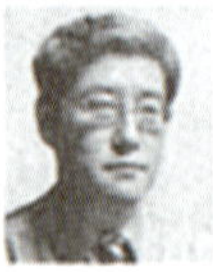

박원욱
부산센텀병원 의무원장

마음이 휘어지지 않아야

2005년 1월 8일 국제신문에 저자가 기고한 글입니다.

〈2005년 1월 8일 국제신문〉

(아래는 부산 명의 책에 등재된 내용입니다)

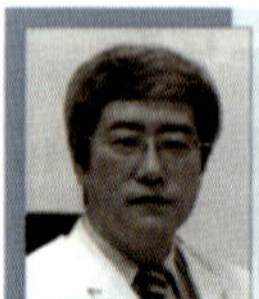

박원욱
고려병원 병원장

고려병원에서 척추수술을 총괄 지휘하고 있다. 현재 부산에선 유일한 국제 척추측만증 연구회 회원이며 아시아태평양 최소침습 척추수술학회 한국 공동대표를 맡고 있다. 부산에선 유일하게 척추측만증 흉강내시경 수술을 한다. 매년 50~70건의 척추측만증 수술을 기록해 전국 최다를 자랑한다. 서울에서 KTX를 타고 환자가 내려올 정도다.

압박골절된 척추에 풍선을 넣어 빈공간에 시멘트를 넣는 '풍선 척추 성형술'을 부산서 처음 시도했다.

그 외

고신대 복음병원 장재호, 인제대 동래백병원 나채오, 부산대학병원 이정섭 교수 등이 추천됐다.

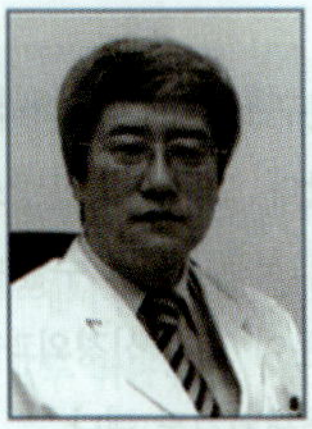

척추측만증은 어디서 오나

박원욱 (고려병원 병원장)

척추측만증은 척추가 옆으로 휘어지는 병이다. 주로 학생들에게서 발견되는데 많은 부모님들은 자세가 좋지 않아서 생긴다고 알고 있지만 그렇지 않다 불량한 자세로 인한 자세성 척추측만증은 아주 흔하지도 않고 악화되는 경우가 적고 악화되더라도 기능적으로 문제가 되지 않는다. 또한 자세를 바로 하면 금방 좋아지기 때문에 병이라고 할 수 없다.

측만증 원인규명 우선돼야

가장 흔한 척추측만증은 특발성 척추측만증으로 전체 척추측만증의 약 80%를 차지한다. 특발성이란 뜻은 원인을 모른다는 뜻인데 현재까지 뇌하수체 아래에 있는 송과선이란 호르몬 샘에서 나오는 멜라토닌이라는 호르몬이 척추 뼈에 작용하는 과정에서 생긴 이상으로 발생한다고 알려져 있지만 아직 정확한 원인은 알려지지 않고 있다.

특발성 척추측만증 외에 선천성, 신경섬유종성, 신경근육성 등 여러 원인의 측만증이 있는데 이런 측만증을 구조성 측만증이라고 한다. 구조성 측만증은 성장함에 따라 점점 악화되기 때문에 조기 발견과 치료가 중요하다. 많은 부모님들은 이런 점점 악화되는 구조성 측만증을 자세문제로 오인하여 자녀들에게 자세만 바로 하라고 말한다. 그러나 구조성 측만증은 자세를 바로 하거나 운동을 한다고 해서 절대 좋아질 수 없다. 그래서 상당히 많은 학생들이 보조기를 착용하거나 수술을 받아야 할 상황까지 악화되어 병원을 찾는다.

일반적으로 구조성 척추측만증은 성장기에서 20도 이상일 경우 보조기 착용을 하고 40도 이상일 경우 수술이 적응된다. 구조성 측만증을 치료하는데 가장 장애가 되는 상황은 구조성 측만증을 자세문제(기능성 척추측만증)으로 잘못 알고 물리 치료, 척추 교정, 추나, 카이로프랙틱 등으로만 치료한다는 것이다. 구조성 측만증은 뼈의 형태와 구조가 비정상적이기 때문에 이런 방법으로 절대 좋아지거나 악화를 방지할 수 없다. 보조기를 착용해야 하는 상황에서 의사의 말을 듣지 않고 위와 같은 방법을 고집하다가 시기를 놓쳐 결국 수술을 해야 할 정도로 악화되어 병원을 찾는 학생들이 심심찮게 있다.

성장기에서 20도 이상일 때 착용하는 보조기는 크게 두 가지가 있는데 하나는 플라스틱과 금속으로 만들어진 경성 보조기인 흉요추보조기, 밀워키 보조기 등이 있고 다른 한가지는 밴드 보조기이다.

척추측만증 수술은 척추 수술 중에서 큰 수술에 속하며 수술하는 의사의 많은 경험과 지식이 필요하다. 그러나 가장 흔한 특발성 측만증의 경우 수술의 크기에 비해 합병증은 거의 생기지 않는다. 각도가 아주 크거나 특발성이 아닌 측만증인 경우는 수술 후에 어느 정도의 변형이 남지만 70도 이내의 특발성 측만증의 경우는 거의 정상으로 회복된다.

비정상적 시술 현혹해선 안돼

수술 후에는 약 2~3주 간 입원하며 학생들의 경우 수술 후 2개월 간 보조기를 착용한다. 척추측만증 수술에서도 내시경 기법이 도입되었는데 내시경 척추측만증 수술은 수혈이 필요하지 않고 흉터가 작은 장점이 있지만 흉추 측만증에만 적응이 된다. 척추측만증은 정확한 진단과 적절한 치료가 중요하다.

4천 명 이상의 척추측만증 외래 환자와 400 명 이상의 수술 환자를 경험하면서 많은 비정상적인 방법에 현혹되어 치료 시기를 놓치는 안타까운 경험을 하였다. 이제 척추측만증에 대한 지식은 의사들만의 것이 아니라 학부모들의 것이 되어야 한다

24-2장. 척추 의사로서의 자서전

모든 학문이 그렇듯이 의학도 자신의 전공이 있습니다. 저는 정형외과지만 정형외과 내에서도 고관절, 슬관절, 견관절, 수부, 족부, 척추 등 많은 세부 전공이 있습니다. 개원을 하면 여러 분야의 환자를 봐야 하지만 저는 대학교수 시절부터 척추 위주로(부산의대 교수 시절 몇 년 동안은 척추와 골종양도 같이 전공했었습니다) 환자를 봐왔었기 때문에 대학에서 퇴직 후에도 거의 척추 환자만 진료하였습니다. 대학교수가 되고 나서 저 스스로에게 다짐했었습니다.

1. 평일에 약속이 없으면 밤 10시 전에는 퇴근하지 않는다.
2. 한 달의 반 이상의 일요일은 출근한다.
3. 내가 하기 싫다고 전공의들에게 잡일은 시키지 않는다.
4. 척추 관련, 특히 척추측만증 관련 국내외 논문은 다 읽어본다.
5. 척추 제자를 키워 부산, 경남에서 일가를 이룩한다.

1~3은 실천했지만 4, 5는 대학을 떠나면서 실천하지 못했습니다. 다만 대학에 재직하는 동안 레지던트 4년을 마치고 전문의가 되어 나가는 제자들은 과장 교수님께서 어느 영역이 제일 자신 있냐고 물어보실 때 대부분 척추가 제일 자신 있다고 말했다는 것이 위안이 되었습니다. 물론 그들 중 현재 척추를 전공하는 의사들이 여러 명 있습니다.

1~5, 여기에 가족이 없었습니다. 그랬습니다. 저는 나쁜 아빠였던 것입니다. 와이프는 혼자 지내는 것에 익숙해졌고 저는 딸, 아들이 마음이 어땠는지 신경 쓰지 못했습니다. 환갑이 된 지금 나이에 가장 후회되는 부분입니다. 그러나 무

심한 아빠 밑에서도 잘 커준 박선영, 박진우에게 고맙고 나의 와이프 이경주에게 무한한 미안함과 고마운 마음을 이 책을 통해 표합니다.

척추측만증에 대한 관심의 시작

척추측만증은 의사로서의 저의 인생에서 가장 중요한 영역입니다. 많은 세부 의학 영역 중에서 더 세부적인 영역이 있고 척추도 마찬가지입니다. 척추 전공 의사들 중에는 경추(목 척추) 위주의 전공자도 있고 내시경 척추 수술을 전공하는 의사도 있습니다. 이런 의사들이 다른 척추 분야 환자를 치료하지 않는 것은 아니지만 척추를 전공하는 의사 중에서도 척추측만증 같은 척추 변형 분야는 특별한 분야이기 때문에 경험이 많은 의사는 많지 않습니다. 그 이유는 척추 변형 환자가 많지 않고 수술이 크고 위험할 수 있기 때문일 것입니다. 제가 척추측만증에 관심을 갖게 된 계기는 전임의 시절, 나의 척추 스승이신 석세일 교수님 덕택입니다. 당시 서울의대 교수님으로 재직하시던 석세일 교수님 지도하에 전임의 생활을 했었는데 석세일 교수님께서는 세계적으로 척추측만증 전문가셨고 우리나라에서는 독보적인 존재셨습니다. 제가 전임의 시절 무수한 척추측만증 수술에 참여하였는데 전임의를 마치고 부산의대 강사로 복귀한 후, 당시 부산에 전공 의사가 없었던 척추측만증에 대해 매진하기로 마음먹었습니다.

척추 분야를 전공하게 된 계기

척추측만증에 관심을 갖기 전에 척추를 전공하게 된 계기는 제 입장에서는 참 우연찮습니다. 레지던트를 마칠 때쯤 수부와 미세 수술(hand and microsurgery)을 전공하시던 교수님께서 퇴직하시게 되었는데 제가 그 후임 교수로 남게 되었습니다. 당연히 제 전공은 수부와 미세 수술이었습니다. 남을 당시는 문교부(현재 교육부) TO가 없어 전문의 마친 수 6개월 동안 김원묵 기념 봉생병원 정형외과 과

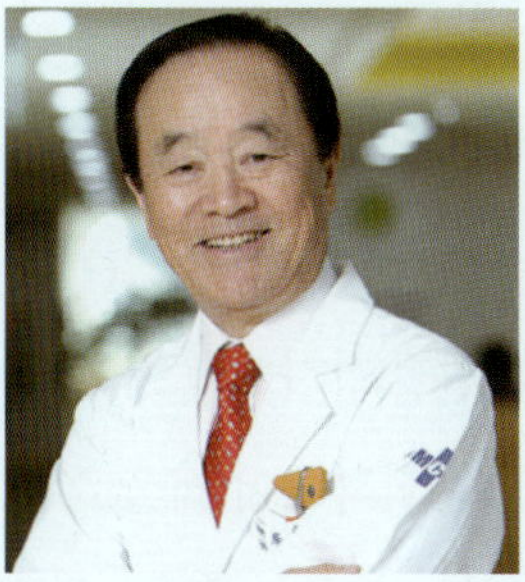
〈류총일 교수님〉

장으로 근무하다가 8월 24일 자로 임상강사 자격으로 부산대학병원 임상강사로 가게 되었습니다. 대학병원으로 가서 약 3개월 정도 수부 및 미세수술 방면 공부를 하고 학회도 참석하고 있던 차에 부산대병원 병원장이시던 류총일 교수님께서 병원장실로 부르시더니 다음 해 3월에 문교부에서 정식 교수 TO가 나오는데 의국 교수회의에서 다음 교수 TO는 척추 전공으로 선발하자고 의견을 모았다고 말씀하시면서 '척추를 전공하지 않으려면 퇴직하라'고 하셨습니다. 당시 부산대병원 정형외과 의국은 척추가 활성화되고 있지는 않아서 척추 수술을 별로 수련 받지 못하였는데 내가 생각할 시간을 달라고 말씀 드렸더니 '지금 이 자리에서 결정해라'고 말씀하셨습니다. 3초쯤 생각했을까, 저는 '해보겠습니다'라고 말씀드렸습니다. 제 인생 방향이 바뀌는 순간이었습니다. 이어서 류총일 교수님께서는 '그렇다면 서울대학병원 석세일교수님 전임의로 들어가라'고 하셨습니다. 제가 '연락 좀 해 주십시오'라고 했는데 교수님께서는 '자네가 뚫어라'라고 하셨습니다. '네!'

이렇게 저의 척추 인생이 시작되었습니다. 석세일 교수님은 당시 세계적인 석학이셨고 특히 척추측만증의 대가셨기 때문에 많은 의사들이 전임의가 되고 싶어했습니다. 저는 비서실로 전화해서 석세일 교수님과 면담 약속을 잡고 11월 말경 만나 뵙고 1996년 1월부터 전임의 생활을 시작하게 되었습니다.

전임의를 마치고 부산의대로 복귀한 후에 척추 수술을 한 후 문제가 생긴 환자를 류총일 교수님께서 맡아 치료를 해 주셨었습니다. 나에게 스트레스를 주지 않기 위해! 아직도 너무 감사한 마음입니다.

저의 척추 인생은 류총일 교수님과 석세일 교수님 덕택에 시작되고 발전되었습니다.

부산에서 대학병원 중 처음으로 척추측만증 클리닉을 열다

전임강사로 부산의대로 복귀한 후 제일 처음 한 일은 병원 내에 척추측만증 클리닉을 만드는 일이었습니다. 클리닉보다는 척추측만증센터가 더 좋아 보였지만 전임강사가 센터를 만들 수는 없었습니다. 제가 부산의대 전임 강사였던 당시 부산은 척추측만증 수술이 매우 드물게 행해지고 있었고 많은 환자들이 서울로 가서 수술을 받던 시기였습니다. 부산대학병원이 국립대이긴 하지만 개인적으로 척추 수술 경험도 많지 않던 젊은 교수에게 진료받으러 오는 척추측만증 환자는 거의 없었습니다. 그래서 어떻게든 광고를 해야 했는데 우선 부산대병원 내부 소식지에 특발성 척추측만증에 대한 글을 기고하였습니다. 제목이 '특발성 척추측만증'이었는데 편집을 하던 부산대병원 직원이 '돌발성 척추측만증'으로 제목을 바꿔서 인쇄해 버렸습니다(사진 참조). 담당 직원에게 물어보니 바로 직전 병원 소식지에 '돌발성 난청'이라는 제목으로 이비인후과 교수님 글이 실렸는데 척추측만증도 '특발성'이 아닌 '돌발성'인 줄 알았다고 했습니다. 에피소드로 넘어간 일이었지만 지금까지 혼자서 한번씩 웃게 만들고 있습니다. 그러던 중 척추측만증 환자가 한 두 명씩 오다가 수술도 몇 건 하게 되었습니다.

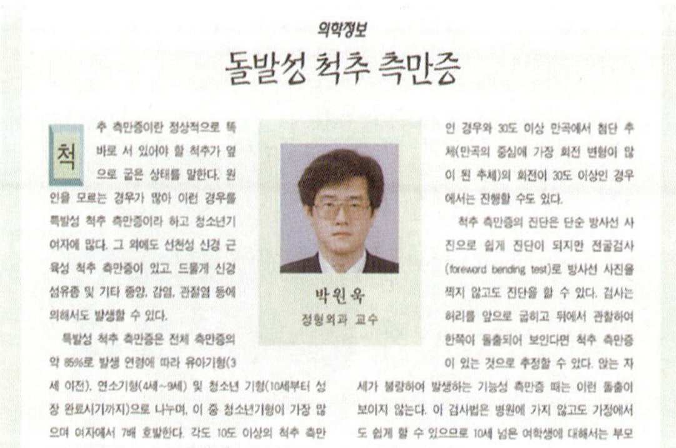

의학정보

돌발성 척추 측만증

박원욱
정형외과 교수

척추 측만증이란 정상적으로 똑바로 서 있어야 할 척추가 옆으로 굽은 상태를 말한다. 원인을 모르는 경우가 많아 이런 경우를 특발성 척추 측만증이라 하고 청소년기 여자에 많다. 그 외에도 선천성 신경 근육성 척추 측만증이 있고, 드물게 신경섬유종 및 기타 종양, 감염, 관절염 등에 의해서도 발생할 수 있다.

특발성 척추 측만증은 전체 측만증의 약 85%로 발생 연령에 따라 유아기형(3세 이전), 연소기형(4세~9세) 및 청소년 기형(10세부터 성장 완료시기까지)으로 나누며, 이 중 청소년기형이 가장 많으며 여자에서 7배 호발한다. 각도 10도 이상의 척추 측만

인 경우와 30도 이상 만곡에서 첨단 추체(만곡의 중심에 가장 회전 변형이 많이 된 추체)의 회전이 30도 이상인 경우에서는 진행할 수도 있다.

척추 측만증의 진단은 단순 방사선 사진으로 쉽게 진단이 되지만 전굴검사(foreword bending test)로 방사선 사진을 찍지 않고도 진단을 할 수 있다. 검사는 허리를 앞으로 굽히고 뒤에서 관찰하여 한쪽이 돌출되어 보인다면 척추 측만증이 있는 것으로 추정할 수 있다. 앉는 자세가 불량하여 발생하는 기능성 측만증 때는 이런 돌출이 보이지 않는다. 이 검사법은 병원에 가지 않고도 가정에서도 쉽게 할 수 있으므로 10세 넘은 여학생에 대해서는 부모

〈1995년 부산대병원보에 실린 저자의 척추측만증 기고. 특발성이라고 보냈으나 잘못 쓴 줄 알고 '특발성'을 '돌발성'이라고 고쳐 버림. 척추측만증에 대한 이해가 없던 시절입니다〉

최초의 좌장

학회에서 좌장(chairman 혹은 moderator)이라 함은 발표를 진행시키고 질문과 답변도 진행시키는 사람으로 그 방면에 전문가에게 학회에서 의뢰하게 됩니다. 발표자가 시간을 끌면 빨리 정리하라고 재촉하기도 하며 심지어는 발표를 중지시키기도 합니다. 또 청중들 중의 질문자의 질문을 정리해서 발표자에게 전달하기도 하고 좌장도 발표자에게 질문하기도 합니다. 한 세션(session)에 발표자는 3~6명 정도인데 좌장은 그 세션의 진행을 책임지게 됩니다. 그래서 의학 관련 학회에서 좌장은 대개 그 분야에서 최소 10년 혹은 그 이상 경험을 쌓고 발표도 많이 한 의사가 맡게 됩니다. 1998년 10월 일본 후쿠오카에서 개최된 제 12회 아시아-태평양 정형외과 학회(APOA)에서 제가 처음으로 단독 좌장을 맡았었습니다. 좌장은 대개 두 달 전에 미리 좌장을 수락하겠느냐는 연락이 오는데 일본에서 편지가 왔습니다. '좌장을 맡아 줄 수 있겠냐고'. 38세의 나이에 국제 학회에서 좌장을 맡는 경우는 없기 때문에 일본 학회에서 아마 실수를 했던 것 같습니다. 당시 저는 제가 국립대학 교수로 있으니 일본 주최측이 뭘 모르고 저에게 좌장 요청 편지를 보낸 것으로 생각했었습니다. 그러나 '애라, 모르겠다, 어찌 되겠지' 하는 마음으로 수락했습니다. 좌장을 할 학회 2, 3주 전에 미국에서 척추 학회를 참석했는데 발표 내용을 거의 듣지 않고 좌장들이 어떻게 발표를 진행하고, 어떤 상황에서 어떤 말을 하는지 녹음하여 한국에 와서 외우고 또 외웠습니다. 후쿠오카에서 제가 진행할 세션이 시작되어 단상에 올라가니 약간 웅성거림이 들렸습니다. 너무 젊은 의사가 혼자서 좌장을 하다니 어찌 된 건지 의아해하는 웅성거림이었던 것 같습니다. 그러나 발표자 만큼 좌장 준비를 했던 저는 아무런 문제없이 매끄럽게 세션을 끝내고 내려오니 당시 카톨릭 의대 옥인영 교수님께서 "허허, 대단한데? 히어로가 탄생했구만!"이라고 칭찬해 주셨습니다. 그 이후로 국내 혹은 국제 학회에서 좌장을 할 때마다 그 때의 경험이 힘을 발휘하였습니다.

척추측만증 도메인 확보 및 홈페이지 개설

1990년대 후반, 당시에는 인터넷 도메인 열풍이 불던 시기였는데, 검색해보니 척추측만증의 국내 영어 도메인 scoliosis.co.kr 이 남아 있어서 얼른 선점하여 지금까지 보유하고 있으며 1997년에 우리나라 최초라고 생각되는 척추측만증만 다루는 홈페이지(www.scoliosis.co.kr)를 개설하였습니다.

홈페이지 개설 할 때 정말 많은 논문과 서적을 참고하여 내용을 적었고 질문할 수 있는 방도 마련하였는데 소문이 난 후에는 전국에서 질문이 이어졌습니다. 보통 하루에 열 건 전후 질문이 들어왔고 공휴일에도 당일 답변을 했고 외국 학회 참석을 했어도 인터넷을 할 수 있는 장소로 가서 가능한 빨리 답변을 하였는데 삼성의료원 홍보팀에서 전화가 와서 직접 답변을 하는지, 어떻게 그렇게 빨리 답변을 하느냐고 물어오기도 하였습니다. 이 홈페이지를 보고 점점 많은 분들이 내원하였고 척추측만증이 아닌 일반 척추 환자분들도 덩달아 찾아오시게 되었습니다. 홈페이지와 관련하여 가슴 아팠던 일은 수많은 질문과 답변, 그리고 논문을 정리해 놓은 그 홈페이지가 서버 회사의 폐업으로 사라지게 된 일입니다. 지금은 다시 제작하여 운영하고 있지만 오랜 기간 동안 안타까워했었습니다. 요즘은 인터넷 회사들은 파워링크다 뭐다 해서 검색을 할 때 상위에 링크되려면 돈을 내야 했지만, 당시는 검색 횟수 순서로 링크되던 시절이었기 때문에 저의 홈페이지가 항상 1위에 랭크 되어 있었습니다.

학교를 찾아다니며 척추측만증 강의를 하다

척추측만증 수술 건수도 늘어나고 다양한 증례가 축적되면서 강의할 자료가 만들어졌습니다. 경남 몇 군데 교육청을 찾아가서 양호교사를 대상으로 무료로 척추측만증 강의를 해 주겠다고 하니 원하는 학교가 많았습니다. 1998년부터 2000년 사이에 양호교사를 대상으로 약 50회 정도 강의를 했던 것 같습니다. 제 중고

차에 알바생 한 명과 강의 자료를 싣고 부산 경남을 참 많이 돌아다녔었습니다. 그래서 그런지 부산뿐 아니라 경남에서도 척추측만증 학생들이 찾아왔습니다.

야간 진료

1998년부터 수요일 야간 진료를 시작하였습니다. 척추측만증 학생들이 평일 낮에 병원을 방문할 수가 없었기 때문이었습니다. 부산대학교병원에서는 야간 진료를 한 적이 한 번도 없었기 때문에 시스템을 만들어야 했습니다. 원무과 수납과 접수 인원이 한 명 필요했고 영상의학과 기사가 두 명 필요했습니다. 정형외과 외래 직원도 남아야 했습니다. 30대의 젊은 교수가 하지 않았던 야간 진료를 한다고 하고 직원 인건비가 더 들어갈 수도 있는데 흔쾌히 허락해주신 당시 전경명 병원장님(이비인후과 교수님)께 아직도 감사한 마음입니다. 이 야간 진료는 센텀병원과 고려병원에 있는 동안 및 개원 후까지 지속되었고 몇 년 멈추었다가 작년(2020년)부터 다시 시작하였습니다. 야간 진료가 소문이 나서 그런지 고려병원에 재직 중에는 오후 6시 반에 시작된 진료가 밤 11시 반에 마친 적도 있었습니다.

개인적인 척추측만증 학교 검진

2000년 5월에는 부산 최초로 척추측만증 학생 검진을 시행하였습니다. 의과대학 학생들과 전공의들의 도움을 받아 척추측만증이 시작되는 시기인 5, 6학년 학생 6,514명을 대상으로 하였는데, 부산 15개, 마산 1개 등 16개 초등학교 학생이 포함되었습니다. 당시엔 엑스선 촬영을 할 수 없

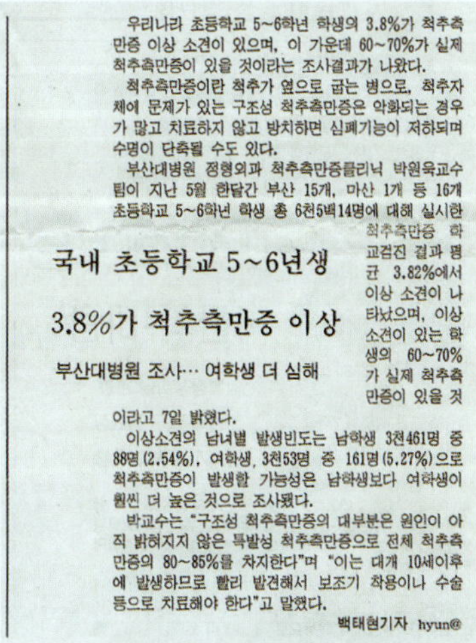

국내 초등학교 5~6년생

3.8%가 척추측만증 이상

부산대병원 조사… 여학생 더 심해

우리나라 초등학교 5~6학년 학생의 3.8%가 척추측만증 이상 소견이 있으며, 이 가운데 60~70%가 실제 척추측만증이 있을 것이라는 조사결과가 나왔다.

척추측만증이란 척추가 옆으로 굽는 병으로, 척추자체에 문제가 있는 구조성 척추측만증은 악화되는 경우가 많고 치료하지 않고 방치하면 심폐기능이 저하되며 수명이 단축될 수도 있다.

부산대병원 정형외과 척추측만증클리닉 박원욱교수팀이 지난 5월 한달간 부산 15개, 마산 1개 등 16개 초등학교 5~6학년 학생 총 6천5백14명에 대해 실시한 척추측만증 학교검진 결과 평균 3.82%에서 이상 소견이 나타났으며, 이상 소견이 있는 학생의 60~70%가 실제 척추측만증이 있을 것이라고 7일 밝혔다.

이상소견의 남녀별 발생빈도는 남학생 3천461명 중 88명(2.54%), 여학생 3천53명 중 161명(5.27%)으로 척추측만증이 발생할 가능성은 남학생보다 여학생이 훨씬 더 높은 것으로 조사됐다.

박교수는 "구조성 척추측만증의 대부분은 원인이 아직 밝혀지지 않은 특발성 척추측만증으로 전체 척추측만증의 80~85%를 차지한다"며 "이는 대개 10세이후에 발생하므로 빨리 발견해서 보조기 착용이나 수술 등으로 치료해야 한다"고 말했다.

백태현기자 hyun@

〈2000년 6월 7일 척추측만증 학교 검진 부산일보 보도〉

어서 전방 굴곡 검사 자세에서 척추측만기(scoliometer)라는 도구를 이용하여 측정하였습니다. 현재까지도 미국 학교 검진에서 권하고 있는 방법입니다. 5도 이상 기울어지면 양성으로 판단하였는데 전체의 3.82%에서 양성이었고 여학생은 5.27%, 남학생은 2.54%에서 양성 소견이었습니다. 이 내용은 2000년 6월 7일 부산일보에 보도되었습니다.

인터넷 시험

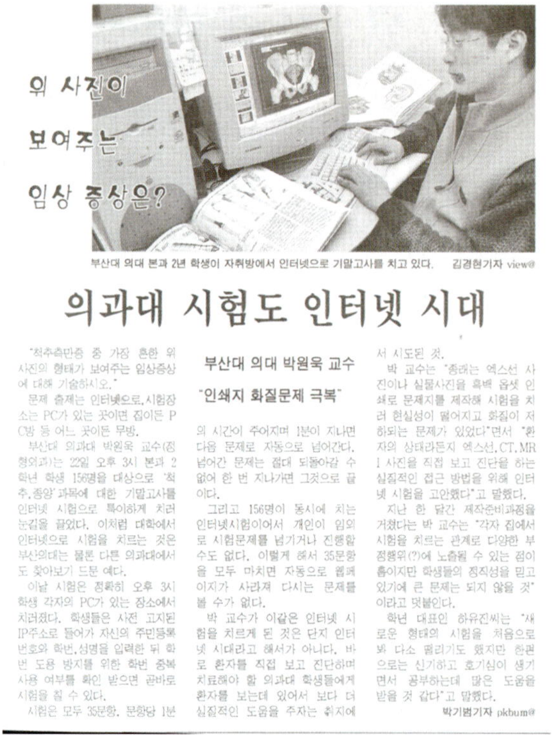

위 사진이 보여주는 임상 증상은?

부산대 의대 본과 2년 학생이 자취방에서 인터넷으로 기말고사를 치고 있다. 김경현기자 view@

의과대 시험도 인터넷 시대

부산대 의대 박원욱 교수

"인쇄지 화질문제 극복"

"척추측만증 중 가장 흔한 위 사진의 형태가 보여주는 임상증상에 대해 기술하시오."

문제 출제는 인터넷으로, 시험장소는 PC가 있는 곳이면 집이든 PC방 등 어느 곳이든 무방.

부산대 의과대 박원욱 교수(정형외과)는 22일 오후 3시 본과 2학년 학생 156명을 대상으로 '척추, 종양' 과목에 대한 기말고사를 인터넷 시험으로 특이하게 치러 눈길을 끌었다. 이처럼 대학에서 인터넷으로 시험을 치르는 것은 부산의대는 물론 다른 의과대에서도 찾아보기 드문 예다.

이날 시험은 정확히 오후 3시 학생 각자의 PC가 있는 장소에서 치러졌다. 학생들은 사전 고지된 IP주소로 들어가 자신의 주민등록번호와 학번, 성명을 입력한 뒤 한번 도용 방지를 위한 학번 중복 사용 여부를 확인 받으면 곧바로 시험을 칠 수 있다.

시험은 모두 35문항. 문항당 1분의 시간이 주어지며 1분이 지나면 다음 문제로 자동으로 넘어간다. 넘어간 문제는 절대 되돌아갈 수 없어 한 번 지나가면 그것으로 끝이다.

그리고 156명이 동시에 치는 인터넷시험이어서 개인이 임의로 시험문제를 넘기거나 진행할 수도 없다. 이렇게 해서 35문항을 모두 마치면 자동으로 웹페이지가 사라져 다시는 문제를 볼 수가 없다.

박 교수가 이같은 인터넷 시험을 치르게 된 것은 단지 인터넷 시대라고 해서가 아니다. 바로 환자를 직접 보고 진단하며 치료해야 할 의과대 학생들에게 환자를 보는데 있어서 보다 더 실질적인 도움을 주자는 취지에서 시도된 것.

박 교수는 "종래는 엑스선 사진이나 실물사진을 흑백 옵셋 인쇄로 문제지를 제작해 시험을 치러 현실성이 떨어지고 화질이 저하되는 문제가 있었다"면서 "환자의 상태라든지 엑스선, CT, MRI 사진을 직접 보고 진단을 하는 실질적인 접근 방법을 위해 인터넷 시험을 고안했다"고 말했다.

지난 한 달간 제작준비과정을 거쳤다는 박 교수는 "각자 집에서 시험을 치르는 관계로 다양한 부정행위(?)에 노출될 수 있는 점이 흠이지만 학생들의 정직성을 믿고 있기에 큰 문제는 되지 않을 것"이라고 덧붙인다.

학년 대표인 하유진씨는 "새로운 형태의 시험을 처음으로 봐 다소 떨리기도 했지만 한편으로는 신기하고 호기심이 생기면서 공부하는데 많은 도움을 받을 것 같다"고 말했다.

박기범기자 pkbum@

〈2001년 12월 24일 부산일보 기사〉

2001년 12월 22일 부산의대 본과 3학년 정형외과 기말 시험의 일부를 인터넷으로 실시하였었습니다. 아마 우리나라 의과대학에서는 처음일 것으로 생각합니다. 그 해 12월 24일 부산일보에 보도되었는데 그 때 문제 중에 하나가 〈척추측만증 중 가장 흔한 위 사진의 형태가 보여주는 임상 증상에 대해 기술하시오〉였으며 그 문제가 기사화되었습니다. 그런데 인터넷 방면에서는 저보다 학생들이 한 수 위였습니다. 12월 22일 오후 3시부터 50개의 문제가 인터넷 상으로 띄워졌는데 학생들은 PC 방에 모여 대화 창을 띄워놓고 사이버 컨닝을 했던 것입니다. 집에서 시험을 친 학생들이 손해를 본 것입니다. 인터넷 시험 점수가 정형외과 전체 점수의 2% 미만에 해당되는 시험이어서 재시험을 치진 않았지만 인터넷 시험에 대한 즐거운? 추억이 되었습니다.

그 당시 인터넷 시험을 출제한 후 대학 당국에 보고서를 제출했는데 보고서 내용은 아래와 같습니다. 척추측만증과는 무관하지만 제 추억으로 올립니다.

〈인터넷 시험 공고〉

대상: 의과대학 의학과 본과 2학년

과목: 정형외과 박원욱 교수 강의 분야

(척추, 종양, 혈관 및 피부장애, 골반 골절)

시간: 2001. 12. 22 (토) 오후 3시

시험 방법:

1. 이미 알려드린 IP 주소로 들어가 주민등록번호, 학번, 성명을 입력한다.
2. 학번 중복이 안된 것이 확인되면 시험 시작을 알리는 메시지와 함께 시험이 시작됨.
3. 문제는 총 35문제이며 문제 당 1분임.
4. 답을 기입하고 문제 시작 후 1분이 지나면 자동으로 다음 문제로 넘어감.

이 때 표시창에 enter를 치라는 안내가 나옴.

5. 35분이 경과되면 문제는 끝나고 다시 볼 수 없음.
6. 늦게 접속하면 문제를 다 볼 수 없으므로 정시에 접속하기 바람.

정형외과 부교수 박원욱

〈인터넷 시험 보고서〉

정형외과 부교수 박원욱

기존의 의과대학 시험은 거의 대부분 글자로 된 문제를 보고 문제를 푸는 형식이었다. 의학적 지식을 실제 임상에 적응하기 위해 해결형 문제 형식이 개발되어 출제되고 있지만 이런 형식 역시 실제 임상에서 환자에 적응시키는 데는 한계가 있다. 또한 증례를 옵셋 인쇄한 시험도 경비가 들고 많은 증례를 인쇄하기 어렵다는 단점이 있다. 이런 한계를 극복하기 위해 OSCE (Objective Structured Clinical Examination)가 개발되었는데 OSCE는 문제(station)를 개발하는데 시간과 경비가 많이 들어 아직 국내에는 몇 개 대학의 몇 개 과에서만 한정되어 시행되고 있다. 인터넷 시험은 다음과 같은 장점이 있다.

· 사실감이 있고 생동감이 있는, colorful 한 실제 임상 예에 대한 문제 출제가 가능하다.
· 한 개의 프로그램만 개발하면 전 학과의 전 교수가 시험 문제를 출제 할 수 있다.
· 2차 출제부터는 경비가 들지 않는다.
· Excess 프로그램을 이용하면 채점을 용이하게 할 수가 있고 각 문제에 대하여 정답률 및 오답률 분석이 용이하다. 이 경우 정답은 단답형이어야 한다.

그러나 인터넷 시험은 아래와 같은 단점이 있다.
· 컴퓨터 프로그램이 개발되어 있지 않다.
· 문제를 내는데 시간이 걸린다.

· 동시에 한 자리에서 학생 전부가 시험을 치기 어렵다(장소문제, 서버문제).

· 감독자가 없어 시험치는 동안 수험자간에 정보 교환(커닝)이 가능하다.

--Cellular phone 사용

--학생들끼리 형성한 on-line community 공간에서 chatting을 통해 컴퓨터 상에서

서로 대화가 가능

--PC 방에서 단체로 시험을 치면서 서로 대화가 가능함

· 문제가 나가는 동안 프로그램에 문제가 발생할 경우 즉시 대처하기 어렵다.

· 전용 line 이 없는 경우, 크지는 않지만 학생들에게 인터넷 접속비가 필요하다.

1) 컴퓨터 프로그램

현재 인터넷 시험을 위한 프로그램이 개발되어 있지 않아 지난 2001년 12월 22일 본과 2학년을 대상으로 시행한 인터넷 시험의 프로그램은 모 컴퓨터 회사에 의뢰하여 제작하였다.

기본 프로그램이 제작되어 있으면 추후 다시 프로그램을 제작하지 않아도 될 것이다.

2) 문제 출제

인터넷 시험은 대개 그림 파일이므로 기존 슬라이드를 scanning 하거나 digital camera 로 촬영하여 문제를 출제해야 하므로 시간이 걸린다. 12월 22일 시험의 경우 개인 홈페이지(www.scoliosis.co.kr-수업 내용은 비밀 번호가 걸려 있고 학생들에게 알려짐)에 수업 시간 중에 학생들에게 강의했던 slide가 모두 scanning 되어 올려져 있고 이 범위 내에서 시험문제를 출제했으므로 시간이 많이 걸리지는 않았다. 다만 질문은 따로 작성해야 한다.

3) 시험 장소 문제 및 서버 문제

현재 부산대학교 의과대학에는 gate server는 있으나 web server는 없다. Web server가 없으면 자체적으로 시험을 치는 것은 불가능하다. 이 문제는 컴퓨터 회사에 의뢰하거나 web server computer가 있는 개인에 의뢰해야 한다. 또한 한 학년의 학생 수만큼 컴퓨터가 갖추어져 있지는 않아 학교에서 동시에 시험을 치는 것은 불가능하다. 따라서 개인 PC를 사용해야 하지만 아직 전체 학생이 모두 PC를 보유하고 있지 않아 소위 PC 방을 이용할 수 밖에 없다.

4) 시험 중 정보 교환(커닝) 문제

커닝은 인터넷 시험을 시행하는데 가장 큰 문제점이다. 감독자가 없으므로 전화 혹은 internet folder 창을 열어 놓아 서로 대화가 가능하다. 전화는 학생 두 명이 대화가 가능하지만 internet folder 창은 전 학생이 동시에 대화가 가능하고 한 학생이 답을 올리면 다른 모든 학생이 이 답을 볼 수 있으므로 조직적으로 커닝이 가능하며 이를 막을 방법은 없다. 그러나 이 site를 감독자가 알면 on-line 상으로 열어 놓아 감독은 가능하리라 생각되지만 또 다른 web site에서 몇 명의 대화는 알아낼 방법이 없으므로 학생들의 양심에 맡기는 것 외에 근본적으로 커닝을 해결할 방법은 없다고 생각된다. 또한 많은 학생들이 PC 방에서 시험을 치르므로 서로 구두로 대화가 가능한 단점이 있으나 개인 컴퓨터 보급이 늘어나므로 이 문제는 점점 해결되리라고 생각된다. 즉 각 학생 집에 있는 컴퓨터의 IP address를 감독자에게 미리 등록시키면 집에서 시험을 치는 지 여부를 확인을 할 수 있다.

5) 시험치는 도중에 발생할 수 있는 program source 문제

프로그램은 금방 변경시킬 수가 없기 때문에 시험치는 도중 문제가 발생하면 시험 자체가 무산될 수 있다. 예를 들면 답을 쓰는 공간에 어떤 기호를 입력하면

문제가 넘어가지 않거나 문제가 진행하지 않는 것이다. 따라서 감독자는 시험을 치기 전 미리 정답뿐 아니라 모든 기호를 정답란에 입력해 보고 문제가 잘 진행하는 지 확인해야 한다.

결론

인터넷 시험은 출제자의 많은 노력이 요구되어 시도하기가 어렵고 infra가 구축되어 있지 않은 현재의 상황에서 기존의 시험을 대체할 수는 없다. 또한 여러 가지 단점으로 인해 배점을 크게 할 수 없다. 그러나 의과대학의 특성 상 임상 증례에 대한 해결형 문제가 필요한 상황에서 기존의 시험 형태가 가지고 있는 단점을 상당히 보완할 수 있는 방법으로 사료된다.

KBS 병원 24시

1998년에 시작된 KBS 전국방송 〈병원 24시〉는 특별한 질환에 걸린 환자의 의학적인 내용뿐 아니라 가족, 직장에 대한 내용까지 다루어져서 당시 상당한 인기 방송이었습니다. 2001년 병원 24시 PD 중 한 분인 오승배PD가 부산에 와서 당시 모 병원 신경과 전문의 근무하던 제 대학동기 노순기가 저를 소개해줬습니다. 수술 예정이던 139도의 35세의 선천성 척추측만증 환자가 촬영에 응해 주어 수술 전 1주 이상의 집안 상황 촬영 후 전방 유리술 및 뼈 이식술, 2주 후 후방 금속 고정술 및 뼈이식술을 하고 잘 걷는 모습까지 전국 방송에 방영되었습니다. 당시 제목은 〈키 작은 아빠 봉구씨가 사는 이유〉 였는데 호응이 좋아 오승배 PD와 연속으로 두 번 더 촬영을 하여 전국에서 매우 드물게 병원 24시에 3번 출연한 의사가 되었습니다. 첫 번째 방송 후 전국에서 병원으로 전화가 답지하였습니다. 그 덕택에 수술 및 외래 환자가 많이 늘었습니다.

두 번째 환자는 11세 신경섬유종 척추측만증 환자였습니다. 앞서 기술했지만 신경섬유종 척추측만증은 뼈의 변형도 심하고 출혈도 많으며 뼈 이식을 해도 뼈가 잘 붙지 않아 금속 파손이 흔한 척추측만증이기 때문에 수술이 까다롭고 신경이 많이 쓰입니다. 120도 넘는 척추후측만증 수술이었고 폐기능도 정상의 20% 정도였기 때문에 매우 어려운 수술이었습니다. 역시 별 문제없이 수술을 마쳤고 환자도 좋아졌습니다.

세 번째 방송은 〈통할머니〉로 퇴행성 척추후만증(최근 진단은 퇴행성 편평배증후군, degenerative flatback) 환자였는데 허리가 너무 많이 앞으로 굽어져 지팡이나 유모차를 끌지 못할 정도여서 소위 '다라이'를 밀고 다니는 할머니였습니다. 수술은 무사히 마쳤고 회복하셔서 워커를 잡고 걷는 모습이 마지막 장면이었습니다.

〈병원 24시〉는 나를 전국적인 척추측만증 의사로 만들어준, 내 인생에서 크게 의미 있는 추억이 되었습니다.

제가 출연했던 3회의 방송은 아래와 같습니다.

1. 2001년 4월 15일. 행복의 조건: 키 작은 아빠 봉구씨가 사는 이유(139도 선천성 척추측만증 수술)

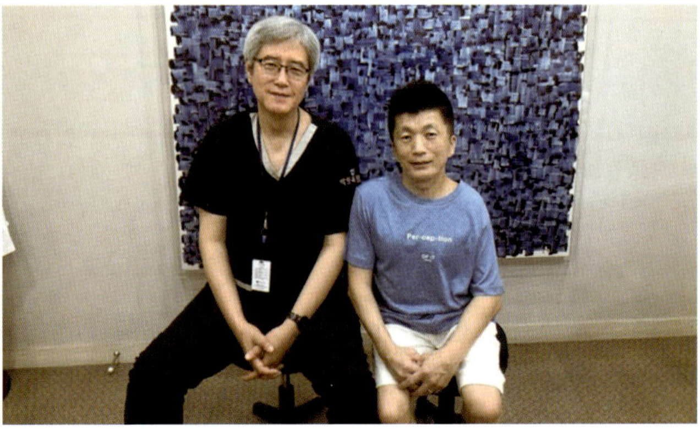

〈2019년 8월 외래 진료 보러 오신 봉구씨와 함께〉

2. 2003년 4월 11일: 달리고 싶어요 (신경섬유종 척추측만증 수술): 120도 신경섬유종 척추측만증 전후방 수술
3. 2003년 11월 27일. 통 할머니의 머나먼 길(퇴행성 척추후만증 수술)

척추측만증 수술을 하루에 3건을 하다

척추측만증 수술은 작은 수술이 아닙니다. 수술 전에 환자 상태를 파악하고 수술 계획을 세우고 수술 시작 전 마취를 한 후 환자의 자세를 잡고 난 후 신경감시장치 장착하고 소독하고 소독포를 씌운 후 환자 상태를 다시 확인 후 수술을 시작합니다. 수술 시간도 최소 3시간에서 8시간 정도 걸립니다. 저는 개인적으로 하루에 척추측만증 수술 3건을 한 적이 2회 있었습니다. 한번은 부산대학교병원 교수 시절이었고 또 한 번은 센텀병원 근무 시절이었습니다. 두 날 다 저녁 6시경 모든 수술이 마무리 되었는데 하루 3건이 가능한 이유는 수술실 2개를 교대로 사용했기 때문입니다. 첫 수술 마치기 한 시간 이상 전에 다른 방에서 다음 환자를 준비하면 하루 3건이 가능합니다. 당시 사용된 기구 회사 부사장님이 서울에서 내려오셨는데 깜짝 놀라셨던 기억이 납니다. 당시 수술받았던 6명의 환자는 합병증없이 아주 잘 나았고 수술 후 결과도 매우 만족스러웠던 기억이 있습니다.

부산에서 체계적인 척추측만증 검진을 시작하다

부산의대 교수를 퇴직하여 센텀병원에 근무하던 시절 건강관리협회 부산지부에서 연락이 와서 많은 만남 끝에 부산시 초등학생 척추측만증 검진 사업을 시작하였습니다. 척추측만증 중 가장 흔한 특발성 척추측만증은 대부분 초등학교 5학년 경에 시작되기 때문에 부산시 전체 초등학교 5학년 학생을 대상으로 검진을 하였습니다. 당시 부산시에서 예산을 지원하였고 검진 차량에 모아레 검사 장비를 싣고 각 학교를 돌아다니면서 학기 중에 부산시 전체 초등학교 5학년 학생

을 검사하였습니다. 모아레 검사(책 본문 내용에 설명 됨)는 완벽하진 않지만 몸에 전혀 해가 없이 척추측만증 유무를 비교적 쉽게 진단할 수 있는 장비입니다. 그러나 촬영하는 동안 자세가 틀어지면 위양성(정상인데도 병이 있는 것처럼 나타나는 것)으로 판단될 확률이 큰 단점은 있습니다. 부산시 전체 초등학교 양호선생님과 보건 관계자를 대상으로 한 첫 강의는 2002년 6월 26일 건강관리협회(현 건강증진협회) 부산광역시 지부 강당에서 개최되었고 그 이후에는 부산시청 대강당에서 약 200명을 대상으로 매년 강의하였습니다. 2005년부터는 부산의 3개 대학병원과 연계하여 정형외과 전문의 4인 체제(3개 대학병원 교수님들과 센텀병원 박원욱)로 검진을 진행하였습니다. 건강증진협회와의 검진은 2017년까지 마무리되었고 2019년부터는 부산시 교육청과 결핵 협회와 연계하여 내가 선정한 4개 병원 합동으로 검진을 하였습니다. 제가 책임연구원이었던 2008년도 결과에 대한 내용을 간략하게 옮기겠습니다.

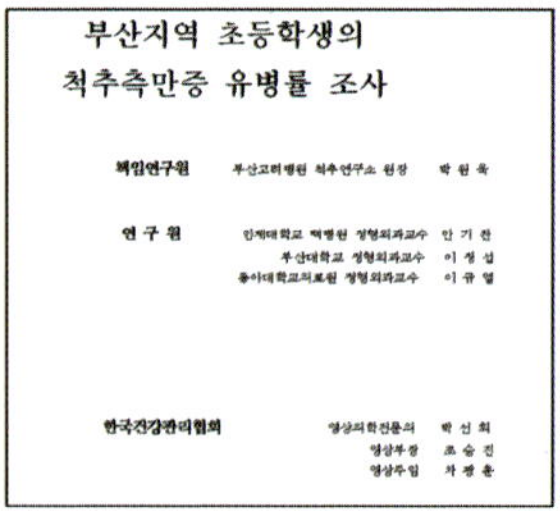
부산지역 초등학생의
척추측만증 유병률 조사

책임연구원 부산고려병원 척추연구소 원장 박원욱

연구원 인제대학교 백병원 정형외과교수 안기찬
부산대학교 정형외과교수 이정섭
동아대학교의료원 정형외과교수 이규열

한국건강관리협회 영상의학전문의 박선희
영상부장 조승진
영상주임 차정훈

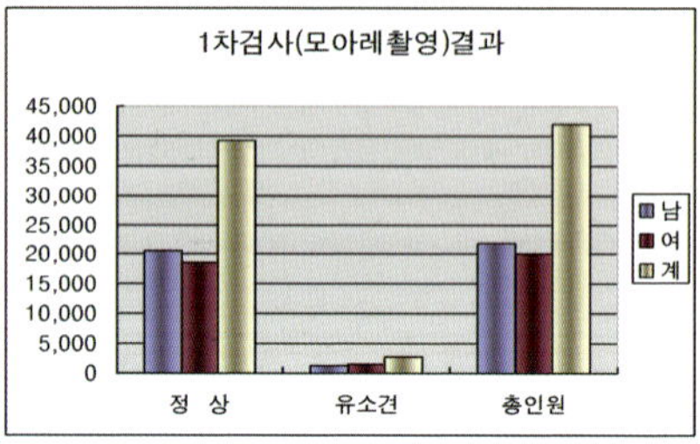

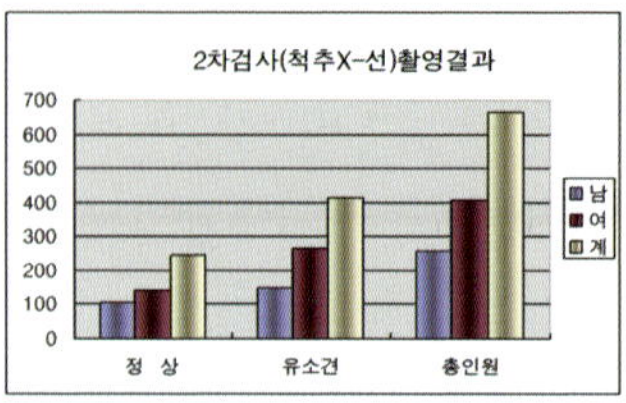

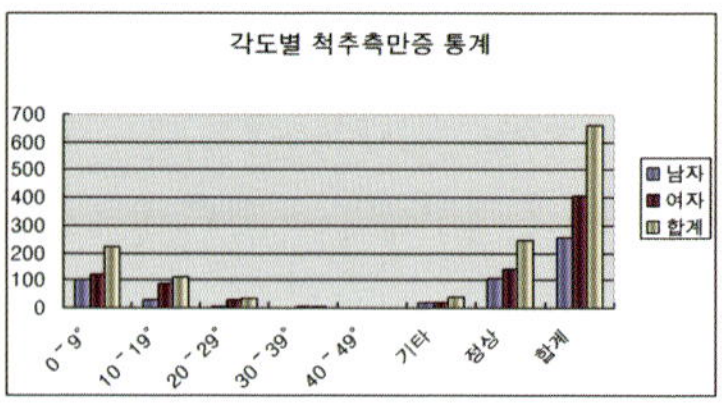

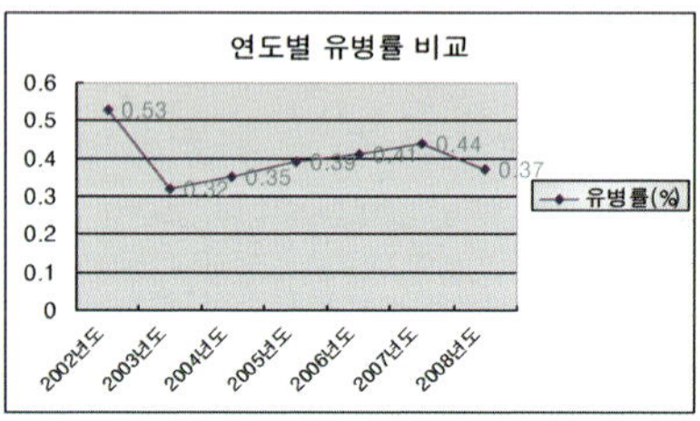

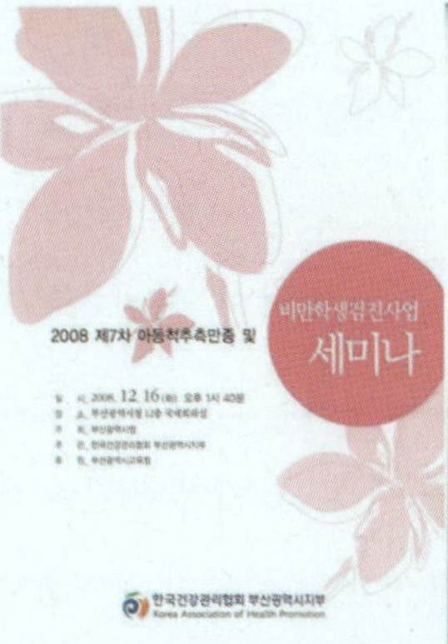

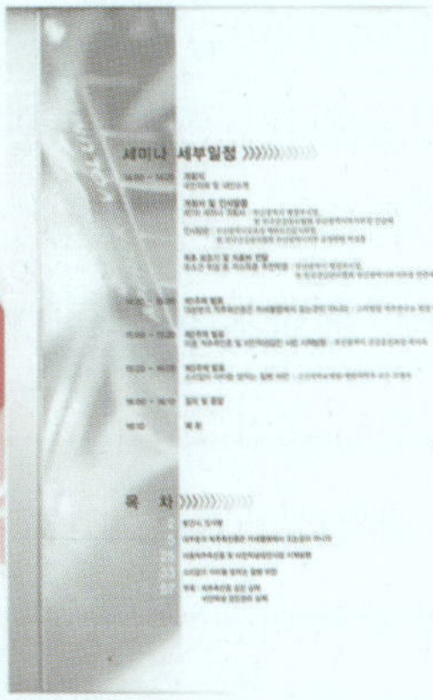

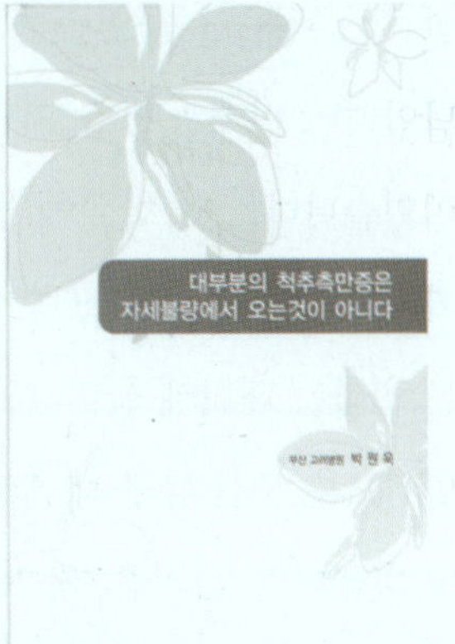

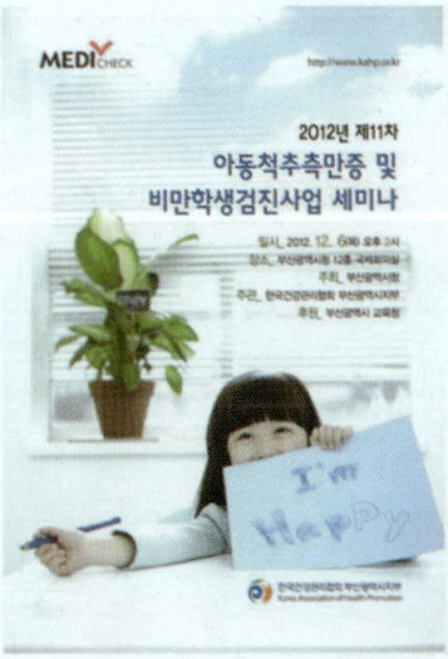

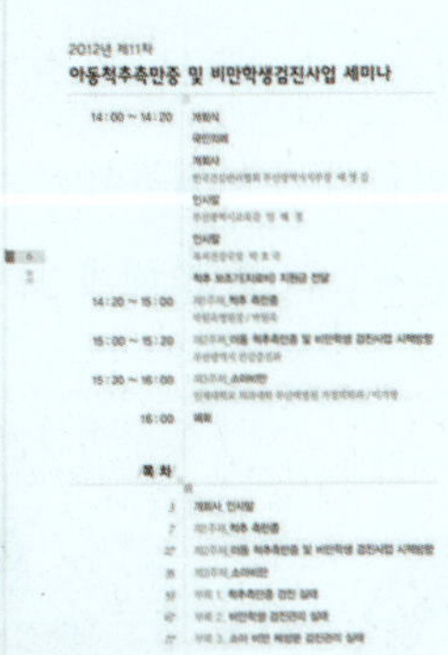

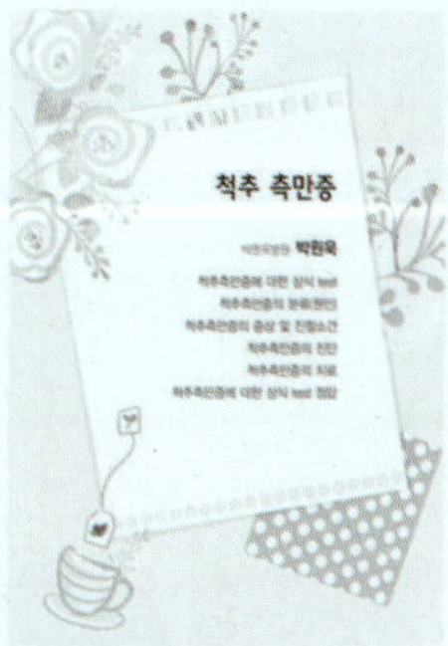

선천성 관절 구축증(Arthrogryposis) 환자 O동민

O동민군이 5살 때 제가 처음 진료를 했었습니다. 척추는 심하게 휘어져 있고 손발 관절을 제대로 사용하지 못했습니다. 보호자는 고아원 시설의 선생님이셨습니다. 그렇습니다. O동민군은 부모부로부터 시설에 맡겨진 아이였습니다. 5세였는데도 척추측만증 각도는 60도가 넘었습니다. 6세가 되어서는 90도가 넘었습니다. 앞서 언급되었지만 10세 이전이라도 각도가 너무 심하고 점점 나빠지면 조치를 취해야 합니다. 너무 어릴 때 척추 유합술을 하면 흉곽 발달 부전, 상하체 비율 문제, crankshaft 현상 등 여러 문제가 생길 수 있습니다. 그래서 telescoping rod를 사용한 수술을 하고 6개월마다 늘리는, 간단한 수술을 7회를

한 후 고정술을 하였습니다. 각도가 워낙 심해 고정술을 하고도 상당한 각도가 남았지만 현재까지 잘 지내고 있습니다. O동민군은 중학교 때부터 만화가가 꿈이었습니다. 고등학교에 들어가서 진료를 보던 어느 날 그림을 그렸다고 하면서 가져왔습니다. 아래 그림은 아직 제 외래 진료실에 걸려 있습니다. 이제 O동민군은 원하는 대학에 들어갔고 성인이 되어 일도 하고 있습니다. 저는 O동민군과의 인연으로 부산 남구 대연성당 내의 성프란치스코의 집에 20년 이상 후원을 해오고 있습니다. 그곳은 거의 전부 장애 아동들이고 관리가 많이 필요한 아이들입니다. 선생님들도 대단하십니다. 후원자들에게는 매년 결산 내역을 보내주는데 선생님들의 급여는 정말 최저였습니다. 하시는 일은 너무 힘듭니다. 예전에 제가 봉사하러 방문했었는데 선생님들과 수녀님들께서는 희생정신과 사명감 없이는 절대 할 수 없는 일들을 하고 계셨습니다. 고개가 저절로 숙여집니다.

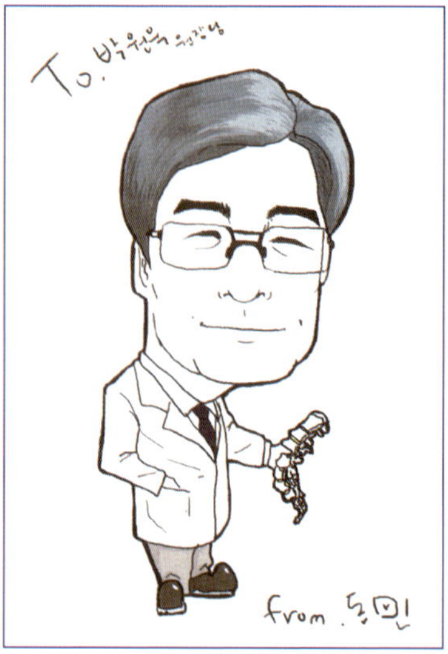

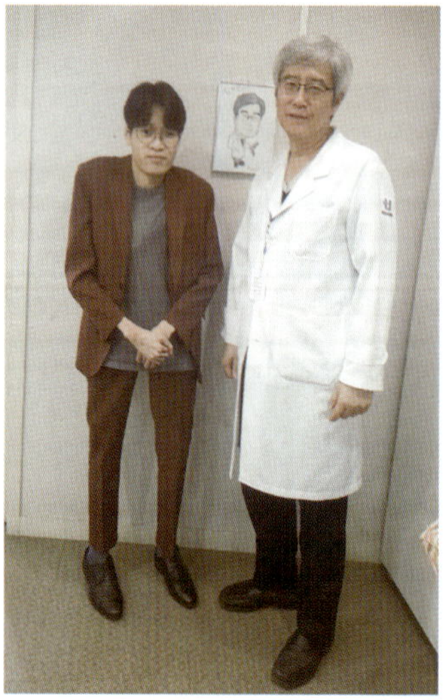

〈O동민군이 고등학생 때 그려준 그림과 2019년 동민군과 함께〉

수많은 척추측만증 강의

지금까지 척추측만증에 대한 강의는 양호교사, 시청, 교육청, 구청, 직원대상 강의, 의사회 관련 강의, 대학교수가 아닌 봉직의나 개원의 자격으로 부산대, 영남대, 계명대 및 여러 병원 의국의 스탭과 전공의에 대한 강의 등 백 번 이상은 한 것 같습니다. 그렇지만 강의를 할 때마다 새로운 증례와 논문 내용을 추가해왔습니다. 그래서 이 글을 쓸 즈음엔 강의할 power point 장수가 천 장에 육박하게 되었습니다. 물론 강의할 때마다 그 많은 내용을 다 넣을 수도 없고 상황에 맞게 추려서 강의하였습니다.

척추측만증 학회 첫 발표

저는 지금까지 척추측만증에 대한 논문을 학회에 약 50여 회 발표하였습니다. 최초 발표는 1997년 부산 파라다이스 호텔에서 개최된 제 14차 대한척추외과학회 춘계학술대회였는데 제목이 〈척추경 나사못을 이용한 특발성 척추측만증 수술-Preliminary report〉였습니다. 특발성 척추측만증에 대해 석세일 교수님 방법인 척추경 나사를 고정하여 수술한 9례를 발표하였는데 증례 수는 적었지만 당시 석세일 교수님 외에는 그 방법으로 수술해서 발표한 경우는 거의 없었고 외국에는 흉추에 나사를 고정하는 것을 금기 시 하였기 때문에 외국 의사가 발표한 경우도 없었습니다. 30대 중반의 젊은 교수가 척추측만증 수술에 대해 발표를 하니 전국의 여러 교수님들께서 질문을 많이 하셨습니다. 떠듬거리며 답변을 하고 있는 도중 석세일 교수님께서 질문자로 나오셔서 코멘트를 하셨습니다. "이 자리에 이 수술을 해서 발표한 사람 있어요? 대단한 수술입니다." 하고 말씀하시니 더 이상 다른 교수님들의 질문이 없었습니다. 전임의 시절 욕먹던 기억이 감동으로 다가오는 순간이었습니다. 석세일 교수님은 제자들을 가르치실 때는 눈물이 쏙 빠지게 야단치시면서도 학회 등 외부에서는 제자들은 너무나 아껴 주셨습니다. 그 세션 마치고 coffee break time에 복도를 나오니 많은 선배 의사분들이 칭찬을 해 주셔서 기분이 매우 좋았었던 기억이 납니다. 그 때, 수년 후 제가 갈 센텀병원의 병원장이 되실 박종호 울산 강서병원장님께서 "부산대학에 이런 인재가 있었네요"라고 말씀하신 상황이 아직도 기억납니다.

대한정형외과학회 연수강좌에서 '특발성 척추측만증에 대해 강의하다

2002년 10월 17일 서울 힐튼 호텔에서 개최된 제 46차 대한정형외과학회 추계학술대회에서 특발성 척추측만증에 대한 강좌가 있었는데 이종서(성균관의대 삼성의료원), 이춘성(울산의대 아산병원), 이춘기(서울의대)교수님들과 함께 강의를 하였습니다. 다른 교수님들보다 한참 어린 40대 초반의 지방의대 교수가 우리나라 최고 병원의 교수님들과 같이 강의를 한다는 건 커다란 영광이었습니다. 발표 전날까지 거의 밤새다시피 준비하여 발표하였는데 당시 수백 편의 논문을 참고하였고 이를 토대로 내 나름의 특발성 척추측만증의 원인 흐름도를 작성하였습니다. 이 강좌 발표 몇 년 후 정형외과 교과서라고 할 수 있는 Campbell's Textbook of Orthopaedic Surgery 신판에 내가 그린 도표보다는 간단하지만 비슷한 도표가 실리기도 했습니다.

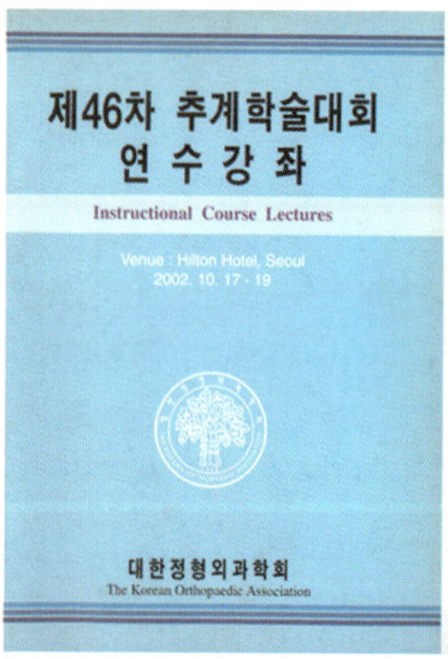

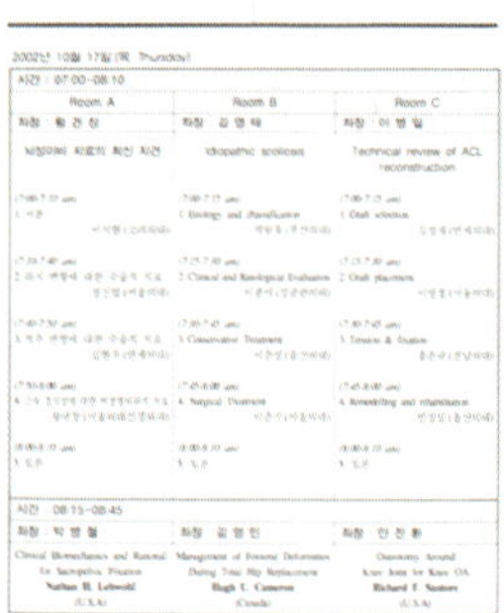

부산의대 교수로서 처음이자 마지막 best teacher

1998년인가, 1999년인가에 서울의대에서 best teacher를 선정했었는데 다음 해 부산의대에서도 본과 3학년 학생들이 투표를 하였습니다. 제 기억으로는 제가 56%로 압도적인 1위였고 2위 교수님께서는 16%였던 것으로 생각됩니다. 학생들이 그 결과를 전체 의대생들이 볼 수 있는 복도에 붙여놨었는데 30대 후반 교수였던 저는 정말 기분이 좋았습니다. 당시 제 홈페이지에 미리 강의록을 올려놓아 언제든지 다운 받을 수 있게 해놨고 시험도 증례를 옵셋 인쇄를 해서 출제를 했으며 매년 강의 내용을 새롭게 고쳐 upgrade 했던 것이 best teacher로 선정된 이유라고 생각했었습니다. 그러나 그 후 더 이상 그런 투표는 시도되지 않았다고 합니다.

척추 전공 의사로서 느낀 점

수술을 하기 싫어하는 외과계 의사는 거의 없다고 생각합니다. 물론 외과계 전공을 지원할 때는 수술을 할 수 있다고 생각하고 지원했는데 막상 전공의를 시작하고 나서 또한 전문의를 따고 나서도 자신의 손, 머리, 심성이 수술에 적합하지 않다고 생각되어 수술을 하지 않는 의사도 있긴 합니다. 반대로 어떤 외과계 의사는 수술할 정도의 환자가 아니면 설명도 잘 해주지 않고 치료를 받는 말든 별 신경을 쓰지 않는 경우도 있습니다. 사실 후자가 더 많은 것 같습니다. 외과 의사의 이런 성향은 봉직의, 병원장, 대학교수를 가리지 않습니다. 제가 이런 내용을 적는 이유는 서울의 큰 대학병원에 갔다가 실망하고 돌아온 부모님이 많기 때문입니다. 수술 적응증이 되는 경우는 보호자에게 열심히 설명해서 수술을 받게 하지만 수술을 할 정도가 아닌 경우는 설명도 잘 해주지 않고 빨리 진료실 밖으로 내보내서 밖의 간호사에게 설명을 들으라고 했다는 부모님의 말을 많이 들었습니다. 수술 여부와는 관계없는, 많은 궁금증이 있어서 질문을 하고 싶은데 사실 대학 교수님들은 그런 질문을 다 대답할 시간이 없기도 합니다. 제 경험 상 수술할 환자에 대해서만 성의 있는 설명을 해 준다면 언젠가는 설명할 환자 자체가 없어질 수도 있다고 생각합니다. 대학교수님들은 실력을 보고 환자들이 찾습니다. 저도 그런 생각을 했던 적이 있었지만 많은 대학교수님들이 저처럼 중도에 퇴직 후 혹은 정년 퇴임 후 환자들이 찾지 않아 당황하시는 것을 봐 왔습니다. 이것은 척추측만증만에 대한 것만은 아닐 것입니다. 척추뿐만 아니라 어떤 수술이든지 크게 다르지는 않을 것입니다. 저는 이것을 환자라는 대상을 의사가 어떻게 생각하느냐에 대한 문제일 것이라는 생각을 합니다.

매스컴에 나와서 수술을 하지 않고도 좋아지는데 수술을 권하는 의사들이 많다고 의사들을 싸잡아 비난하는 의사나 교수님들도 있습니다. 드물겠지만 실제로 그 병원에서는 '저희 병원의 많은 환자분께는 수술을 잘 권하진 않지만 환자분은 수술을 해야 하는 경우입니다'라고 수술을 권유하는 경우도 많습니다. 겉으로는 자신은 환자를 위하는 의사이다라고 광고하지만 실상은 돈과 명예를 좇는 의사들입니다. 우리나라 의료계의 문제점은 알 지도 못하고 관심도 없으면서 개원가의 병원과 의사들을 돈만 아는 의사들이라고 욕하는 일부 교수님들도 있습니다. 결국은 자신의 제자들을 욕하는 것이죠. 우리나라 의료 수가는 인도, 파키스탄보다 저렴합니다. 이런 문제에 대해 불만을 토로하면 정부나 국민들로부터 저항을 받으니 동료나 후배, 제자들을 비난하면서 자신만 좋은 의사로 인정받는 것입니다. 개원가의 의사들은 평균적으로 보자면 대학교수들보다 이론적 실력은 모자랄 것입니다. 그러나 환자를 위한 마음은 모자란다고 할 수 없다고 생각합니다. 또한 병의원은 많은 일자리를 만들고 있습니다 정년 퇴직한 교수님들이 일할 수 있는 자리도요.

척추측만증 수술을 받으시려는 분들께

저에게 오시라고 말씀 드리는 것은 아닙니다. 마지막 장의 통계를 보시면 아시겠지만 서울 경기 지역, 특히 그 지역의 대학병원에서 척추측만증 수술을 많이 합니다. 수술을 많이 하시는 교수님들이 실력이 좋을 수 밖에 없습니다. 한가지 추가할 말씀은 어떤 수술이든 의사의 성격이 수술 결과에 많은 부분을 결정합니다. 성격이 차분하고 환자나 보호자 눈을 쳐다보고 자신 있게 설명하며 평소에 논문을 쓰시며 공부도 열심히 하시는, 노력하는 교수님들을 추천합니다.

구글에 나오는 척추측만증 관련 제 논문들

제가 쓴 척추측만증 관련 국내외 논문은 30편이 넘습니다만 구글에 나오는 것만 올려봅니다. 구글 캡처했습니다.

Article PDF Available

Types and Associated Anomalies of Congenital Scoliosis

January 2001 · Journal of Korean Society of Spine Surgery 8(3)

DOI: 10.4184/jkss.2001.8.3.202

Authors:

Weon Wook Park, Seong Jun Ahn, Jeong Tae Kim, Keun Tak Suh

Article

An analysis of adolescent idiopathic scoliosis according to Coonrad classification

January 2001 · The Journal of the Korean Orthopaedic Association 36(3):259

DOI: 10.4055/jkoa.2001.36.3.259

Authors:

Weon Wook Park, Yang Soo Park, Sang Jin Cheon, Seung Wook Kim

Article PDF Available

The Change of Cobb Angle According To Position in Adolescent Idiopathic Scoliosis

January 2003 · Journal of Korean Society of Spine Surgery 10(3)

DOI: 10.4184/jkss.2003.10.3.255

Authors:

Weon Wook Park, Jung Sub Lee (38.42 · Pusan National University), Ja Gyung Ku, Young Jun Choi

Article

Anterior Release and Fusion followed by Posterior Correction in Scoliosis: A Comparison of Open Thoracotomy and the Thoracoscopic Approach

January 2004 · The Journal of the Korean Orthopaedic Association 39(1):28

DOI: 10.4055/jkoa.2004.39.1.28

Authors:

Weon Wook Park, Tae Wook Nam, Jeong Tae Kim

Article

Anterior Release and Fusion followed by Posterior Correction in Scoliosis: A Comparison of Open Thoracotomy and the Thoracoscopic Approach

January 2004 · The Journal of the Korean Orthopaedic Association 39(1):28

DOI: 10.4055/jkoa.2004.39.1.28

Authors:

Weon Wook Park, Tae Wook Nam, Jeong Tae Kim, Jong Ha Park

Article PDF Available

The Comparison of Rigid and Semi-rigid Rod for the Correctability of the Thoracic Hypokyphosis of the Idiopathic Scoliosis

January 2005 · Journal of Korean Society of Spine Surgery 12(4)

DOI: 10.4184/jkss.2005.12.4.275

Authors:

Weon Wook Park, Seong Jun Ahn, Jong Ha Park

Cerebral glucose metabolic abnormality in patients with congenital scoliosis

August 2008 · European Spine Journal 17(7):948-55
DOI: 10.1007/s00586-008-0682-1
Source: PubMed

Authors:
Weon Wook Park · Kuen Tak Suh · Jeung Il Kim · Ja Gyung Ku

Decreased osteogenic differentiation of mesenchymal stem cells and reduced bone mineral density in patients with adolescent idiopathic scoliosis

September 2009 · European Spine Journal 18(12):1920-6
DOI: 10.1007/s00586-009-1129-z
Source: PubMed

Authors:
Weon Wook Park · Kuen Tak Suh · Jeung Il Kim · Seong-Jang Kim

Association between osteoprotegerin gene polymorphism and bone mineral density in patients with adolescent idiopathic scoliosis

August 2009 · European Spine Journal 18(12):1936-40
DOI: 10.1007/s00586-009-1145-z
Source: PubMed

Authors:
Il-Soo Eun · Weon Wook Park · Kuen Tak Suh · Jeung Il Kim

25 pISSN: 1226-2102, eISSN: 2005-8918

Original Article — J Korean Orthop Assoc 2015; 50: 25-30 • http://dx.doi.org/10.4055/jkoa.2015.50.1.25 www.jkoa.org

10년간 10, 11세 청소년에서의 특발성 척추 측만증 유병률 연구

안기찬 • 박대현 • 공규민 • 김주용 • 진성엽 • 이운성 김대유 • 하은정 • 이규열 • 박원욱 • 이정섭
인제대학교 의과대학 부산백병원 정형외과학교실, 한국건강관리협회, 동아대학교 의과대학 정형외과학교실, 박원욱병원 척추센터, 부산대학교 의학전문대학원 정형외과학교실

Prevalence Study of Adolescent Idiopathic Scoliosis in Ten-, Eleven-Year Olds for 10 Years

Ki Chan An, M.D., Dae Hyun Park, M.D., Gyu Min Kong, M.D., Joo Yong Kim, M.D., Sung Yub Jin, M.D., Woon Seong Lee, M.D., Dae You Kim, M.D., Eun-Jung Ha, Kyu Yeol Lee, M.D., Weon Wook Park, M.D., and Jung Sub Lee, M.D.
Department of Orthopaedic Surgery, Busan Paik Hospital, Inje University College of Medicine, Korea Association of Health Promotion, Department of Orthopedic Surgery, Dong-A University College of Medicine, Spine Center Park Weon Wook Hospital, Department of Orthopaedic Surgery, Pusan National University School of Medicine, Busan, Korea

척추측만증 수술 받은 환자 부친과 또 다른 학생으로부터 받은 편지

사실 의사의 힘은 환자로부터 옵니다. 치료 결과가 좋으면 행복하고 그렇지 못하면 밤잠을 못잡니다. 오래 전에 받은 편지지만 평생 간직할 편지입니다.

1

박 교수님께!
감사드립니다.
지난 1월 7일 교수님께 척추측만증 수술을 의뢰한 임선미 아빠 입니다.
성공적으로 수술을 마쳐주신 교수님께 그저 감사한 마음 뿐입니다.
다름이 아니라 제가 청주에 다녀오는 길에 저의 고향인 鎭川에 부탁해서 고향 특산품인 거봉포도를 숙유시켜 만든 술을 몇병 가져왔습니다

10×20

2

술의 특징은 아직 정부에 주류 허가를 받지 않고 마은병도 소규모로 생산되고 있으나 알콜도수가 50%이고 쉽게 취하고 빨리 깨며 숙취가 없는 술입니다.
약주를 좋아 하시는 지도 모르면서 몇병 가져 왔으니 드셔 보시고 또 필요 하시면 말씀 하십시오
다시 한번 성공적으로 수술을 마쳐주신 교수님과 동참해주신 모든 분들께 진심으로 감사드립니다.

10×20

3

부산 센텀병원과 교수님의 앞날에 무궁한 발전과 영광이 함께 하기를 기원합니다

2003년 1월 11일
임선미 아빠 임단섭 드림.

TO: 박 윤욱 선생님께..

선생님. 안녕하세요? 저 강현지입니다. 1월 7일 수술을 받은
워낙 환자가 많아서 기억 하실지 모르겠네요.
요즘도 많이 바쁘시죠?
저번에 보니까 예약환자도 많고 예약하지 않고 오시는 분도 많고..
정말 많이 바쁘시겠네요.
제가 이렇게 편지를 쓰는 이유는..
5/15일이 스승의 날 이잖아요..
그래서 선생님께 감사의 말씀을 전하고자 이렇게 편지를 씁니다.
선생님! 선생님께서 제가 다니는데 숨이 차지도 않고 허리가
아프지도 않게 수술 해주신것 정말 감~사 드립니다.
덕분에 저요즘은 학교 올라가는 길에 숨도 차지 않고 잘 올라간답니다.
그리고 예전에는 장거리를 걸으면 숨도차고 허리도 아팠는데
이제 그러지 않아서 놀러 많이 간답니다 ~! (ㅎㅎ..)
그리고 하나 더 좋은 거는요.
수술후에 살이 빠져서 예전에 작아서 못입던 옷도 입고 다녀요.
정말.. 이제 다 선생님 덕분이라고 생각하니 이 은혜를 어떻게 갚아야
할지.. 정말 감사드려요..
선생님께서도 선생님께서 수술하신 환자가 이렇게 좋은 결과를 얻으면
기분이 좋으시죠? 호호 ^^.
앞으로도 많은 환자들을 보실테죠?.. 힘이 드시면 선생님 덕분에 잘 지내고 있는
환자들을 생각하면서 기운내세요.
혹시 알아요? 나중에는 세계적인 척추 의사가 되셔서
CNN. MBC 등의 뉴스에 나오실지.. ㅎㅎ..
아무튼 건강하시구요. 6월쯤에 찾아 뵐게요.
그때까지 건강하시구요. 그리구... 감사드립니다.
안녕히 계세요~! ♡

PS: 여기 계시는 간호사 언니 에게도 안부전해주세요. 그리고 몸조리 잘하시라고도요!

baby blooms carry my wish and make it come true

24-3장. 후기-병원장이 되고 책을 쓴다는 것

병원장이 된다는 것은 '갑'이 아닌 '을'이 된다는 것이라고 하면 누가 믿을까요? 9년 간 병원장을 해보니 머리를 숙이는 것이 일상이고, 사람들에게 화가 나고 황당해도 참는 것이 당연하다는 생각을 하게 됩니다. 저의 경우 개원 직전, 부산의 모든 통증클리닉을 다니면서 제가 개원하는데 통증 치료로 호전되지 않는 척추 환자를 보내달라고 인사를 하러 다녔습니다. 호의적으로 대해 주시는 원장님들도 많았지만 잡상인 취급도 많이 당했습니다. 개인병원의 병원장은 백조입니다. 겉으로 보면 우아하게 보일지 몰라도 물에 빠지지 않기 위해 물 밖에서 보이지 않는 다리는 허우적대고 있습니다.

개인 병원장으로서 일하는 시간은 대학교수 때나 봉직 의사 때보다도 엄청 깁니다. 제가 대학교수일 때는 외래 진료, 수술, 회진 외에는 연구하고 자료 정리하고 공부하는 등 스스로 일을 하는 경우가 많으며 봉직 의사일 때는 외래 진료, 수술 시간 등 환자 진료하는 일 외에는 일과 시간 중이라도 거의 자유시간이라고 할 수 있습니다. 물론 병원에 따라 수술이 없으면 무조건 외래 진료를 해야 하는 병원도 있습니다. 그러나 저는 수술 시간에 수술이 없었던 적이 없었기 때문에 낮에는 항상 일을 했고 봉직 의사 시절에는 오전 외래 진료는 3시 넘어서 마쳤기 때문에 항상 혼자 점심 식사를 하곤 했었습니다. 병원장이 되니 봉직의사 시절에 했던 일은 전혀 줄어들지 않았고 거기에 병원 경영이라는 무거운 짐이 제 어깨를 눌렀습니다. 백 명이 넘는 직원들 관리는 정말 쉽지 않습니다. 입사한 지 반나절도 되지 않아 말도 없이 사라지는 직원, 병원장 앞에서는 일을 열심히 하는 척 하면서 뒤로는 횡령하는 직원, 퇴직하면서 같은 부서 직원들을 부추켜 같이 나가버리는 부서장, 병원은 적자인데 월급 올려달라는 의사들. 정말 사람 자체에 대한 회의감이 들 정도였습니다. 또한 경영이란 것은 숫자 싸움인데 경영에 관계된 숫자는 환자 진료만 해오던 저에게는 너무 어려웠습니다. 남는 사업을 하고 있는 건지, 계속 적자를 보고 있는 건지도 모를 때도 있었습니다. 또한 보건복지부, 건강보험 심사평가원, 고용노동부, 환경부, 세무서, 소방서, 구청, 보건소 등 정부기관의 규정에 맞춰 병원의 시설과 운영 규정, 보고서 등이 너무나 많습니다. 거기에 한번씩 터지는 환자나 보호자와의 법적 문제로 burn-out 된 적도 여러 번 있었습니다. 수술이나 시술 후 환자 상태가 좋지 않아 퇴근하지 못하고 전전긍긍했던 경험은 애써 잊으려 해도 악몽처럼 자꾸 생각이 났습니다. 개원 초기에 3-4년 간은 적자를 보았는데 당시에는 개원한 것을 후회했었습니다. 그러나 여기서 접으면 가족이 거리로 나앉아야 한다는 두려움 때문에 이를 악물고 일을 했습니다. 병원이 정상화되려고 하니 제가 자살했다는 소문이 돌았습니다. 병원으로는 천 통 이상의 전화가 왔었고 병원이 위치한 부산광역시 수영구 구청장님께서도 저에게 전화를 하셔놓고 "박원장, 죽었다며?" 하셨습니다. 박원욱이라는 이름으로 인터넷 검색을 하면 '박원욱병원장 자살' 이라는 글이 자동 완성되기도 하였습니다. 당시 행정부원장이 병원 근처 식당에 갔더니 어떤 아주머니가 식당 사장님께 자신이 박원욱병원장 장례 후에 관이 나가는 것을 봤다고 말하고 있었답니다. 행정부원장이 '당신 뭐 하는 사람이냐?"라고 물으니 그 아주머니는 밥 먹다 말고 도망가버렸다고 했습니다. 누군가가 그런 소문을 일부러 퍼뜨렸던 것입니다. "정말 사업은 어려운 것이구나"라고 생각했습니다.

개인병원의 병원장은 혼자서 할 수도 있지만 공동 개원을 할 수도 있습니다. 공동개원을 하면 상대적으로 적은 돈을 투자하고 수익이 생기면 공동 분배합니다. 즉 사업의 위험성도 분배하는 대신에 수익도 분배하는 것입니다. 공동 개원의 장점은 병원장의 할 일을 나눠서 하기 때문에 정신적, 육체적으로 여유가 있을 것입니다. 또한 병원의 인건비는 매출의 45% 정도(2018 보건산업진흥원)인데 인건비 중 가장 큰 부분이 의사 인건비입니다. 대부분 공동 개원을 하는 경우 그 병원의 주된 과를 전공한 분이 주축이 되기 때문에 그만큼 인건비가 덜 들어갑니다. 즉 수입이 생기면 나누지만 적자가 날 가능성도 줄어드는 것입니다. 그러나 저같이 단독 병원장이 되면 소위 'high risk-high return' 입니다. 적자를 보면 혼자 보게 되고 망해도 혼자 망하는 것입니다. 보건산업진흥원 발표, 2018년도 우리나라 3,600여개 병원의 매출 대비 평균 순수입은 1.2%라고 발표하였습니다. 즉 정기예금 이자 수입도 되지 않는 정도입니다. 병원장은 이래저래 쉽지 않은 직업입니다. 저도 월급을 받는 봉직의사 생활을 10년 가까이 했었지만 봉직의사와 병원장은 다른 직업이라는 생각을 합니다.

병원장을 하면서 책을 쓴다는 것은 참 힘든 일이었습니다. 척추 분야에서도 저자가 가장 자신 있어 하는 분야에 대해 쓰면서도 논문이나 서적을 확인하면서 진행을 해야 했고 내용과 사진의 짝을 맞추는 일에도 시간이 많이 소요되었습니다. 진료를 보지 않는 병원장도 있지만 자수성가한 병원장, 특히 외과계 병원장은 봉직의사와 똑같이, 아니 어쩌면 더 많은 외래진료, 수술, 시술 및 회진을 해야 하고 남는 시간에 병원 경영을 해야 하기 때문에 시간이 모자랍니다. 저도 평일 낮에는 환자 진료를 하고 병원 일을 처리하느라 책을 쓸 시간이 아예 없었습니다. 일과가 마치면 많은 모임이 기다리고 있습니다. 외부 활동에 관심이 없거나 여러 가지 상황으로 외부 활동을 하지 않는 병원장도 있겠지만 저는 구청, 경찰청, 소방서, 세무서 관변 단체 모임에 참석하고 또 부산 검찰청 동부지청 의료자문위원이기 때문에 간담회 참석과 의료 자문을 하고 있어서 저녁에도 시간 내기가 쉽지 않습니다. 또한 대한척추외과학회 부울경 지회장으로 거의 매달 학회를 개최하고 있으며 2020년에는 대한척추외과학회 평의원으로 선출되어, 지역병원협의회 전국 공동회장 및 부산 대표로서 회의 차 자주 서울을 가는 와중에 더 많은 횟수로 서울을 왕복해야 합니다. 또 한번씩 부산광역시 체육회(이사) 참석, 부산광역시 의료관광협의회(부회장) 회의에 참석해야 합니다. 책을 쓸 시간은 주말과 공휴일 외에는 없는 것입니다. 런데 코로나 유행으로 인해 매출은 줄었지만 책 쓸 시간이 생겼습니다. 실제로 책을 쓰는 동안 거의 대부분 토, 일요일은 밤 10시까지 병원에서 책을 썼습니다. 정말 어렵게 완성한 책입니다. 대학 교수도 아니고 지방의 작은 병원 병원장이 쓴 책이라 환자든 의사들 사이든 별 관심을 받지 못할 것이라는 것을 압니다. 그러나 제가 척추 의사로서 살아왔던 인생의 흔적을 남기고 싶었습니다.

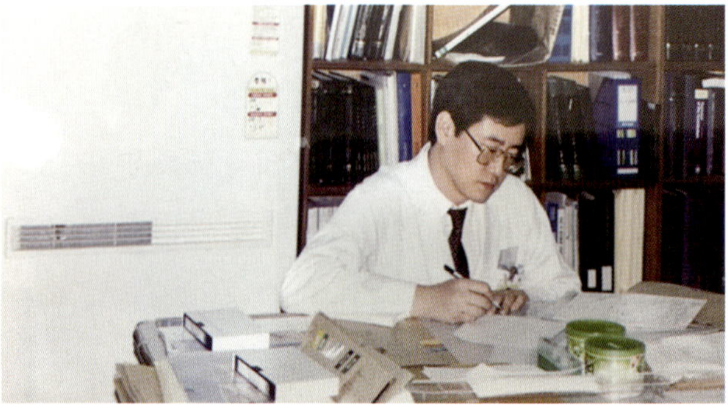

〈부산의대 교수 시절 정형외과 의사실에서〉

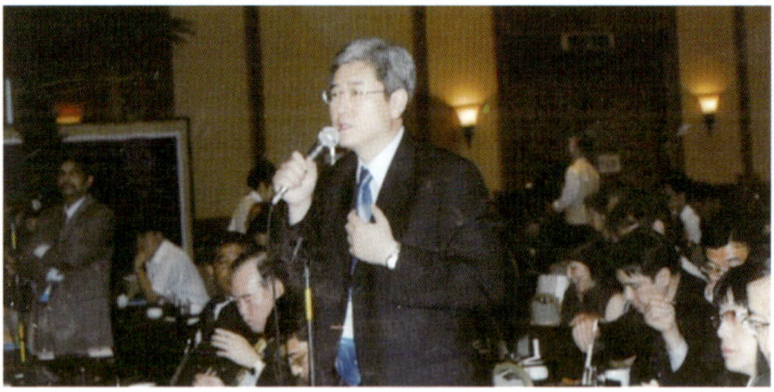

〈학회에서 질문하는 모습〉

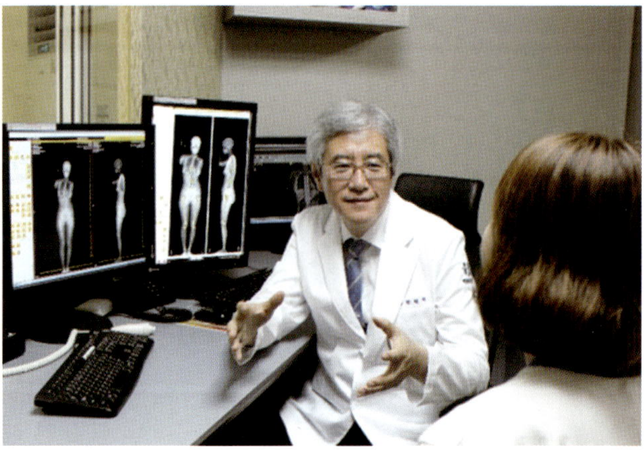

〈박원욱병원 EOS 촬영실에서〉

색 인

"척추측만증을 이기는 삶"

척추는 휘어져도 마음만은

인쇄일| 2021년 1월 25일
발행일| 2021년 1월 30일
저　자| 박 원 욱
감수 및 교정| 김 성 수
발행인| 엄　　철
발행처| 최신의학사
서울시 중구 동호로 24길 27-11
전화. 02-2263-4723~5
팩스. 02-2263-4726
등　록| 1995년 8월 7일 제 2-2019호
ISBN: 978-89-88159-45-3

값 35,000원